Kneipp Kurbetriebe der Marienschwestern (Hg.)
Siegfried Wintgen MBA MSc | Dr. Regina Webersberger
Mitarbeit: Arnold Mayer

TRADITIONELLE EUROPÄISCHE MEDIZIN

Das große Praxishandbuch der westlichen Heilkunst

kneipp verlag
WIEN

Danksagung

Ein ganz herzliches Dankeschön an meinen Ausbildner, Mentor und Freund Arnold Mayer, der mich tief in die umfangreichen Aspekte der TEM eingeführt hat und mich unablässig durch die oft undurchdringlich erscheinenden Geheimnisse der europäischen Heilkunst leitet.
Mit Geduld und Nachsicht fördert er mein Verständnis für diese vielschichtige und sehr tiefgründige Materie.
Besonderer Dank gilt auch dem Meister der Alchemie, meinem Freund Peter Hochmeier, der mir mit seinem tiefverwurzelten Wissen um die Kräfte der Natur stets neue Wege und Blickwinkel aufzeigt.
Auch danken möchte ich dem Kneipp-Verlag, mit dem die jahrelange Zusammenarbeit immer ein Hochgenuss ist.
Zu großem Dank bin ich auch den Kneipp Kurbetrieben verpflichtet, vor allem meiner lieben Kollegin Dr. Regina Webersberger, die mich bei der Erstellung des Buches tatkräftigt unterstützt hat.
Ebenso möchte ich mich für die Beiträge von Fritz Kaindlstorfer, Thomas Kanitz, Schwester Emmanuela und Monika Kronsteiner ganz herzlich bedanken. Ein Dank auch an Dr. Martin Spinka, der mir einige wichtige Impulse für dieses Buch vermittelt hat.

Siegfried Wintgen

Inhalt

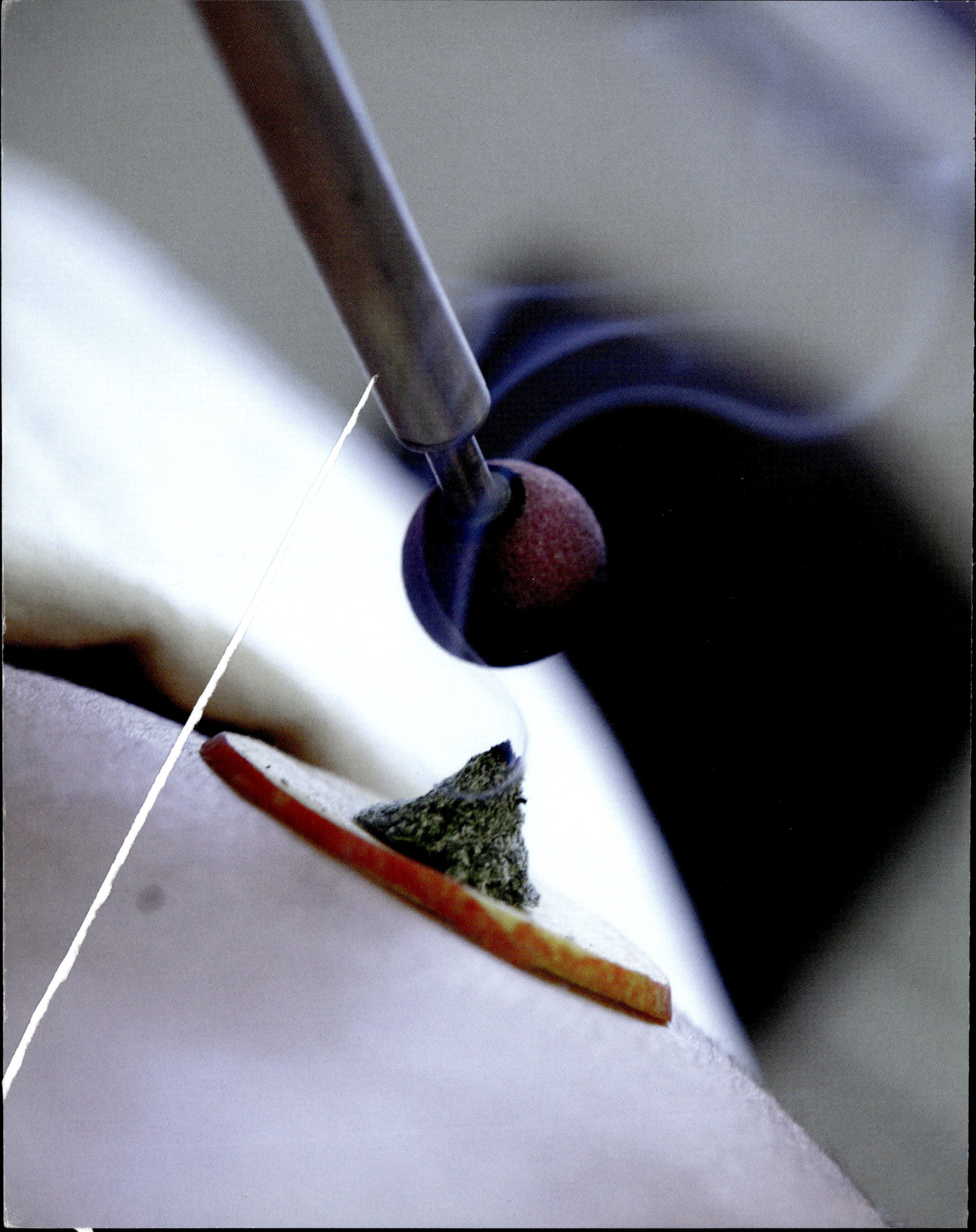

Was ist TEM

Der Begriff TEM – Traditionelle Europäische Medizin – soll freilich Assoziationen zur mittlerweile geläufigen TCM , der Traditionellen Chinesischen Medizin, hervorrufen. Dabei stellt sich aber die Frage, was man sich darunter schließlich vorstellen muss.

Die TEM stellt ein geschlossenes medizinisches System dar, das sich im Laufe von etwa drei Jahrtausenden auf der Basis naturphilosophischer Betrachtungen entwickelt hat. Dabei definiert sich die TEM, wie andere Medizinsysteme auch, über diverse Aspekte, die jeder für sich, aber auch in der Gesamtheit, ein schlüssiges Konzept bilden.

Basierend auf den relevanten gewachsenen Weltbildern finden wir in der TEM zunächst eine ganz spezifische, sehr komplexe Physiologie und Pathologie vor, mit deren Hilfe Gesundheit und Krankheit klar definiert werden können. Nachdem es in früheren Zeiten unerlässlich war, die Eigenverantwortung für die Gesundheit zu übernehmen, liefert die TEM des Weiteren eine ausgefeilte Präventionslehre, in der die Wissenschaft von der Entstehung der Gesundheit **(Salutogenese)** und die Lehre von der Gesundwerdung **(Salutologie)** die Leitgedanken liefern.

Um erfolgreich therapieren zu können, beinhaltet die TEM sehr umfangreiche **diagnostische Methoden**, wie etwa die Antlitzdiagnostik, die Iridologie, eine ausgefeilte Puls- und Zungendiagnostik, die Analyse des Blutes oder auch die Befragung. Die anschließenden therapeutischen Methoden in der TEM sind sehr vielschichtig und vereinen die Grundpfeiler des Lebens in einem stimmigen Behandlungskonzept.

Ein System wie die TEM entsteht natürlich nicht von heute auf morgen, sondern stellt den Spiegel einer stetigen Weiterentwicklung dar. In diesem Sinn wird im Ersten Zentrum für Europäische Medizin im Kneipp Kurbetrieb der Marienschwestern in Bad Kreuzen die TEM immer weiter erforscht, mit den heutigen Erkenntnissen weiter entwickelt und an die bestehenden Bedürfnisse und Gegebenheiten angepasst.

Die ganzheitliche Betrachtung des Menschen sowie der Aspekt, dass der Mensch ein Teil der Natur ist, stellen dabei stets das tragende Fundament dar.

Geschichte der »Traditionellen Europäischen Medizin«

Woher kommt die TEM? Um diese Frage beantworten zu können, lohnt sich ein kleiner Rückblick auf die Entwicklung der Medizin, obwohl das ein außergewöhnlich schwieriges Unterfangen ist. Der bekannte Geschichtsmediziner Charles Lichtenthaeler (1915–1993) zeigt in seinen Publikationen nachvollziehbar auf, wie unterschiedlich die Medizingeschichte zum Teil dargestellt wird. Die Entwicklung der Medizin teilt er in drei große Phasen ein:

- Die Phase der primitiv-magischen Medizin
- Die Phase der archaischen Medizin
- Die Phase der abendländischen Medizin

Ahnen und Geister

Die primitiv-magische Medizin kann man auch heute noch bei unberührt lebenden Naturvölkern beobachten. Die Menschen verstehen sich hier nicht als Individuen, sondern als Teil der Gruppe, Mitglied des Clans. Der Zusammenhalt basiert vor allem auf der Angst vor einer übersinnlichen Welt, die sich in Unwettern, Geistern und Krankheiten ausdrückt.

Interessant ist, dass der Ablauf einer Behandlung in der primitiv-magischen Medizin sich nicht wesentlich von der modernen Medizin unterscheidet. Natürlich sind die einzelnen Schritte heutzutage anders ausgeprägt. Bei Naturvölkern wird die Krankheitsursache immer in Bezug zu einem Ahnen oder einem Geist gesehen. Die Diagnose erfolgt durch den Therapeuten, also den **Schamanen**, Medizinmann oder Stammesheiler, indem er sich zum Beispiel in Trance oder Extase versetzt, um so an die nötigen Informationen zu gelangen. Dabei kann die Betrachtung von verstreuten Knochen helfen, die Traumdeutung oder der Lauf der Sterne. Diese Diagnoseverfahren sind wesentlich komplexer und weit weniger primitiv, als man denken mag. In der nun anschließenden Therapie wird der Kampf gegen die bösen Mächte mit vereinten Kräften aufgenommen, Behandelnder und Betroffener verschmelzen zu einer Einheit. Gängige Methoden waren und sind dabei unter anderen der in der TEM so beliebte Aderlass, das Schröpfen, das Abführen, das Erbrechen, die Massage oder Bäder. Auf die physische Behandlung folgt dann noch die seelische Reinigung, eine Art Beichte, die schlussendlich dem Befallenen und der Gemeinschaft die Genesung bringt.

Auch die Chirurgie war den Urvölkern nicht fremd, und es wurden Operationen sogar am offenen Kopf oder Amputationen erfolgreich durchgeführt. Dabei wurden teilweise erstaunliche Techniken verwendet wie der Einsatz großer Ameisen zum Zunähen von Wunden.

Spannend sind auch die vorbeugenden Aspekte: Hygiene und Reinlichkeit spielen eine enorme Rolle, denn im Schmutz können sich böse Geister verbergen. Das Tragen von Amuletten, das Tätowieren oder auch das Singen und Tanzen sollen böse Mächte fernhalten.

Der anhaltende Erfolg der primitiv-magischen Medizin lässt sich also zurückführen auf die Kraft der Suggestion, die bewährten Therapien, die klare Autorität des Therapeuten und die sozialen Aspekte.

Die Medizin der Hochkulturen

Der primitiv-magischen Medizin folgte die lange Phase der archaischen Medizin, von ca. 3000 vor Christus bis ins erste Jahrtausend vor Christus. Sie umfasst eine ganze Reihe von Medizinformen der antiken Hochkulturen: des alten Ägyptens, Mesopotamiens, des alten Griechenlands, aber – allerdings zeitversetzt – auch Indiens, Chinas, Tibets und der südamerikanischen, möglicherweise auch afrikanischer und nordamerikanischer Kulturen.

Mit der archaischen Medizin etabliert sich der rationale Charakter der Medizin. Dazu trug die erste Bildung von Staaten bei, in denen sich Nomadenleben, Dorfleben und städtisches Leben vereinten. Staatlich regulierte Religionen, ein differenzierter gesellschaftlicher Aufbau, hohe wirtschaftliche Leistungen, klare Arbeitsgliederungen, staatenübergreifender Handel, Privatbesitz, das Geld als Tauschmittel und die **Etablierung des Ärztestandes** bildeten den fruchtbaren Boden für die Weiterentwicklung der Medizin. Auf dieser Basis konnte das Individuum ein geändertes Lebensgefühl entwickeln, es konnte persönliche Freiheit entstehen und die bestehende Furcht durch Bedrohungen gemindert werden. Damit war der so starke Bann der Magie zum Teil gebrochen. Entscheidend für die Weiterentwicklung war auch die Entstehung der Schrift, denn dadurch konnten Erfahrungen unmissverständlich weitergegeben werden – die Medizin war entzaubert.

Trotzdem blieb ein gewisser Rest des magischen Denkens erhalten, der die Basis für die Entstehung der Religionen gewesen sein könnte.

Der Begriff der Seelenwanderung und der Sünde erhielten ebenso Einzug in das Denken wie die immense Bedeutung der Orakelbefragungen und Deutungen. Man darf annehmen, dass Arzt und Seelenbeschwörer eine lange Zeit neben- und miteinander für das gesundheitliche Wohl gesorgt haben. Das gilt übrigens auch heute noch für die Christen: **Medicus mundi (Der Arzt für die Welt)** und Seelsorger Nummer 1 ist Jesus Christus.

Die archaische Medizin brachte eine ganze Reihe von bedeutenden Neuerungen mit sich: Klare klinische Beobachtungen, klar definierte Krankheitsbilder, individuelle Prognosestellungen, systematische Gliederungen der Beobachtungen, deutliche Darstellungen der Kausalbeziehungen zwischen den Krankheitserscheinungen, das analoge Denken, neue medizinische Theorien und Spekulationen, neue chirurgische Methoden und die Niederschrift der Erfahrungen sind einige Beispiele für die Dynamik in der medizinischen Entwicklung.

So viel Weiterentwicklung die archaische Medizin auch gebracht hat, ein klarer roter Faden ist in den diversen medizinischen Strömungen nicht zu erkennen. Die klaren wissenschaftlichen Theorien fanden erst ab dem sechsten Jahrhundert vor Christus Einzug und können mit Recht als griechisches Wunder verstanden werden. Man darf also durchaus sagen, dass es sehr wohl eine hoch entwickelte orientalische Weisheit, aber eben keine orientalische Wissenschaft gab.

Die griechische Medizin

Die nächste Epoche in der Medizin – die klassisch griechische Medizin – wird durch die Ära des **Hippokrates von Kos** (460–370 vor Christus) eingeläutet und beginnt ab dem fünften Jahrhundert vor Christus. Die Schriften der Hippokratensammlung sowie deren exzellenter Ruf prägen bis heute die Medizin, was sich unter anderem im Hippokratischen Eid zeigt, den bis heute jeder Arzt leisten muss.

410 vor Christus errichtete der Wanderarzt Hippokrates zusammen mit seinen Söhnen Thelassis und Drakon eine ärztliche Werkstätte für Ambulanz und Chirurgie. Zudem machte er viele Krankenbesuche. Bezeichnend dabei ist, dass Hippokrates Menschen unabhängig von ihrem sozialen Status behandelte und in seinen Dokumentationen neben der Krankengeschichte auch Ort, Klima, Wetter und andere Umstände sehr genau beschrieben wurden.

Charles Lichtenthaeler geht davon aus, dass Hippokrates in einer Arztfamilie aufwuchs und eine nicht unerhebliche Prägung und Einweihung erlebte. Viele seiner dokumentierten Erkenntnisse dürften auf den Erfahrungsschatz seiner Familie zurückzuführen sein. Zudem hat er viel Wissen aus der Ärzteschule von Kos übernommen und während seiner Tätigkeit weiterentwickelt. Aber auch Einflüsse des täglichen Lebens wurden von Hippokrates aufgegriffen und prägten sein Wirken. In einer seiner bekanntesten Schriften, dem »Traktat über die heilige Krankheit«, wetterte er gegen den Einfluss von Magie und Zauber – gleichzeitig finden sich aber eben aus der Epoche der magisch-primitiven Medizin Ausdrücke wie »Die Krankheit packt das Zwerchfell«. Und die ursprünglich als magische Läuterung verstandene »Katharsis« übernahm er als grundsätzliche Reinigung des Organismus. Bis heute hat sich das sogenannte Entschlacken im Frühling bewährt, im Zuge dessen das Blut gereinigt wird.

Die **Säftelehre** des Hippokrates lehnt sich mit aller Wahrscheinlichkeit an die Elementenlehre – Luft, Feuer, Wasser und Erde – von Empedokles von Agrigent (495–435 vor Christus) an. Dieser prägte auch die Vorstellung, dass eine Krankheit eine Fäulnis sei und dass eine ausgeglichene Kräfteverteilung, also Säftemischung, im Körper die Basis für Gesundheit darstelle. Diesen Umstand bezeichnete schon der um 500 vor Christus wirkende Physiologe Alkmaion von Kroton als »Krasis« (Mischung) – ein Begriff, der sich über Hippokrates bis heute im Sinne der TEM gehalten hat.

Die Medizin hatte weitere entscheidende Prägungen: die Mathematik als Vorbild für exakte Wissenschaft, die Gymnasien für den so wichtigen Bereich der Bewegung, die Diätetiker für die Ernährung, die Sophisten für die Redekunst, die Kultur für grundlegendes Verständnis.

Seine Erfahrungen arbeitete Hippokrates in sein Wirken ein und entwickelte auf diese Weise sich und die Medizin ständig weiter. So erkundete er in seinem Wirkungskreis immer das gesamte Umfeld, von klimatischen über geografische Gegebenheiten bis zum kulturellen Umfeld, da eine klare Analyse und Diagnostik von den äußeren Reizen abhängig seien. Ein gesunder Mensch verfügt über eine für sein Temperament sinnvolle **Säftemischung**, ein Kranker weist ebenso eine typische Säftemischung auf. Jeder Typus hat bestimmte Krankheiten, die für ihn charakteristisch sind, ebenso wie Krankheits- und Gesundungsverläufe. Hippokrates zog aus der Gesamtheit der Informationen folgerichtige Schlüsse und baute so mit der Zeit klare Lehrgebäude auf.

An die hippokratische Zeit schließt die Medizinepoche des **Hellenismus** an. Sie bringt eine auffällig liberale Dimension mit sich, in der Ordnungsprinzipien und Gesetzmäßigkeiten kaum in Erscheinung treten. Nach einer Ära, die von Hippokrates' Autorität geprägt war, entfaltete sich nun der Individualismus. Zwei Persönlichkeiten haben die Entwicklung der Medizin maßgeblich mitgestaltet: **Platon** (427–347 vor Christus) als philosophische Größe unterschied aus seiner Sicht den ärztlichen Techniker vom höher einzustufenden Praktiker. Seine Lehre der drei Seelen prägte im späteren Verlauf Galen von Pergamon und damit auch die Entwicklung der Säftelehre. **Aristoteles** (384–322 vor Christus) teilte die Wissenschaft in Sachgebiete ein und leistete in den Naturwissenschaften Anatomie, Biologie und Zoologie Außergewöhnliches. Zudem beauftragte er wichtige botanische Schriften bei seinem Schüler Theophrast (371–287 vor Christus) sowie medizinhistorische Aufzeichnungen bei Menon, einem weiteren Schüler. Wichtige Ärzte dieser Epoche waren außerdem Diokles von Korytos, Herophilos und Eusistradas.

Die alexandrinische Schule

332 vor Christus gründete Alexander der Große die Stadt Alexandria, um Griechenland und Ägypten auch kulturell zu verbinden. Daraus ging die berühmte alexandrinische Schule hervor, die nahezu 1000 Jahre überdauerte und sich durch ihren wissenschaftlichen Charakter besonders ausgezeichnet hat. Ein anderes Beispiel für Kontinuität stellte die Akademie Platons dar, die von 390 vor Christus bis 529 nach Christus eine wichtige Stätte der Bildung und Forschung war. Auch auf den Gebieten der Anatomie und der Physiologie wurden bahnbrechende Entdeckungen gemacht, das klinische Wissen erweiterte sich enorm und Krankheiten wurden weiter intensiv erforscht. Zu erwähnen sind aus dieser Epoche **Dioskurides** (40–90 nach Christus) und sein pharmakologisches Lehrbuch sowie **Soranos in Ephesos** der im zweiten nachchristlichen Jahrhundert das erste Hebammenlehrbuch verfasste.

Wegweiser der abendländischen Medizin

Die für die abendländische Medizin und damit für die TEM vielleicht bedeutendste Person war **Galen von Pergamon** (130–210 nach Christus). Galen griff auf die hippokratische Medizin zurück und eröffnete damit die hippokratische Renaissance. Seine Entwicklung einer medizinischen Gesamtlehre sollte das tragende Fundament bis ins 19. Jahrhundert darstellen.

Geboren in Pergamon (das Pergament erinnert auch heute noch an Pergamon als Stätte umfangreicher Bibliotheken) wächst Galen in einer Umgebung auf, die sein Wirken von Grund auf geprägt hat. Das Heiligtum zu Ehren des Gottes der Heilkunst Asklepios, das Asklepieion von Pergamon, wird heute gerne mit der Bedeutung von Lourdes verglichen. Mit 17 Jahren entschied sich Galen für das Studium der Medizin, ohne aber Wissensgebiete wie Philosophie und Sprachen zu vernachlässigen. Von Pergamon über Smyrna, Korinth und Alexandria trieben ihn die Wanderjahre wieder in die Heimat, wo er 158 nach Christus als Gladiatorenarzt wirkte. Diese Aufgabe verbesserte nicht nur seine

chirurgischen Fähigkeiten, sondern vertiefte vor allem sein Wissen über Diätetik und Physiotherapie. Sein Eifer führte ihn nach Rom, dann weiter nach Syrien, Palästina, Phönizien und Kypros. Mit 37 Jahren gelangte er über Pergamon wieder nach Rom, wo er als Leibarzt des Kaisers seine umfangreichen Studien vollenden konnte.
Dass Galen ein umfassendes Genie war, ist in seinen zahlreichen Schriften auch heute noch zu erkennen, allein die letzte griechisch-lateinische Gesamtausgabe umfasste nahezu 20.000 Seiten. Die Anatomie setzte er stets mit den physiologischen Funktionen in Verbindung – immer getreu der Erkenntnis, dass die Natur nichts ohne Grund tut. Er war davon überzeugt, dass die Form und Struktur der Organe Aufschluss über deren Funktion geben muss. In seinen Schriften ist unter anderem überliefert, wieso sich der Charakter eines Menschen aus seinem **Temperament** ableitet, ebenso wird die Traumdeutung eingehend beschrieben. Seine Ausführungen umfassen die Säftelehre, die Organkunde und Krankheiten des Geistes. Des Weiteren dokumentierte er akribisch die diagnostischen Methoden – allein über die Pulsdiagnose verfasste er mehrere Bücher. Weitere Themen seiner Niederschriften waren die Pharmakotherapie, die Physiotherapie, die Diätetik und die Hygiene. Die Beschreibung der »sex res non naturales«, die Beurteilung der Gesundheit nach den sechs Aspekten Luft, Bewegung & Ruhe, Schlafen & Wachen, Nahrungsaufnahme, Ausscheidung und Verhalten gelten bis heute als wichtige Säulen der TEM. Seine Sammlungen werden komplettiert durch Schriften über Philosophie, Ethik, Kommentaren zu Hippokrates und dessen Schriften sowie den medizinischen Sekten seiner Zeit.

Rom und Byzanz

Die Medizin im römischen Reich war eigentlich die griechische Medizin, denn die Römer, deren Interessen in anderen Bereichen lagen, überließen dieses Feld den Griechen. Vorbildlich war allerdings die römische Kompetenz in der Hygiene, besonders im öffentlichen Bereich. Dennoch sind aus der römischen Zeit zwei Werke beachtenswert: »De medicina« von **Aulus Cornelius Celsus** (25 vor–30 nach Christus) verfasst und ein wichtiges Zeugnis alter hellenistischer Schriften sowie »Naturalis historia« von **Plinius** dem Älteren (23–79 nach Christus).
Eine weitere wichtige Epoche stellt die »byzantinische Zeit« dar, die mit dem Wirken des byzantinischen Arztes **Oreibasios** (320–400) ihren Anfang nahm und von der Gründung Konstantinopels bis zu dessen Eroberung durch die Türken eine Spanne von 1123 Jahren umfasste. Wenngleich diese lange Epoche nur wenige medizinische Neuerungen und Weiterentwicklungen mit sich gebracht hat, so wirkt sie dennoch bis in die heutige Zeit. Es ist der römische Ordnungsgedanke, der das Entstehen systematischer und übersichtlicher Abschriften der Medizin möglich machte. Die sogenannte Synagonai waren wichtige und effiziente Nachschlagewerke, die einerseits sehr praktikabel waren und andererseits die hippokratisch-galenische Medizin lebendig hielten. Ein weiteres Verdienst der byzantinischen Epoche liegt darin, das geistige Erbe der Antike verbreitet zu haben. Ein anderer wichtiger Aspekt für die abendländische Medizin liegt in der Tatsache, dass das Christentum 380 zur Staatsreligion erhoben wurde. Eine Folge davon waren unter anderem die Klöster, deren Bedeutung für die TEM wir an anderer Stelle noch zeigen werden.

Islamische Einflüsse

Der Aufschwung des Islam geht einher mit der dunkelsten Epoche des byzantinischen Reiches, etwa zwischen 658 und 850 nach Christus. Mit dem Propheten Mohammed wird eine ungeheure Dynamik entfacht, die auch für die Entwicklung der Medizin von großer Bedeutung sein sollte. 630 nach Christus erobert Mohammed Mekka und von dort aus wird rasch der gesamte arabische Raum bis nach Spanien dem Islam unterworfen. Die hellenistische Kultur muss der islamischen weichen. Der Phase der Eroberung folgt ab dem 9. Jahrhundert eine goldene Ära, in der sich Kultur und Medizin etablieren können. Erst im 13. Jahrhundert setzt der Zerfall des Islam im abendländischen Raum ein, und das Christentum gewinnt dort wieder an Boden.
Mit der Eroberung durch den Islam wurde auch die abendländische Kultur und Medizin durch Übersetzungen aus dem Griechischen ins Arabische integriert. Um 900 dürfte das gesamte medizinische Wissen des Abendlandes in übersetzter Form vorgelegen sein.
Mit dem 10. Jahrhundert beginnt die schöpferische Phase der arabischen Medizin, die dennoch eher von persischen Ärzten geprägt ist wie **Rhazes** (864–925), **Ali Ibn Al-Abbas** (gestorben 994) und **Avicenna** (980–1037) sowie von Ärzten aus Syrien, Ägypten oder Spanien. Sie alle beherrschten die hippokratisch-galenische Medizin, waren aber auch beeinflusst von persischen, indischen und ägyptischen Wissensquellen. Neben dem assimilierten Wissen wurde im islamischen Reich aber auch geforscht. Insbesondere das vorbildliche **Spitalswesen** und der klinische Unterricht brachten medizinischen Fortschritt. Neue Krankheiten wurden entdeckt und mit dem hippokratisch-galenischen Blick beschrieben. Die Entdeckung der Masern, der Pocken sowie vieler Augenkrankheiten sei hier nur als Beispiel der Weiterentwicklung genannt. Auch die Pharmakologie verzeichnete Fortschritte, und die Phytotherapie fand Einzug in die Lehre. Die physiologischen Grundlagen Galens wurden weiter ausgebaut, Fehler wurden ausgebessert und neue Erkenntnisse hinzugefügt, wie etwa die exakte Beschreibung des gesamten Blutkreislaufes durch **Ibn An-Nafis** (1210–1288).

Germanen, Kelten, Christen

Man darf aus der Sicht der TEM nicht vergessen, dass Germanen und Kelten ebenfalls über ein schlüssiges Weltbild verfügten, welches dem in den Mittelmeerländern in vielen Aspekten ähnelte. Die hohe Naturverbundenheit der Germanen und Kelten drückte sich auch in ihren Bräuchen und Sitten, den sozialen Verbänden sowie in der Lebensordnung und der Medizin aus. Die Kelten beispielsweise lehnten Dogmen ab und nahmen die Lebensrhythmen auch in ihre Überlieferungen mit – »um Neuem Raum zu geben, darf man nicht an Altem sinnlos verharren«. Ihre Kompetenz in der Phytotherapie, der Baumheilkunde, der Pilzheilkunde war ebenso hoch entwickelt, wie ihre Chirurgie und Ambulanz.
In das zerfallende römische Reich fielen mehr und mehr germanische Stämme ein, die im Laufe der Zeit zunehmend christianisiert wurden. Der Sieg des Frankenkönigs Chlodwig (466–511) über die Alemannen, sein Übertritt zur

römischen Kirche, der Sieg Martells über die Araber bei Poitiers (732) und der »Pater Europae« – Karl der Große – waren entscheidend für diese Wende in Europa verantwortlich.

In diesen schwierigen Zeiten waren es vorrangig die **Klöster**, die versuchten, die antike Heilkunst zu bewahren und die Kranken zu betreuen, vor allem auch im christlich-humanitären Sinn. Der Beginn der Klostergründungen liegt im 3. und 4. Jahrhundert, als sich Eremiten auf der Suche nach völliger Stille und in der Hingabe zu Gott zurückzogen. Aus diesem Einsiedlertum entstanden zweckgebundene Gemeinschaften und daraus die ersten Klöster. Der Begründer des abendländischen Mönchtums war **Benedikt von Nursia** (480–547), der 529 das Kloster Monte Cassino gründete und die benediktinischen Regeln entwarf, die »regula benedicti«. So lautet eine der Regeln: »Die Sorge für die Kranken muss vor und über allem stehen, damit man ihnen wirklich wie Christus diene.« Benedikt entwarf das klösterliche Ideal eines betenden Ordensmenschen und zugleich arbeitenden Mönches: »Ora et labora«, bete und arbeite. Nicht nur den Angehörigen des eigenen Ordens sollte geholfen werden, sondern allen Kranken, die im Kloster um Hilfe baten. Benedikts Anweisung, Mitbrüder und -schwestern zum Heilen auszubilden, führte zur Entstehung der **Klosterheilkunde**.

Wichtig für die Entwicklung der Medizin war auch die vom syrisch-römischen Staatsmann Cassiodor (490–580) gegründete Mönchsakademie, wo vor allem das Lesen und Schreiben und damit auch das Abschreiben, Übersetzen und Studieren der Schriften gelehrt wurde. Auf diesem Nährboden konnte sich der weltliche Aufstieg der Klöster vollziehen, die über viele Jahrhunderte zu Stätten des kulturellen Austausches, der gesellschaftlichen Entwicklung und der Bildung wurden. Viele Königsklöster wie Fulda, Lorsch oder Reichenau zeugen auch heute noch von der enormen Bedeutung des Klostertums für das westliche Europa und damit auch für die Bewahrung der antiken Medizin. Im Vergleich zur hellenistischen und arabischen Medizin war die Heilkunde der Klöster rückständig und nicht auf Hippokrates und Galen aufgebaut, doch über das Bewahren und Abschreiben der klösterlichen Schriften konnte eine gute Grundlage zur Erhaltung des Wissens geschaffen werden.

Einen Schwerpunkt der Schriften bildeten die Kräuter- und Rezeptbücher. Die **Kräuterkunde** war es dann auch, die sich in den Klöstern besonders gut weiterentwickelt hat und mit deren Hilfe ein erheblicher Teil der Behandlungen durchgeführt wurde, ergänzt durch Bäder und physikalische Anwendungen. Die Vernetzung von griechisch-römischer Schulmedizin und germanischer Volksheilkunde ist in den Kräuterschriften gut zu erkennen und, die zweckorientierte Klostermedizin, die aus der bescheidenen Lebensart des Mittelalters entsprungen ist, zeugt von einer gewissen Anspruchslosigkeit.

Der schon erwähnte Cassiodor förderte das Schulwesen und damit die Bildung in der Bevölkerung. Dieses schulische Werk fand auf den britischen Inseln seine Fortführung, zu einer Zeit, als der Aufschwung der irischen und englischen Klöster begann, also mitten in der düstersten Zeit Europas. Der irische Wandermönch **Gallus** (550–645) gründete das berühmte Kloster Sankt Gallen in der Schweiz. Die nach klaren Regeln erstellte Klosteranlage galt lange als Musterbeispiel für den Bau anderer Klöster, insbesondere die umfangreichen Gartenanlagen, in denen Heilkräuter, Würzkräuter, Gemüse und Obst nach Verwendungszweck getrennt angebaut wurden.

Der Medizin widmet man sich nun auch in einigen **Domschulen**, wie etwa in Reims oder Chartres, aber wirklich bedeutend war die Ärzteschule von Salerno in Italien, die bis ins Hochmittelalter prägend sein sollte, zusammen mit der Ärzteschule in Montpellier. **Constantinus Africanus** (1017–1087) leistete einen bedeutenden Beitrag zur medizinischen Entwicklung, indem er viele arabische Medizinalschriften ins Lateinische übersetzte und damit zum Lehrmeister des Abendlandes wurde. Mit diesen Übersetzungen wird der Übergang von der Mönchsmedizin zur Schulmedizin eingeläutet.

Einen wichtigen Platz in der Geschichte der TEM nimmt **Hildegard von Bingen** (1098–1179) ein, die neben drei wichtigen theologischen Werken auch einige naturheilkundliche Schriften verfasst hat. Ihre Abhandlungen über Pflanzen und Krankheiten gehören zu den interessantesten Werken des frühen Mittelalters. Unter anderem verfasste Hildegard von Bingen mit »Causae et Curae« (Ursachen und Heilungen) ein Buch über die Entstehung und Behandlung von verschiedenen Krankheiten. Das zweite der naturkundlichen Werke (»Liber subtilitatum diversarum naturarum creaturarum«) könnte man übersetzen mit »Buch über das innere Wesen, die Beschaffenheit und die Heilkraft der verschiedenen Kreaturen und Pflanzen«, ein Werk, in dem die später auch von Paracelsus intensiv erforschte Signaturlehre ersichtlich wird.

Ein großes Verdienst der Benediktinerin lag darin, dass sie das Wissen dieser Zeit über Krankheiten und Pflanzen aus der griechisch-lateinischen Tradition mit dem Wissen der Volksmedizin vernetzte und auch die volkstümlichen Pflanzennamen nutzte, was allerdings später zu Verwechslungen und Missverständnissen geführt hat. Sie entwickelte ganz eigene Ansichten über die Entstehung von Krankheiten und über die Körperlichkeit. Sie trug akribisch und erfolgreich bereits bekannte Behandlungsmethoden aus verschiedenen Quellen zusammen, wobei sie neben den Kräutern auch Edelsteine und Metalle in ihre Empfehlungen für Kranke und Schwache mit einbezog.

Getragen wurde die Kunst der Hildegard von Bingen von ihrer ganzheitlichen Betrachtung der Welt sowie von ihrer umfangreichen Bildung in der Musik, der Ethik, der Medizin, der Kosmologie und natürlich der Religion. Der auch später von Pfarrer Sebastian Kneipp so stark geprägte Begriff der Lebensordnung stellte einen Eckpfeiler in den Empfehlungen für Kranke und auch Gesunde dar.

Vom Kloster Cluny ausgehende Reformbewegungen gipfelten 1130 im Konzilsbeschluss von Clermont, in dem es den Ordensgeistlichen untersagt wurde, ärztliche Tätigkeiten jeder Art durchzuführen. Damit war der Untergang der Klostermedizin weitgehend in Gang gesetzt, zugleich entstanden die ersten, auch medizinischen, Universitäten. Die Kleriker (Weltgeistliche oder freie Ärzte, die den Beruf an Hochschulen unter kirchlicher Obhut erlernt hatten) übernahmen weitgehend die medizinische Praxis, während die Klöster die gregorianische Reform erlebten, die vor allem eine Abkehr vom Weltlichen vorsah.

Die Schulen und Universitäten, die das Bild zwischen 1100 und 1400 prägten, standen letztendlich für den enormen Fortschritt der wissenschaftlichen Medizin. Mit der Veränderung der Strukturen im sozialen Bereich wurden auch Veränderungen im Gemeindewesen notwendig. Das Lehren an Schule und Universität wurde intensiviert, Berufsbilder klarer herauskristallisiert und somit konnte sich auch der Medizinberuf klarer positionieren. Dabei war das Entstehen von Querverbindungen von Gleichgesinnten eine fast schon logische Folge der Entwicklung. Die griechisch-arabische Philosophie und Medizin hielt Einzug in die Universitäten, und so konnte die entstandene Lücke ab dem 6. Jahrhundert wieder geschlossen wurden. Die Naturphilosophie, die Metaphysik, die Psychologie, die Ethik – all diese Wissensgebiete wurden mit den logischen Traktaten des Aristoteles und deren arabischen Übersetzungen und Kommentaren zugänglich gemacht. Der neue Geist, der »Aristoteles arabicus«, bestimmte die Gedankenströmungen dieser Zeit. Die lateinischen Übersetzungen der arabischen Galenisten wurden gelesen, Rhazes, Albucasis, Avicenna, Averroës, all diese großen Meister waren am Aufschwung der europäischen Universitäten maßgeblich beteiligt.

Eine herausragende Persönlichkeit ist Philippus Theorastus Aureolus Bombastus von Hohenems, genannt **Paracelsus** (1493–1541). Als Sohn eines Arztes und Leiter eines Hospizes wurde er wie Hippokrates in eine Ärztefamilie hineingeboren. Mit 16 Jahren begann er sein Medizinstudium an der Universität Basel, dann folgten einige Wanderjahre, das Studium schloss er schließlich in Wien ab. Paracelsus war ein Querdenker und kämpfte gegen die rein theoretische Medizinerausbildung seiner Zeit, hielt seine Vorlesungen auf Deutsch statt auf Latein und stellte das naturwissenschaftliche Experiment über die Buchüberlieferung. Er lehrte, dass das entscheidende Prinzip aller Heilung der »innere Arzt« sei und forderte die Unterstützung der Heilkraft der Natur durch ein naturgemäßes Leben. Darüber hinaus schuf er die Grundlagen neuerer Arzneimittelbehandlung. Er war allerdings kein Vertreter der Säftelehre Galens, sondern hat ein Elemente-System (Salz, Quecksilber, Schwefel) arabischen Ursprungs weiterentwickelt.

Die bedeutendste Zusammenfassung der Tradition Galens erscheint nicht mehr im Mittelalter, sondern 1567. Das oft auch als der »abendländische Canon medicinale« bezeichnete Werk des Humanisten, Astronomen und Arztes **Jean François Fernel** (1497–1558) erscheint also nach dem Tod von Paracelsus und wird eines der meistgelesenen Werke der Zeit.

Die Schulmedizin war im Mittelalter in erster Linie eine Geisteswissenschaft. Dennoch wurden auch in dieser Epoche praktische Fortschritte gemacht. Im Vordergrund stand dabei die Seuchenbekämpfung, die infolge der Pestepidemien in Europa das vordringlichste Problem bedeutete. Dabei wurden vor allem prophylaktische, hygienische und erst nachrangig therapeutische Maßnahmen entwickelt und angewendet. Die Behandlung von Syphilis mit Quecksilber und die wissenschaftliche Leichenöffnung fielen ebenfalls ins Mittelalter.

In der medizinischen Praxis ist vor allem der Umstand wichtig, dass Arzt und Chirurg völlig getrennte Wege gingen. Der Künstler und Gelehrte (Arzt) und der Handwerker (Chirurg) standen oftmals eher gegeneinander als miteinander. Diese klare Trennung wurde erst im 19. Jahrhundert aufgehoben und beide Berufsstände zusammengeführt. Dazu gesellten sich die Barbiere und Bader, deren Tätigkeiten als Allgemeinpraktiker zu verstehen sind, aber im Grunde die Aufgaben der Arzt-Mönche weiterführten. Nicht zu vergessen die Alchemisten. Die ausübenden Ingenieure, Ärzte, Apotheker wurden auch Mechaniker genannt (griechisch: mechane = List), denn sie versuchten die Natur mittels physikalischer und chemischer Prozesse zu überlisten.

Die Traditionelle Europäische Medizin ist bis ins 19. Jahrhundert das Leitbild der Medizin. Erst mit der Zellularpathologie, also der Lehre, dass Krankheiten auf Störungen der Körperzellen bzw. ihrer Funktionen beruhen, kam es zum Bruch, der mit dem Verlust der philosophischen Dimension in der Medizin einherging. Erst durch die naturheilkundliche Gegenbewegung entstand eine Renaissance der TEM. Die Aspekte des Animismus und der Naturheilkräfte wurden wieder aufgegriffen und lebten durch Persönlichkeiten wie Vincenz Prießnitz (1799–1851) und Sebastian Kneipp (1821–1897) weiter.

Gerade Pfarrer **Sebastian Kneipp** hat mit seinem Lebenswerk die Pfeiler der Traditionellen Europäischen Medizin weiter getragen, sie gestärkt und sie vor allem im heutigen Bewusstsein verankert. Geprägt von seiner harten Jugend, den großen Wirren seiner Epoche sowie durch seine Familie war er zeit seines Lebens den Menschen immer ein erstrebenswertes Vorbild. Für Kneipp stellte ein aufmerksames, arbeitsreiches und demütig geführtes Leben die Basis für körperliche, seelische und mentale Gesundheit dar.

Geführt von der so wichtigen Lebensordnung setzte er die Gesundheitssäulen Ernährung, Bewegung, Heilkräuter und Wasseranwendungen in seinem täglichen Leben vorbildlich um. Er war ein Meister im Bewahren der Traditionen, genauso aber war es ihm wichtig, die Lehren immer weiterzuentwickeln und mit neuen Erkenntnissen zu vervollkommnen. So entwickelte er beispielsweise eine Vielzahl von neuen Wasseranwendungen und experimentierte täglich in seiner umfangreichen Kräuterapotheke, um neue Heilkräuterrezepturen zu entwickeln.

In diesem Sinne ist Sebastian Kneipp eine wichtige Persönlichkeit, die viel zum Erhalt der TEM beigetragen hat. Seine Lehren bilden das tragende Fundament der »Kneipp Kurbetriebe«, auf dem wir heute die TEM weitertragen, erforschen und entwickeln dürfen.

DER ARZT ALS HEILKÜNSTLER?

Nach dem revolutionären Umbruch in der Medizin zu Beginn des 19. Jahrhunderts zeigt sich nun zu Beginn des 21. Jahrhunderts ein hohes Maß an Unzufriedenheit des Patienten, der immer mehr auf der Suche nach dem Heilkünstler zu sein scheint. Genau das wäre an sich der Arzt, dessen Berufsbezeichnung sich vom lateinischen Wort für Kunst – ars – ableitet. Viele Betroffene empfinden jedoch die Arbeit des Arztes als rein mechanisiert, geprägt von Versicherungssystemen und bestimmenden sozialen Aspekten. Viele Patientinnen und Patienten erleben die Behandlung als tatsachenorientiert ohne Reflexion, als technisierte Betreuung, der oft die Menschlichkeit fehlt. Das Verhältnis von Arzt zum Patienten hat sich im Zuge der neuen Orientierung der Medizin sicherlich geändert und es stellt sich die Frage, ob wir im Moment von einer medizinischen Krise sprechen können. Der gegenwärtigen medizinischen Herangehensweise fehlen wesentliche Komponenten der sozialen Kompetenz, und die Suche nach mehr Menschlichkeit und wesensgerechter Medizin lässt die Menschen immer häufiger nach Alternativen Ausschau halten.

Die »Traditionelle Europäische Medizin« heute

Wie schon erwähnt, scheinen die Bedürfnisse und Sehnsüchte der Patientinnen und Patienten nach einer ganzheitlichen Behandlung groß zu sein. Die Zeit ist also reif, die vorhandenen Kompetenzen im Gesundheitsbereich zu einer sinnvollen Einheit zusammenzuführen. Die TEM darf nicht als Relikt vergangener Kulturen verstanden werden, die es jetzt als Gegenbewegung zur Schulmedizin zu aktivieren gilt. Die TEM darf ganz im keltischen Sinne als eine Kunst verstanden werden, die sich weiterentwickeln darf und muss. Die Verknüpfung naturwissenschaftlicher Erkenntnisse mit den hippokratisch-galenischen Weisheiten erscheint uns notwendig, um das Wissen zu vertiefen und die medizinischen Funktionsprinzipien transparenter zu machen.

Die philosophischen, ethischen und menschlichen Aspekte der Medizin dürfen nicht im Gegensatz zur wissenschaftlich-rationalen Schulmedizin stehen. Heilungsprozesse beziehen sich auf den gesamten Organismus, wobei körperliche, mentale und seelische Faktoren klar ineinandergreifen. Noch bedeutsamer wird dieser Anspruch in der Prävention. Die Erhaltung der Gesundheit liegt in der Lebensordnung. Gesundheit kann im Grunde als »Reizschwellenadaption« verstanden werden. Das heißt, ein **gesunder Organismus** hat eine wesentlich höhere Kompetenz, äußere und innere Reize biologisch sinnvoll zu adaptieren und damit den Lebensprozess auf allen Ebenen in Gang zu halten. Die Lebensführung spielt hier eine entscheidende Rolle, sie stellt sozusagen das Fundament für die Grundpfeiler des Lebens dar. Wer sich beispielsweise sinnvoll ernähren will, kann dies nur tun, wenn die Rahmenbedingungen dies auch zulassen. Vernünftige Zeitressourcen, ein ruhiger Rahmen, der Zugang zu passenden Lebensmitteln – dies sind einige der Faktoren, die hier eine Rolle spielen. Dazu kommt die Notwendigkeit, sich und seine Bedürfnisse auch spüren zu können. In einem Alltag, geprägt von ungesundem Stress und schwierigen Rahmenbedingungen, ist eine wirklich gute Ernährung deshalb kaum möglich. Es hat auch keinen Sinn, sich an dogmatischen Ernährungsvorgaben zu orientieren, wie sie oft von Fachleuten oder Medien verbreitet werden, denn die Bedürfnisse sind stets individuell und stehen in Abhängigkeit des Temperamentes des Menschen sowie seiner aktuellen Lebenssituation und der Umwelt.

Eine große Rolle in der Erhaltung, beziehungsweise Regulation der Gesundheit spielt das **Verhältnis zwischen dem Therapeuten und dem Patienten**. Schon allein die Anamnese, also die Krankheitsvorgeschichte, erfordert einen großzügigen Zeitrahmen, um sich wirklich mit dem Menschen auseinandersetzen zu können. Der Betroffene muss sich dabei wohlfühlen, es braucht Vertrauen und Einfühlsamkeit, damit eine umfangreiche »Untersuchung«, die ja in die innersten Bereiche eines Menschen vordringt und die Problematiken auch transparent machen kann. Die Begegnung mit dem Patienten erfolgt dabei auf körperlicher und seelischer Ebene. Die Gespräche allein können schon einen erheblichen Schub in Richtung Gesundung bedeuten, denn ein guter TEM-Experte hat gelernt, wirklich zuzuhören. Die Befunde umfassen nicht wie in der klassischen Schulmedizin nur Messdaten von Blut, Röntgen oder CT, sondern eine eingehende Analyse des gesamten Menschen. Inwieweit der Organismus aus der Balance geraten ist, zeigt die Summe all dieser Herangehensweisen, die unter anderem eine umfangreiche **Pulsdiagnose** zur Feststellung der organischen Kapazitäten und eine **Zungendiagnose** zum Abklären des ganz aktuellen Zustandes beinhalten. Die **Iridologie** (die Lehre über die Iris) ermöglicht anhand der Analyse des Auges ebenso wichtige Hinweise, da die Iris ebenfalls den gesamten Organismus wiederspiegelt. Diese Diagnoseform ist ebenso eine Domäne der TEM wie die eingehende Feststellung des individuellen **Temperamentes** und die genaue Analyse der Einflüsse innerer und äußerer Reize (der »temperatio«) auf den Betroffenen. In Verbindung mit den schulmedizinischen Parametern ergibt sich dann ein sehr genaues Bild des Patienten.

Auf dieser Basis kann nun – auch wieder mit dem Betroffenen gemeinsam – ein **Behandlungsplan** erstellt werden, der in der Regel auch wieder alle relevanten Aspekte des Lebens umfasst. Ganz nach hippokratischem Vorbild wird vom Therapeuten eine »Diät« verordnet, zu der neben den rein medizinischen Maßnahmen immer auch Empfehlungen zur Lebensordnung, der Ernährung, der Bewegung und der Lebenseinstellung gehören. In der TEM wird der Patient behutsam und einfühlsam begleitet, es wird ihm aber die Verantwortung für seine Gesundheit nicht abgenommen, sondern eher verdeutlicht. Nicht selten bedarf es dazu auch des Impulses, die Lebensfreude wieder zu wecken, denn aus der Sicht der TEM kann Heilung – physisch wie mental und seelisch – nur erfolgen, wenn der Betroffene dies auch wirklich zulässt. Nicht zuletzt deshalb spielt in der TEM die Spiritualität eine große Rolle. Egal wie modern der heutige Mensch sein mag, die innersten Ängste und Sehnsüchte, wie wir sie schon in der Phase der magisch-primitiven Medizin kennengelernt haben, begleiten uns ein Leben lang und haben einen immensen Einfluss auf unser Dasein.

Eine weitere Stärke der TEM liegt in den enormen Möglichkeiten, Ressourcen zu erkennen und zu nutzen. Zum einen verfügt die TEM über eine hohe Kompetenz, die umfangreichen Möglichkeiten der **Natur** therapeutisch und präventiv einfließen zu lassen. Die Pflanzenheilkunde, die alte germanische Baum- und Pilzheilkunde, Wasseranwendungen, Massagetechniken, das Einsetzen von Bachblüten oder homöopatischen Mitteln, all dies ist nur ein kleiner Ausschnitt der Möglichkeiten. Dazu werden Bewegungsmaßnahmen an der frischen Luft, die unter anderem die keltische Gymnastik **Wyda** und das Bogenschießen umfassen, zur Stärkung des Organismus eingesetzt. In Verbindung zu schulmedizinischen Maßnahmen öffnet sich in der TEM eine enorme Bandbreite, um den Menschen sinnvoll zu helfen. Die Bewahrung der Tradition ganz im hippokratisch-galenischen und auch im christlichen Sinn ermöglicht uns heutzutage wieder ganz andere Möglichkeiten des Denkens und Handelns und kann eine hervorragende Chance darstellen, die Medizin im Ganzen entscheidend weiterzuentwickeln. Dabei stehen Tugenden wie die **Achtung vor Natur und Individuum** ganz im Vordergrund. Sie stellen die Basis dar, um Nachhaltigkeit zu erreichen und uns auch als Mensch weiterzuentwickeln.

Die Relevanz der TEM liegt also nicht nur im rein medizinischen Bereich. Sie kann eine Chance sein, die Entwicklung Europas in sinnvolle Bahnen zu lenken. Das Stärken der Wurzeln gibt uns die Möglichkeit, notwendige und relevante Prioritäten zu erkennen und zu setzen und damit Mensch und Menschheit auf dem rechten Weg zu halten. Die »Gesundheit des Ganzen« ist die Voraussetzung für die Gesundheit des Einzelnen, und die Gesundheit des Individuums ist die Voraussetzung dafür, dass eine globale Gesundung möglich wird – körperlich, seelisch, geistig und spirituell.

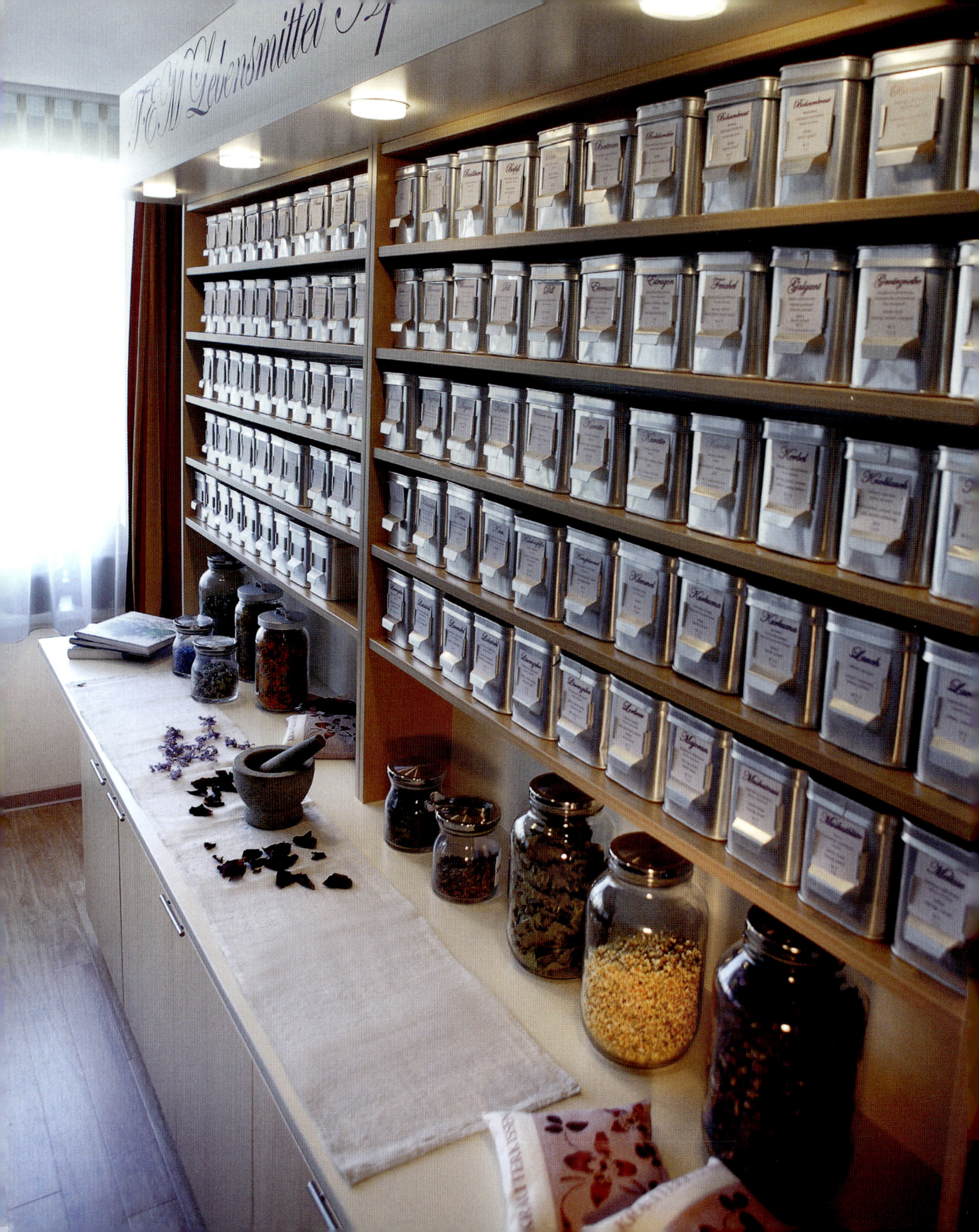

TEM Lebensmittel
Fenchel
Galgant
Kerbel
Knoblauch
Lauch
Majoran

Die Basis der TEM – die Säftelehre

Aus der Sicht der Traditionellen Europäischen Medizin sind Gesundheit und Wohlbefinden abhängig davon, dass sich die vier Grundfunktionen des Lebens in der Balance befinden. Diese Funktionen werden durch vier Kräfte repräsentiert, die man in der TEM als **Säfte** bezeichnet. Da man im Lateinischen die Säfte als **Humores** bezeichnet hat, erklärt sich damit auch der Ausdruck **Humoralmedizin**, welcher öfters als Definition der TEM gewählt wird. Diese vier Säfte (Phlegma, Sanguis, Chole und Melanchole) sind aber nicht als Flüssigkeiten zu verstehen, sondern als **Grundfunktionen** im Organismus.

Da die Basis des Lebens das Wasser ist, können alle lebensnotwendigen Prozesse nur im Wasser ablaufen. Daher sind auch die Träger der Grundfunktionen an das Flüssige gebunden, weshalb der Ausdruck Säfte oder Humores schlussendlich wieder seine Berechtigung hat. Die Flüssigkeiten im Organismus stellen also die Basis für alle lebensnotwendigen Vorgänge dar, sie bilden aber auch die Grundlage für die festen Substanzen im Organismus.

Die Grundaspekte des Lebens: Substanz und Energie

Die vier Säfte des Lebens stellen also die Funktionsprinzipien im Organismus dar. In ihnen vereinen sich die grundlegenden Wirkprinzipien des Lebens, nämlich **Wärme** und **Feuchtigkeit** oder anders ausgedrückt **Energie** und **Substanz**. Diese zwei elementaren Grundkräfte können immer nur miteinander ein funktionelles Prinzip erfüllen. Erst im Zusammenspiel von Energie und Substanz kann das ablaufen, was wir als das **Leben** bezeichnen. Das Prinzip Energie wird durch die Wärme repräsentiert, das Prinzip Substanz durch die Feuchtigkeit.

Beide Kräfte sind voneinander abhängig, sie bedingen einander und können jeweils ineinander umgewandelt werden. Wenn man sie auf Achsen darstellt, so ergibt sich jeweils ein begrenztes Spektrum, in dem sie ihre Funktionen im Sinne des Lebens erfüllen können. Das Verlassen des Spektrums ist dann nicht mehr mit dem Leben vereinbar und würde den Tod bedeuten.

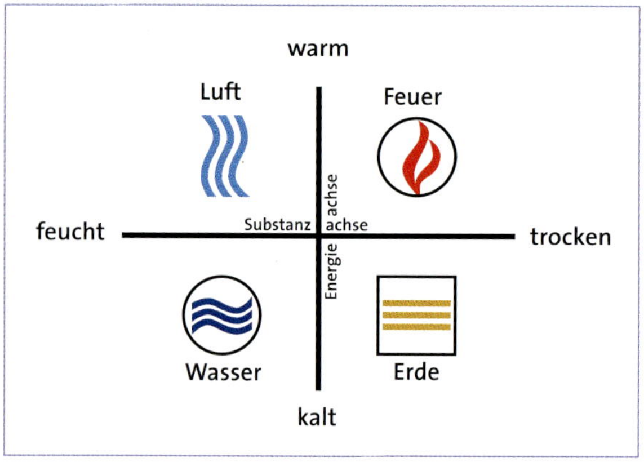

Die Energie-Achse bewegt sich zwischen den Punkten **warm** und **kalt**, die Substanz-Achse zwischen den Punkten **feucht** und **trocken**. Die Begrenzung für Kälte liegt beispielsweise bei -273,15 °C (0 Grad Kelvin), das entspricht der Temperatur, bei der keinerlei molekulare Bewegung mehr möglich ist. Ebenso verhält es sich mit Wärme, Feuchtigkeit und Trockenheit: Wenn der absolute Grenzpunkt erreicht ist, kann Leben nicht stattfinden. Das bedeutet, solange ein Teil von Wärme in der Kälte ist oder solange sich ein wenig Feuchtigkeit in der Trockenheit befindet (oder umgekehrt), sind die Grundbedingungen für das Leben gegeben.

Diese Darstellung entspricht übrigens auch der Betrachtung in der TCM, in der zwei Kräfte, Yin und Yang immer auch den Kern der Gegenkraft in sich tragen.

Substanz und Energie stellen also die **Urkräfte** des Lebens dar. Substanz kann dabei nur im Sinne des Lebens funktionieren, wenn sie bewegbar ist **und** wenn sie auch wirklich bewegt wird – durch die Energie.

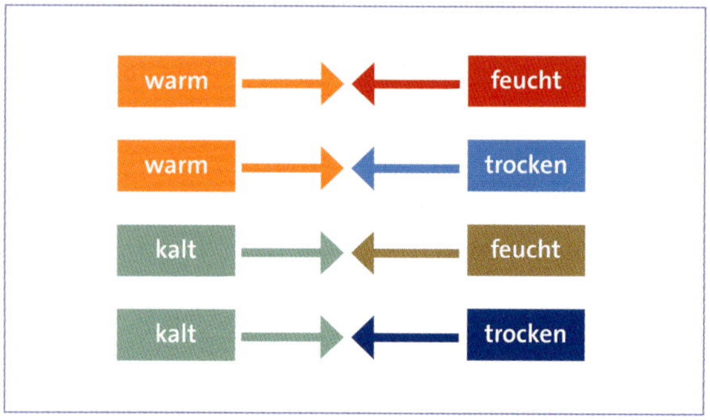

Energie kann dabei nur im Sinne des Lebens funktionieren, wenn sie etwas bewegen kann **und** wenn sie auch wirklich etwas bewegt – nämlich die Substanz.

In der Konstellation von Energie und Substanz ergeben sich nun vier Möglichkeiten, in denen die Urkräfte miteinander agieren können.

Dabei ist aber zu beachten, dass die Prinzipien des Lebens nie verlassen werden dürfen, eine Kraft also nicht in eine lebenswidrige Dimension verschoben werden darf.

- Die Konstellation **warm–feucht** stellt dabei die Kräfte des Lebendigen am deutlichsten dar.
- Die Konstellation **warm–trocken** kann dementsprechend als *warm und wenig feucht* beschrieben werden.
- Die Konstellation **kalt–feucht** kann dementsprechend als *wenig warm und feucht* beschrieben werden.
- Die Konstellation **kalt–trocken** beschreibt einen Zustand mit *wenig warm und wenig feucht*.

Zwischen den Kräften bestehen noch weitere wichtige und interessante, aber auch **schlüssige Beziehungen** zueinander:

- *Warm* steht auch für das solare Prinzip, für das **Sonnenprinzip**.
- *Kalt* steht auch für das lunare Prinzip, das **Mondprinzip.**

Dementsprechend haben die Konstellationen warm–feucht und warm–trocken auch einen Bezug zur Sonne und die Konstellationen kalt–feucht und kalt–trocken einen Bezug zum Mond.
Das solare Prinzip steht dabei auch für das **Aktive**, das Bewegende, das lunare Prinzip für das **Passive**, das Bewegte. Das solare Prinzip steht für das Männliche, das lunare Prinzip für das Weibliche.
Die zwei Grundkräfte bedingen einander, aus der Sicht der TEM benötigt es aber schlussendlich noch eine steuernde Kraft. Diese Kraft wird als **Organisierende Kraft** beschrieben, die eine Ordnung bringt. Hier ist aber nicht eine statische, komplett strukturierende Ordnung gemeint, sondern ganz im Sinne des Lebens eine dynamische Ordnung, die auch ein gewisses Maß an Chaos beinhaltet. Lebensprozesse – angefangen von der Zelle bis zur Evolution – basieren auf **vorwärts** gerichteten und gleichzeitig **zyklisch** ablaufenden Prozessen. Und hierfür ist ein **geordnetes Chaos** sehr hilfreich, um für die stetigen Reize, die auf die Organismen einwirken, passende Antworten finden zu können.

Was sind Säfte?

Wie eingangs schon erwähnt stehen die vier Säfte für **Funktionsprinzipien**. Die Ausrichtung der Funktionen ergibt sich aus dem Verhältnis von Substanz zu Energie, so dass sich aus den vier möglichen Konstellationen auch die Säfte (Humores) ableiten. Dabei ist zu beachten, dass immer eine Kraft des jeweiligen Saftes etwas mehr dominiert. Die Humores werden in den Flüssigkeitssystemen transportiert, wo auch die jeweiligen Funktionen ablaufen können, die zum Erhalt des Organismus dienen.

Phlegma	Schleim	kalt und auch feucht
Sanguis	Blut	feucht und auch warm
Chole	Gelbgalle	warm und auch trocken
Melanchole	Schwarzgalle	trocken und auch kalt

Die vier Säfte haben ihren Ursprung in der **Leber**. Im Zuge der umfangreichen Verdauung wird die Nahrung komplett in die kleinsten Bausteine zerlegt. Dabei wird auch die ursprüngliche **Natur**, das »Menschenfremde«, entfernt. Der sehr flüssige Nahrungsbrei (Chylus) wird dann vom Körper aufgenommen (resorbiert) und mehr oder weniger direkt der Leber oder den Geweben zugeführt. Für ein etwas besseres Verständnis wollen wir kurz die Verdauung aus der Sicht der TEM skizzieren:
Das komplette Aufbereiten der Nahrung im Organismus wird als eine Abfolge von Kochungen beschrieben. Es wurde hier also bewusst das Bild von Kochvorgängen gewählt, wie wir sie ja aus der Küche kennen. Nachdem die Nahrung im

Mund ordentlich gekaut und eingespeichelt wurde, darf sie im Magen zum ersten »Kochvorgang« gleiten. Im Magen wird vor allem die fremde Natur der Nahrung entfernt (eine sinnvolle Nahrung kommt immer vom Lebendigen, Natürlichen), sie wird sozusagen einmal richtig »aufgekocht«, wobei in der TEM der erste Abschnitt des Dünndarms, der Zwölffingerdarm, als ein Teil des Magens betrachtet wird. Dies ist wirklich erstaunlich, denn wenn man die Verdauung aus heutiger Sicht beschreibt, werden im Magen und im Zwölffingerdarm (Duodeum) die wesentlichen Zerlegungsprozesse eingeleitet, was im Grunde genau der Beschreibung aus der Sicht der TEM entspricht. Über den Dünndarm werden dann die aufgekochten, zerlegten Nahrungsbestandteile aufgenommen und der Leber zugeführt. Hier kommt es mit Hilfe der »eingeborenen Wärme« (aus dem Herzen) zur zweiten Kochung, was aus heutiger Sicht den Stoffwechselprozessen entspricht. Der **Stoff** wird also in beiden Betrachtungen in Körpereigenes umgewandelt. Diese zweite Kochung stellt also in der TEM eine Reihe von Reifungsprozessen dar, in welchen der Nahrungsbrei in die Säfte (Humores) umgewandelt wird.

Im ersten Reifungsprozess entsteht das **rohe Phlegma**, das man am besten als eine Art »Grundsaft« beschreiben könnte, aus dem dann die eigentlichen Humores entstehen können. Aus diesem rohen Phlegma wird von der Leber das eigentliche **Phlegma** (Schleim) aufgebaut. Dieses dient als grundlegende, nährende Substanz und stellt gleichzeitig die Basis für die fluidalen (flüssigkeitsbasierten) Systeme im Organismus dar. Auch die Körperfettspeicher sind eine Form des Phlegmas, welches bei Bedarf aktiviert werden kann. Diese Lagermöglichkeit stellt eigentlich eine existenzielle Fähigkeit des Organismus dar, um in Hungerzeiten – und daran sind wir seit Millionen Jahren gewöhnt – überleben zu können. Ganz im Gegensatz zu heute war eine gewisse Speckschicht also sehr willkommen, es war sicher, dass diese recht bald eingeschmolzen werden musste. Auf die ständige Nahrungspräsenz ist der Mensch also gar nicht programmiert, sodass sich der Futterüberfluss – gepaart mit Bewegungsarmut – vom Überlebensgaranten zum gefährlichen Risikofaktor gewandelt hat.

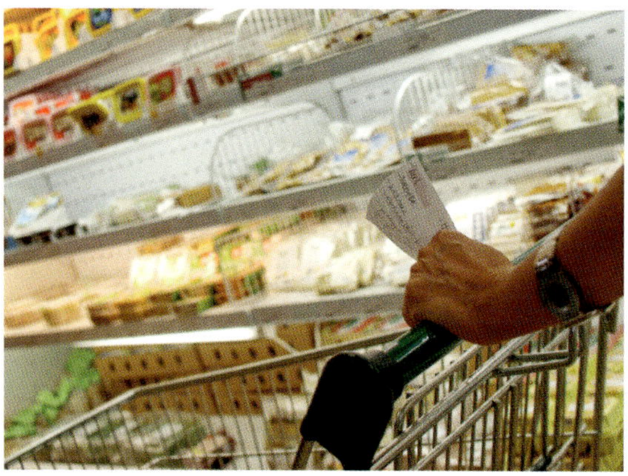

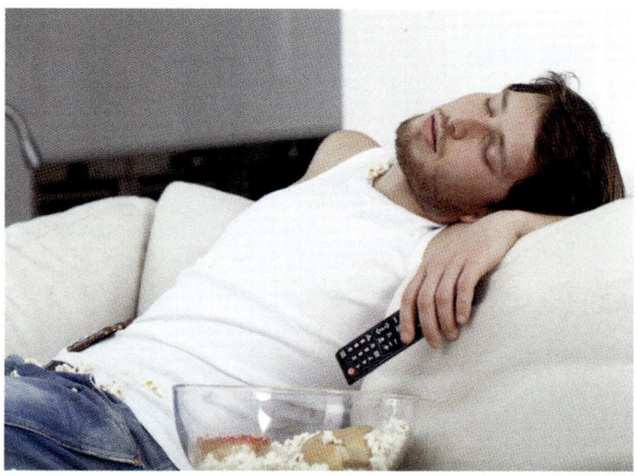

Die nächste Reifungsstufe stellt das **Sanguis** (Blut) dar, kann also als ausgereiftes Phlegma beschrieben werden. Mit seiner feucht-warmen Ausrichtung repräsentiert das Sanguis die Grundlagen des Lebens in höchster Ausprägung, wobei aber nie vergessen werden darf, dass die drei anderen »Säfte« für die Lebensprozesse im Ganzen absolut unerlässlich sind.

Die **Chole** (Gelbgalle) stellt mit der warm-trockenen Ausrichtung einen Saft (Humor) dar, der in der Hitze sehr stark ausgeprägt ist und damit als zu hitziges Sanguis beschrieben werden kann. Diese erhöhte Reizsetzung ist natürlich auch als starke Herausforderung für den Organismus zu sehen, die einerseits notwendige Dynamiken hervorrufen, andererseits aber auch rasch in eine schädliche Entgleisung führen kann und daher unter Kontrolle stehen muss.

Die **Melanchole** (Schwarzgalle) repräsentiert mit ihrer trocken-kalten Ausrichtung eher die lebenswidrigen Aspekte. Aber gerade diese begrenzenden Faktoren stellen lebensnotwendige Eigenschaften dar. Auch Feuchtigkeit und Wärme benötigen sinnvolle Grenzen, um nicht zu einer überschießenden Belastung zu werden. Außerdem muss ein an sich lebenswidriger Reiz auch als notwendige Stimulation für das Leben an sich verstanden werden, der Organismus braucht sozusagen Trainingsreize, um sich den Widrigkeiten auch wirksam stellen zu können.

Phlegma und Sanguis repräsentieren das eher Substanzielle, wobei beim Sanguis mehr Dynamik dabei ist infolge der vorhandenen Wärme.

Phlegma und Melanchole sind beide kalt, wobei hier die Schwarzgalle noch mehr stofflichen Charakter aufweist als der Schleim. Die Mineralien zum Beispiel stellen das melancholische Prinzip dar, das sich ja im stabilen, harten Skelett zeigt, während das Phlegma noch mehr Beweglichkeit aufweist.

Chole und Sanguis stehen für das Energiereiche, wobei die Gelbgalle noch mehr Dynamik repräsentiert. Das Sanguis dagegen wird durch die enthaltene Feuchtigkeit in der Bewegung mehr kontrolliert und hat daher mehr Anteil am Substanziellen als die Chole.

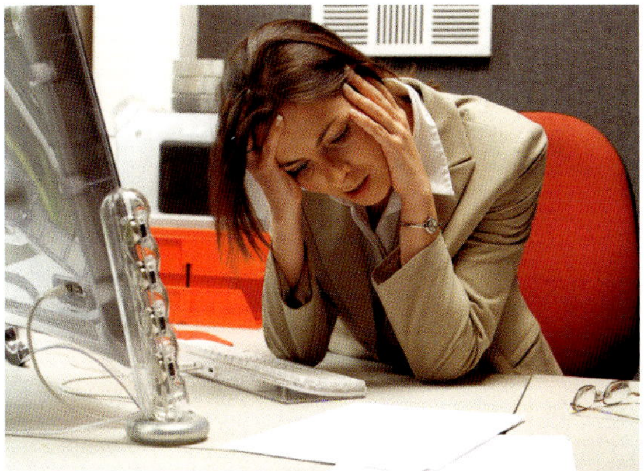

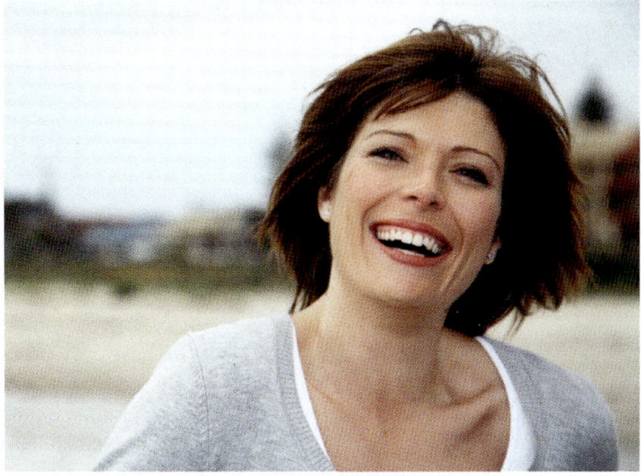

Chole und Melanchole weisen beide einen trockenen Charakter auf, wobei die Chole verzehrend wirkt und damit das Trockene steigert.

Für das Leben ist es wichtig, dass die Kräfte immer in der Balance sind. Daher liegt das Bestreben des Organismus darin, die Säfte (Humores) stets im situationsbedingt angemessenen Verhältnis zu halten und damit die lebensnotwendigen Prozesse zu ermöglichen.

Dazu ist natürlich auch eine Ernährung wichtig, die zur rechten Zeit das rechte Maß an wärmenden, feuchten, kühlenden und auch trocknenden Qualitäten liefert, aus denen dann die notwendigen Säfte gebildet werden können. In den Geweben können ebenfalls Stoffwechselprozesse ablaufen, die man als dritte Kochung bezeichnen kann. Auch hier können die Humores entstehen und dem Organismus zur zusätzlichen Nutzung dienen. In der heutigen Betrachtung würde man beispielsweise die Zuckerumwandlung und Einlagerung im Muskel als einen solchen Prozess beschreiben.

Alle nicht nutzbaren Nahrungsbestandteile sowie die nicht nutzbaren Produkte aus dem Stoffwechsel werden über die unterschiedlichen Systeme wieder ausgeschieden. Neben den Ausscheidungsorganen der Verdauung kann der Organismus das Ausscheidungspflichtige auch über die Haut, die Augen, die Ohren, Mund und Nase ausleiten. Man bezeichnet diese Orte auch als **Ausgleichsgefäße**, denn sie unterstützen den Organismus in seinen Bemühungen, einen Überhang an Schädlichem auszuscheiden und damit für den wichtigen Ausgleich im System zu sorgen. Auf diese Art werden schlussendlich auch die Organe und damit der gesamte Organismus in der Balance gehalten.

Man kann also sagen, dass alle lebensnotwendigen Abläufe als Kreisläufe dargestellt werden können, die möglichst ungestört erfolgen sollten. Die Versorgung des Organismus läuft dabei über die **Nährströme**, die Entlastungen des Organismus werden über die **Klärströme** geregelt. Beginnend bei jeder einzelnen Zelle, in die Nahrung hineinkommt und Unbrauchbares ausgeschleust wird, bis zur Peripherie des Organismus, über den Nahrung in Form von Essen, Trinken und Luft aufgenommen und das nicht Nutzbare wieder über die oben beschriebenen Wege ausgeschieden wird.

SAFT (HUMOR)	FUNKTIONEN	NAHRUNGSQUALITÄTEN
Phlegma	Grundstoff für die anderen Säfte, Grundnahrung	Fettig, kohlenhydratreich, schleimig, ölig, kühl, wässrig
Sanguis	Vitalität, Rhythmik, dynamische Prozesse, aktive Ernährung	Warm, feucht, süß
Chole	Bewegung, Hitze, Umwandlungen	Erhitzend, trocken, reizend, bitter
Melanchole	Begrenzung, Festigkeit, Stabilität	Trocken, kühl, mineralreich

Was sind Elemente?

Die Säfte (Humores) steuern die Abläufe **innerhalb** des Organismus. Interessant ist aber auch die Frage, welche Kräfte die Abläufe **außerhalb** des Organismus steuern und welche Zusammenhänge zwischen diesen Kräften bestehen.
Aus der Sicht der TEM spielt das **deduktive Weltbild** eine grundlegende Rolle für das Verständnis der Natur. Es basiert auf der Annahme, dass der **Mikrokosmos** immer auch einen Spiegel des **Makrokosmos** darstellt, dass also das Übergeordnete das Kleine hervorbringt. In diesem Sinn repräsentieren die sogenannten **Elemente** die Kräfte des Makrokosmos, während die Humores eigentlich ein Spiegel oder besser ein Repräsentant der Elemente sind. Entsprechend sind natürlich auch die Zuordnungen der Kräfte im Grunde ident. Die Elemente bringen die Natur hervor und daher finden sie sich auch in den Grundpfeilern der Natur wieder. Diese äußeren Erscheinungen werden über Kräfte in die inneren Erscheinungen übertragen, Elemente und Säfte sind aber trotzdem nicht das Gleiche und auch nicht austauschbar.

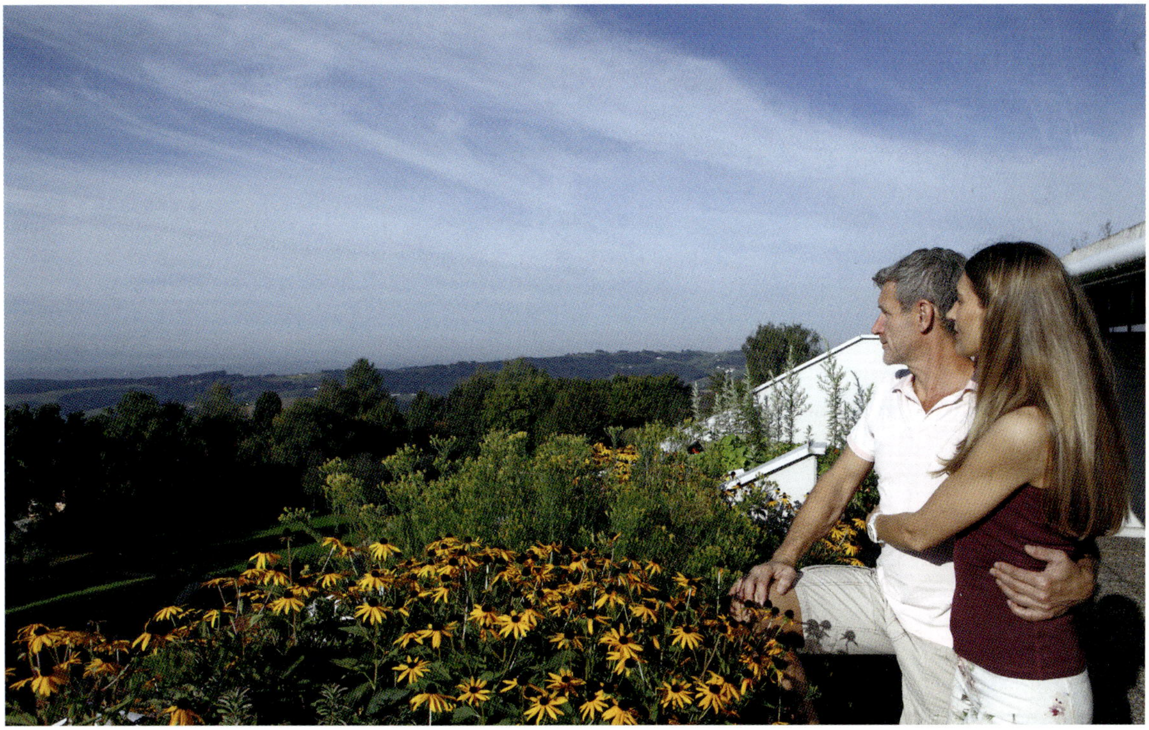

Diese vier Elemente sind **Wasser, Feuer, Luft und Erde**. Auch hier stehen die Elemente als bildhafte Darstellung der natürlichen Prinzipien. Entscheidend sind die Verbindungen der Kräfte, wie wir sie schon im Vorfeld besprochen haben.

Phlegma	Schleim	kalt und auch feucht	**Wasser**
Sanguis	Blut	feucht und auch warm	**Luft**
Chole	Gelbgalle	warm und auch trocken	**Feuer**
Melanchole	Schwarzgalle	trocken und auch kalt	**Erde**

- Kälte und Feuchtigkeit bilden zusammen eine Qualität, die dem **Wasser** zugeordnet wird. Dieses Bild wurde gewählt, weil auch das reale Wasser kühl und nass ist und das Leben aus diesem nassen Ursprung kommt. Je mehr die Kälte dominiert, desto weniger bewegbar ist die Feuchtigkeit. Dass der Ursprung des Lebens im Meer zu finden ist, sieht man auch heute noch daran, dass die extrazelluläre (zwischen den Zellen) Flüssigkeit im Organismus in der Zusammensetzung und Teilchenkonzentration dem Meerwasser entspricht. Das Salz im Meer repräsentiert dabei auch noch das melancholische Prinzip und sorgt mit seiner begrenzenden Kraft dafür, dass das Wasser nicht die Erde verlassen kann.
- Feuchtigkeit und Wärme bilden eine Qualität, die dem Element **Luft** zugeordnet wird. Man kann sich vorstellen, dass Wärme die Feuchtigkeit bewegt – das Bewegende bewegt das Bewegbare – und bei entsprechender Intensität Dampf entsteht. Luft ist also im Grund vom Feuer bewegtes Wasser. Luft bewegt sich im Raum, und je nach Dominanz von Wärme etwas mehr nach oben und außen. Nimmt die Feuchtigkeit zu, bewegt sich die Luft weniger und die substanzielle Qualität der Feuchtigkeit hält die Luft mehr unten.
- Wärme und Trockenheit bilden eine Qualität, die dem Element **Feuer** zugeordnet wird. Feuer ist das dynamischste Element, seine Kraft kann sich ungehindert ausbreiten. Mit zunehmender Wärme steigt allerdings auch die Trockenheit und damit nimmt die bewegbare Substanz ab. Feuer muss also immer genährt werden, um seine Kraft entfalten zu können. Natürlich versinnbildlicht das reale Feuer diese Qualitäten eindrucksvoll, daher wurde dieses Bild als Beschreibung des »Elementes« gewählt.
- Trockenheit und Kälte bilden eine Qualität, die man mit dem Element **Erde** belegt hat. Die Erde repräsentiert augenscheinlich das Begrenzende, das Feste, das nur sehr wenig Bewegbare. Sie symbolisiert aber auch das Stabile, das Erhaltende und damit das Gefäß, welches für die Entwicklung von Leben unabdingbar ist.

Wie bei den Grundkräften schon beschrieben, erfordert der Lebensprozess an sich, dass jede Kraft immer alle Komponenten enthält, nur eben in sehr unterschiedlichen Gewichtungen. Auch die Elemente enthalten eigentlich immer alle vier Qualitäten. Wärme, Kälte, Feuchtigkeit und Trockenheit sind in jedem Element enthalten, nur die charakteristischen Gewichtungen bestimmen die spezifischen Wirkungen.

Durch die Verschiebungen von Kräften können sich die Elemente auch ineinander verwandeln. Dies wird bei allen Lebensprozessen sichtbar, die allesamt linear und rhythmisch ausgerichtet sind. Auf diese Aspekte kommen wir später noch zurück.

Den Elementen wird entsprechend ihrer Qualitäten eine ganze Reihe von Naturerscheinungen zugeordnet. Damit wird veranschaulicht, wie die sichtbaren Aspekte in unserem Leben mit der Qualität der Elemente beschrieben werden können.

Die Urkräfte werden – wie schon erwähnt – von einer organisierenden Kraft gesteuert. Auch die Elemente haben eine kosmische Beziehung, die sich im fünften Element äußert, nämlich dem **Äther**. Über dieses Element etabliert sich das »Übergeordnete«, die »Idee« und wird über die vier Elemente zum Ausdruck gebracht.

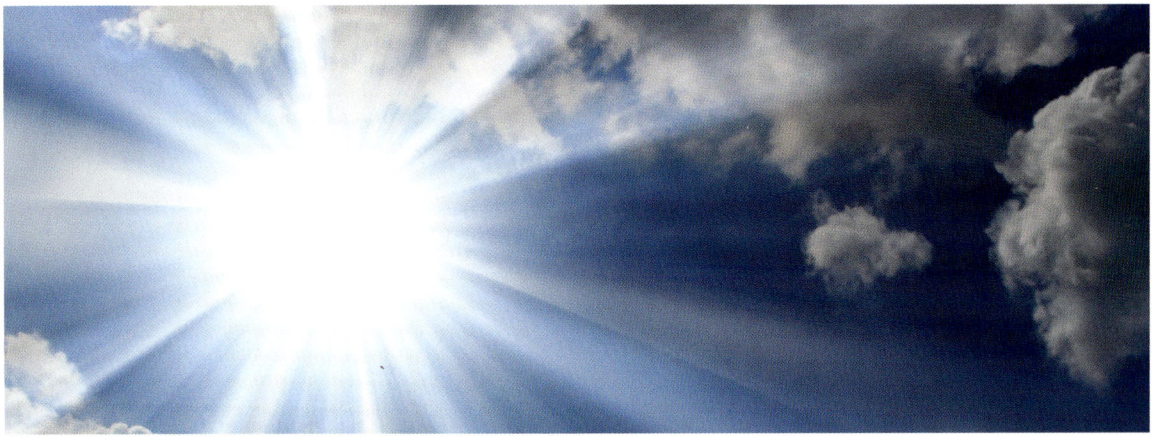

WASSER	LUFT	FEUER	ERDE
Kalt und feucht	Feucht und warm	Warm und trocken	Trocken und kalt
Norden	Osten	Süden	Westen
Nacht	Morgen/früher Vormittag	Mittag	Später Nachmittag/Abend
Winter	Frühling	Sommer	Herbst
Bewegbar	Bewegt	Bewegt	Kaum bewegbar
Unten und innen	Oben und außen	Oben und außen	Unten und innen
Passivität, Substanz	Aktivität, Lebendigkeit	Aktivität, Dynamik	Passivität, Begrenzung

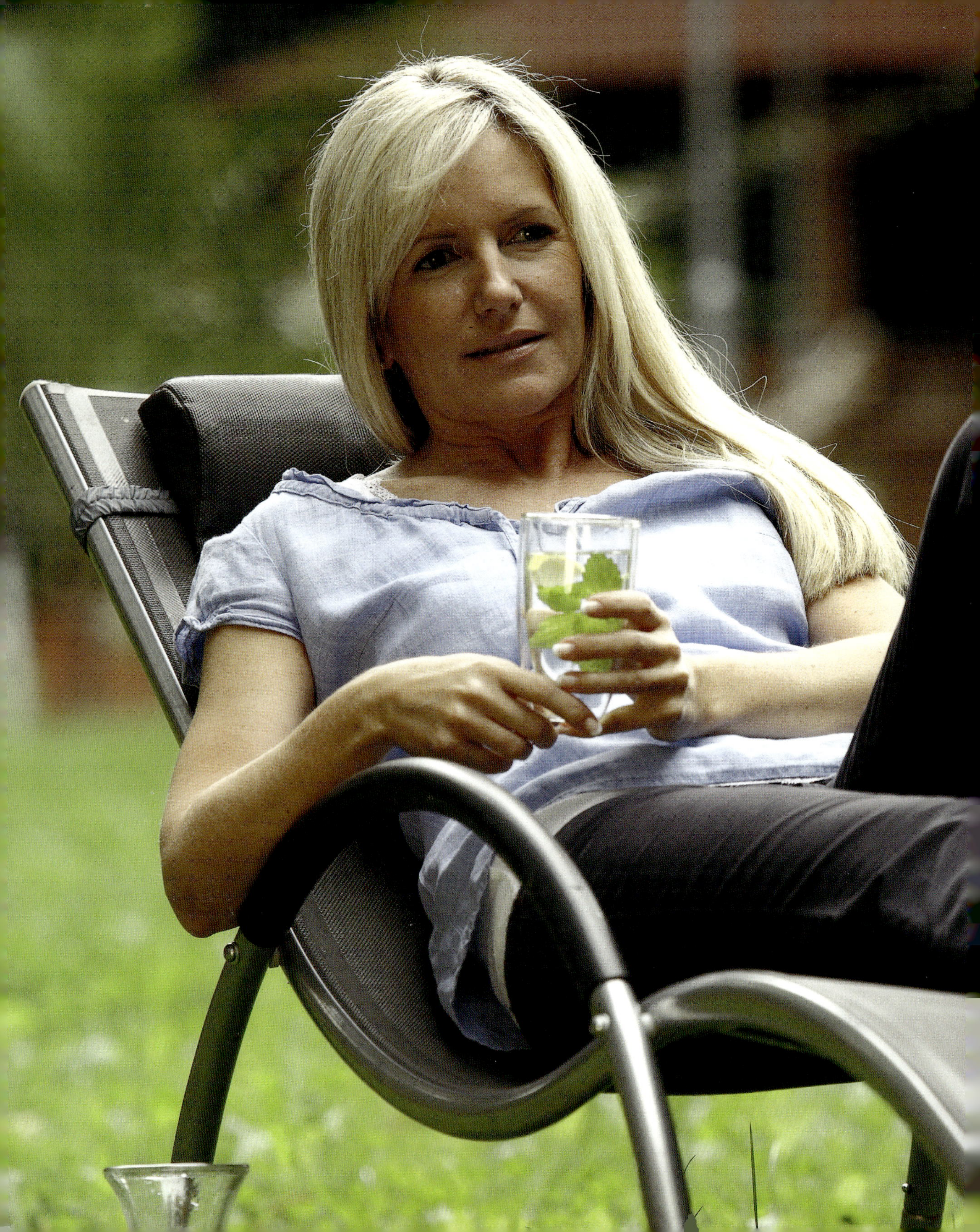

Die Rhythmen in der TEM

Die Rhythmen spielen in der TEM eine übergeordnete Rolle, was sich auch darin zeigt, dass das **Zyklische Weltbild** eine der drei Weltbilder darstellt, auf denen die Naturphilosophien fußen. In diesem Weltbild wird aufgezeigt, dass alle Prozesse des Lebens in zyklischen, kreisförmigen Abläufen stattfinden.
Da der Mensch untrennbar mit der Natur und ihren Erscheinungen verbunden ist und nach den Naturgesetzen »funktioniert«, ist es wichtig, diese zyklischen Rhythmen in der Gestaltung des Lebens zu beachten. Diese Abläufe werden auch mit den Qualitäten der Elemente beschrieben.

Der Lebensrhythmus

Unser Leben wird von vielen Einflüssen geprägt, wovon einer der wichtigsten die unterschiedlichen Abschnitte sind, die wir in unserem Leben durchlaufen. Jede Phase ist geprägt von spezifischen Entwicklungsprozessen sowie biologischen Funktionen und damit auch von unterschiedlichen Ausprägungen der Kräfte.

1. Lebensabschnitt	Geburt – ca. 1. Lebensjahr
2. Lebensabschnitt	1. Lebensjahr – ca. 7. Lebensjahr
3. Lebensabschnitt	7. Lebensjahr – ca. 14. Lebensjahr
4. Lebensabschnitt	14. Lebensjahr – ca. 21. Lebensjahr
5. Lebensabschnitt	21. Lebensjahr – 50. Lebensjahr
6. Lebensabschnitt	Bis zum ca. 70. Lebensjahr
7. Lebensabschnitt	Hohes Greisenalter

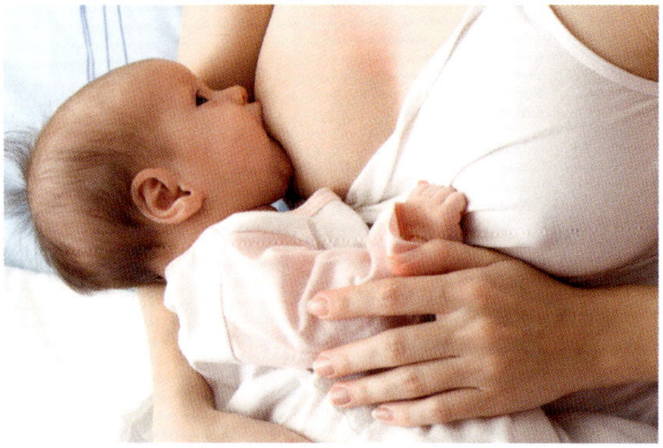

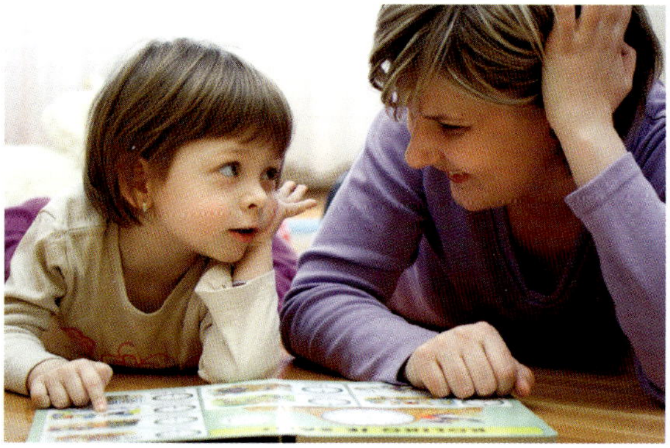

1. Lebensabschnitt Das Baby kommt aus dem wässrigen Milieu des Mutterleibes. Am Beginn seines Lebens besteht der menschliche Organismus zu über 80 Prozent aus Wasser. Die Haut fühlt sich eher kühl und ein wenig feucht an. Das Kind befindet sich also klar in einer **phlegmatischen Phase**, in einer Phase also, in der Kälte und Feuchtigkeit dominieren. Das Baby benötigt noch reichlich Schlaf und viel Ansprache, da es noch sehr in seiner naturgegebenen **Passivität** verharren muss. Auch benötigt es viel Wärme, denn dem Organismus fehlen noch die dynamischen Kräfte, um ihn komplett warm halten zu können. Die in dieser Phase optimale Ernährung wird durch die nährende, warme **Muttermilch** gewährleistet. Sie bietet alle notwendigen Nährstoffe in der richtigen Zusammensetzung und fördert den sozialen Kontakt. Die um den sechsten Lebensmonat einsetzende Beikost ist zu Beginn ebenfalls von nährender Qualität mit leicht verdaulichen Lebensmitteln, gut gegart, fein püriert und wird warm gefüttert. Erst mit der Zeit werden weitere Lebensmittel in den Plan aufgenommen. Hierbei ist besonders auf die Funktionalität des noch nicht fertig entwickelten **Verdauungstrakts** zu achten. Typisch für diesen Lebensabschnitt ist, dass sich praktisch jede Krankheit und jede Entgleisung auch im Verdauungstrakt bemerkbar machen.

2. Lebensabschnitt Die Beweglichkeit und damit die Aktivität nehmen nun deutlich zu. Das phlegmatische Prinzip wird im Lauf dieses Lebensabschnitts mehr und mehr vom **sanguinischen Prinzip** abgelöst, das heißt, zu der vorhandenen Feuchtigkeit gesellt sich nun mehr und mehr die dynamische Wärme, und die Kälte rückt in den Hintergrund. Das ist auch notwendig, denn Kinder wollen mit einer ziemlichen **Portion Neugierde** und Sorglosigkeit die Welt kennen lernen und brauchen dazu die Kraft der bewegenden Wärme, sie brauchen aber auch die Feuchtigkeit, die bewegt werden kann. Wärme und Feuchtigkeit stellen die Basis des Lebens dar. Mit der Bewegung verschwindet der Babyspeck, der enorme Anteil an Phlegma baut sich ab und es wird ständig versucht, die gesetzten **Grenzen** zu überwinden. Ideenreichtum, Kreativität und Lebensfreude kennzeichnen diesen Lebensabschnitt, wenn wir sie zulassen. Es ist enorm wichtig, Kindern den Auslauf zu bieten, den sie mental und körperlich für ihre Entwicklung benötigen, dabei

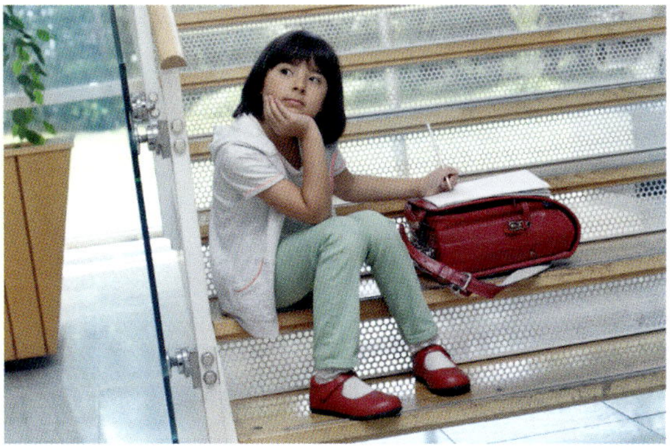

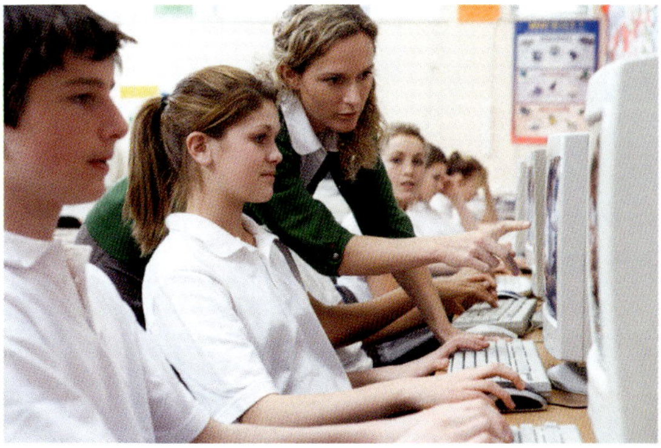

aber sinnvolle Grenzen zu setzen. Es ändern sich die **körperlichen Proportionen** und damit auch die Konstitution. Das Verdauungssystem entwickelt sich langsam und kann nach und nach mit milden Reizen an die Vielfalt der Lebensmittel gewöhnt werden – je naturbelassener desto besser. Sehr wichtig sind auch die **Rituale und Rhythmen**, damit sich das Kind orientieren kann, ganz besonders der Schlaf-Wachrhythmus und die Mahlzeiten sind hervorzuheben. Damit das Wachstumm gut voranschreiten kann, sollten 12 Stunden Schlaf angepeilt werden. Dieser muss unbedingt erholsam sein, daher sind Reizüberflutungen wie TV oder Computer kontraproduktiv. Ein entscheidender Entwicklungsschritt ist die **Entwicklung der Sprache**. *Muttersprache* heißt, dass es insbesondere die Eltern sind, die nun die Entwicklung des Kindes beeinflussen. Mit der Sprachentwicklung ist auch die Entwicklung des **Intellektes** untrennbar verbunden. Außerdem ändert sich nun mit dem Mitspracherecht auch der soziale Status des Kindes.

3. Lebensabschnitt Die **sanguinische Phase** dominiert nun, der benötigte Raum zur Entfaltung wird immer größer. Zudem kommt mit der Schule ein ganz neuer Lebensabschnitt auf die Kinder zu. Die mentale und die **seelische Entwicklung** kommen zur Vollendung und der **Charakter** etabliert sich. Wichtig ist auch die **Ausreifung des Verdauungstraktes** und damit eine enorme Stabilisierung des **Immunsystems**. Dazu kommt meist ein ziemlicher **Wachstumsschub**. Während in der Kindheit das lymphatische System die meisten Funktionen steuert, übernimmt nun das Blutsystem diese Aufgaben, was sich auch in der deutlich abnehmenden Anfälligkeit für Krankheiten zeigt. Und zum Ende dieses Lebensabschnitts kündigen sich wieder ganz enorme Veränderungen an. Die **Geschlechtsreife** rückt näher und damit die so wichtige Phase der Pubertät. Dieser Übertritt wird nicht umsonst in vielen Kulturen ritualisiert und liebevoll begleitet.

4. Lebensabschnitt Die Schulzeit erreicht in dieser Phase ihren Höhepunkt, Ausbildungen schließen sich an. Lehrberufe werden meist in dieser Phase vollendet und die Hoch-Zeit der sanguinischen Phase bricht an: die Lehr- und Wanderjahre, real oder symbolisch. Die **körperliche Reife** wird abgeschlossen, Weltanschauungen und die **individuellen Lebensziele** werden formuliert. Es gilt, die Jugendlichen auf diesem Weg durch Verständnis und Präsenz zu unterstützen, um einen guten Start ins Leben zu bewerkstelligen. Eine Generation löst so langsam die andere ab, und das Temperament des Cholerikers tritt mehr und mehr in den Vordergrund.

5. Lebensabschnitt Physische und mentale Veränderungen sind nun kaum noch zu erwarten, die **Persönlichkeit** hat sich gefestigt. Die Lebensziele werden fokussiert in Angriff genommen, die berufliche Karriere gestartet, Familien gegründet und die Abkoppelung vom Elternhaus wird abgeschlossen. Nicht selten ergeben sich aus dieser Dynamik Überlastungen, die dann zur Entgleisung des Gewichtsmanagements und der mentalen und seelischen Stabilität führen. Wenn die dem **cholerischen Prinzip** innewohnende Dynamik zu einseitig ausgelebt wird, bestimmt der Stress den Alltag. Die eigene Stärke wird nicht selten überschätzt, und die für die cholerische Qualität typischen Entgleisungen treten zutage. Hier gilt es, die Mitte zu wahren und die individuellen Möglichkeiten realistisch einzuschätzen. Die Erhaltung der Balance in den Lebensprozessen darf nicht aus den Augen verloren werden, es sollen nicht Entgleisungsprozesse provoziert werden. Die Doppelbelastung der Eltern, die den ständig steigenden Anforderungen im Beruf mit der Kindererziehung in Einklang bringen müssen, kann dazu führen, dass kindliche Entwicklungsprozesse gestört werden.
Das Erreichen des Klimakteriums birgt für Mann und Frau noch einmal eine komplette Wandlung im Leben. Die Zeichen des Alterungsprozesses möchte man nicht wahrhaben, und der Versuch, dem Lebensprozess einen Strich durch die Rechnung zu machen, endet nicht selten im Ungleichgewicht. Hier wäre es vernünftig, den Organismus so gut wie möglich durch einen ausgewogenen Lebensstil in Schuss zu halten, die Ernährung im Auge zu behalten und die so wichtige Bewegung nicht zu vernachlässigen. Mit Beginn des Klimakteriums bis zum Ende des 5. Lebensabschnitts dominiert infolge der hormonellen Umstellungen noch einmal das **phlegmatische Temperament**. Die Verdauungsleistung ist noch sehr gut, der Stoffwechsel allerdings lässt nach, so dass es zur Gewichtszunahme kommen kann. Mit dem Auslaufen des 5. Lebensabschnitts nimmt die Kälte zu, und auch die Feuchtigkeit neigt sich dem Ende zu – die Trockenheit dominiert und das melancholische Prinzip tritt in den Fokus.

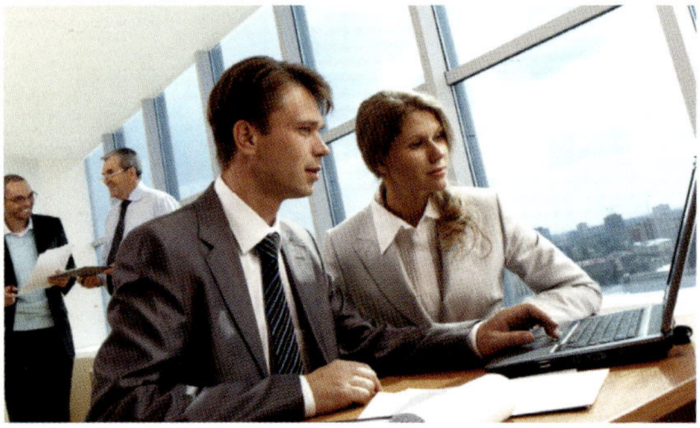

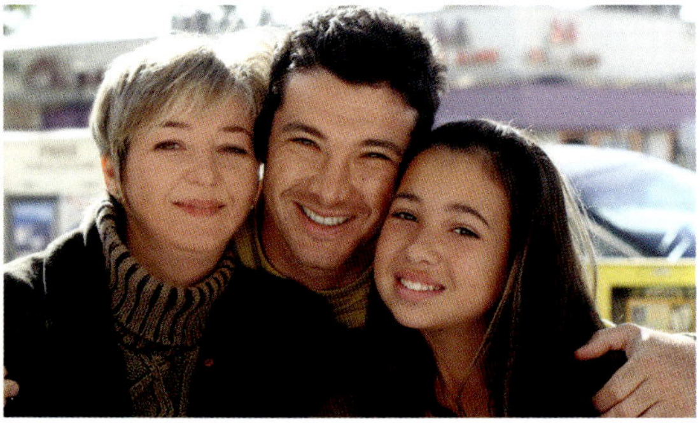

6. Lebensabschnitt Die **melancholische Qualität** wird nun bis zum Lebensende vordergründig bleiben. Die damit verbundenen physiologischen Veränderungen zeugen von der Dominanz der Trockenheit und Kälte. Sie können zwar bis zu einem gewissen Grad abgefangen werden, aber sie gehören zum Leben dazu. Der **Grundumsatz** ist infolge der hormonellen Veränderung erheblich zurückgegangen, die **Sinnesorgane** lassen nach, **Verdauung und Stoffwechsel** verändern sich, die Knochenstruktur verliert an Stabilität und die mentale Leistungsfähigkeit lässt nicht selten nach. Das Erhalten der sogenannten **gemäßigten Lebensfreude** ist nun besonders wichtig, denn sie stellt die Basis dar, um den Entgleisungen in Richtung Trockenheit und Kälte so gut wie möglich entgegenzuwirken und die Auswirkungen nach Kräften abzufedern.

7. Lebensabschnitt Die mit den melancholischen Prinzipien verbundenen Kräfte führen nun oft zu Entgleisungen, die immer schwerer abzufangen sind. Unterstützt durch die moderne Medizin, erreichen wir heute zwar ein hohes Durchschnittsalter, die damit verbundenen Probleme menschenwürdig zu meistern, stellt sich aber nicht selten als schwierig heraus.
Die in unserer Gesellschaft vorherrschende Ignoranz des Alterungsprozesses und des ewigen Wandels vom Leben zum Tod ist spätestens jetzt nicht mehr zu übersehen. Physiologisch benötigt man in den melancholischen Phasen befeuchtende und wärmende Maßnahmen. Warme Mahlzeiten mit gut gegarten Speisen sind zu bevorzugen. Damit die Körpergewebe funktionstüchtig bleiben, benötigen sie ein gewisses Maß an Feuchtigkeit. Mit zunehmender Trockenheit nimmt das Gewebe aber diese Feuchtigkeit immer schlechter an. Wir haben uns die Situation wie einen ausgetrockneten Boden im Hochsommer vorzustellen, der einen Regenguss nicht aufnehmen kann. Um die Gewebe zu befeuchten, bedarf es ernährungstechnisch unterstützender Maßnahmen beziehungsweise Lebensmittel wie Honig oder Mandelmilch, um die stark verminderte Aufnahmemöglichkeit von Feuchtigkeit zumindest einigermaßen zu erhöhen. Freilich gehört auch Bewegung für Körper und Geist unterstützend dazu, damit die so notwendige Wärmeentwicklung entsteht, um die physiologischen Prozesse in Schwung zu bringen.

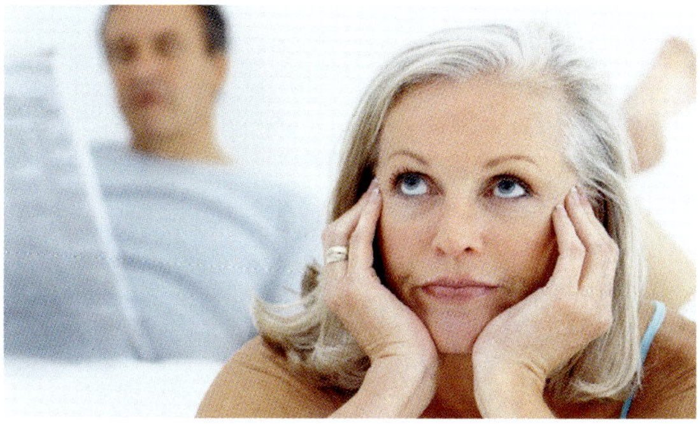

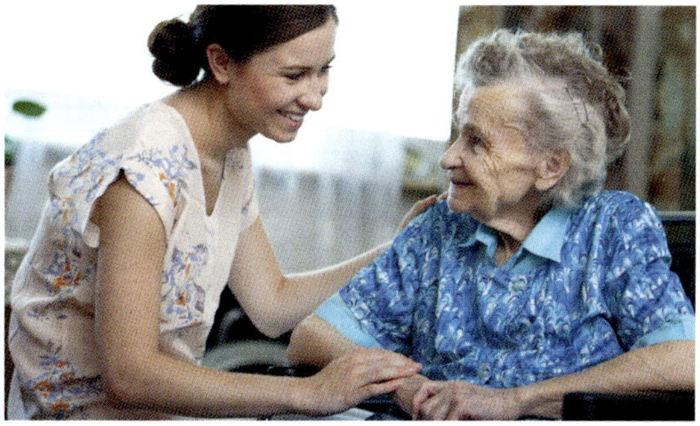

Der Jahresrhythmus

Der Reigen der **vier Jahreszeiten**, so wie wir ihn in Europa kennen, hat einen enormen Einfluss auf die Natur und den Menschen. Die zyklischen Abläufe in der Natur haben uns geprägt, unser Stoffwechsel hat sich darauf eingestellt. Daher ist es für die Erhaltung der Gesundheit sinnvoll, diese Naturrhythmen zu beachten.

Frühling

Die Kälte lässt langsam nach, im gleichen Maß nimmt die Wärme zu, die für das Leben notwendige Feuchtigkeit, die sich im Winter aufgebaut hat, wird nun immer mehr von der zunehmenden Wärme bewegt, das **sanguinische Prinzip** ist im Vordergrund.
Die Pflanzenwelt erwacht, die Pflanzen pumpen saftige Kraft in Stängel, Blätter und Blüten. Der Anteil an Feuchtigkeit in den Pflanzen steht im Vordergrund und stützt damit das sanguinische Prinzip. Die immer wärmer werdende Sonne treibt die Natur an und damit das **Wachstum**.
Der Organismus braucht zu Beginn des Frühlings – je nach Wetterlage – noch wärmende Unterstützung, ein Übermaß an Feuchtigkeit sollte vermieden werden. Das Immunsystem, das im Winter zu wenig schutzbringende Aufbaustoffe zur Verfügung hatte, muss nun besonders durch eine vernünftige Hygiene, ausreichend Vitamin C und viel Bewegung an der frischen Luft gestärkt werden.

Das Verdauungssystem darf nicht mit allzu nährender Kost überlastet werden. Gegarte, warme Speisen sind gerade zu Beginn des Frühlings besonders wichtig, sie sollten möglichst wenig Fett und Kohlenhydrate enthalten, ebenso sind Milch, Milchprodukte und rohe Speisen ungünstig, solange es noch eher kühl und feucht ist. Die Speisen sollten

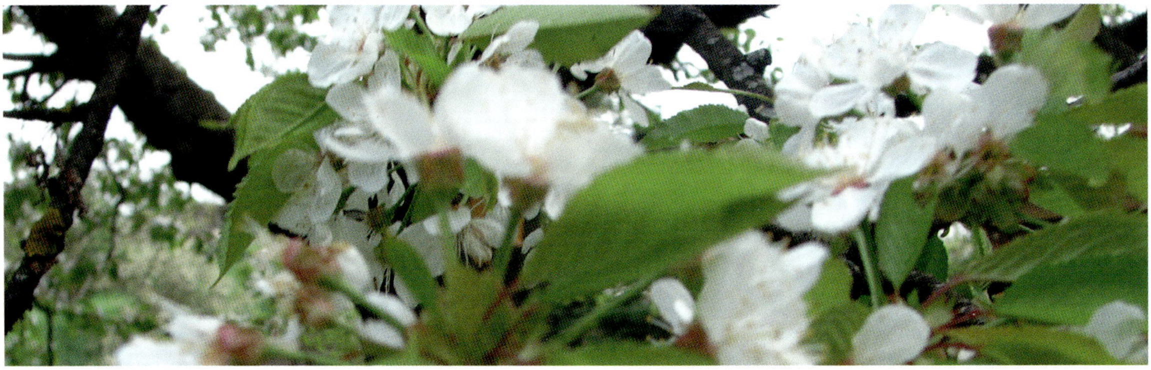

insgesamt **leicht verdaulich** sein, denn auf Grund der Feuchtigkeit und nachhaltigen Kühle kann es im Verdauungstrakt sonst leicht zu Verschleimungen kommen, das heißt, es sammelt sich ein Übermaß an Phlegma an, das dann schwer zu bewegen ist und zu Stagnationen führen kann. Der kalte und nasse Winter hinterlässt natürlich seine Spuren. Auf Grund der fehlenden dynamischen Kräfte können sich leicht Ablagerungen im **Bindegewebe** einnisten. Diese können dann gut mit entsprechenden Kräutern und physikalischen Anwendungen ausgeleitet werden, was im Volksmund mit dem Ausdruck **entschlacken** bezeichnet wird.

BLUTREINIGUNGSSUPPE

Zutaten 800 ml Hühnerbrühe oder Gemüsebrühe • 20 ml Olivenöl • je 50 g Pastinak, Karotte, Spargel, Fenchel, Petersilienwurzel, Löwenzahn, Bärlauch, Steinsalz, Schabziger Klee

Zubereitung Für die Suppe die Gemüse würfeln, im Olivenöl anschwitzen und mit der Brühe aufgießen. Dann 20 Minuten köcheln lassen, die fein gehackten Kräuter zugeben, abschmecken und servieren.
Die Suppe dient der Blutreinigung, das heißt, die **Ausscheidungsprozesse** ausscheidungspflichtiger Substanzen aus dem Stoffwechsel werden vermehrt angeregt.
Insgesamt geht es darum, vorhandene Feuchtigkeit zu bewegen (Sanguis = vom Feuer bewegtes Wasser), um somit dem natürlichen Rhythmus zu entsprechen. Die stagnierte Feuchtigkeit des Winters wird in Bewegung gesetzt und damit in Funktion gebracht, ein neuer Zyklus entsteht.

GRÜNDONNERSTAGSSUPPE

Zutaten 40 g Zwiebeln, fein gehackt • 20 ml Olivenöl • 300 g Kartoffeln, mehlig, gekocht, gewürfelt • 600 ml Wasser oder Gemüsebrühe • 100 g Kräuter: Brennnessel, Taubnessel, Selleriekraut, Spitzwegerich, Liebstöckel, Bärlauch, Löwenzahnblätter • 100 g Knospen: Gänseblümchen, Steinsalz, Schabziger Klee, Macis

Zubereitung Die Zwiebeln anschwitzen, Kartoffeln zugeben und mit dem Wasser bzw. der Brühe angießen. Dann aufkochen, fein pürieren und die frisch gehackten Kräuter zugeben. Man kann die Kräuter auch im Mixer zerkleinern und dann abschmecken. Mit Blüten servieren. Mitunter werden auch Varianten mit Ei, Obers oder Sauerrahm zubereitet.
Die Suppe dient der Stoffwechselaktivierung und der Entlastung des Organismus von Übersäuerungen, die man in der TEM »Schärfen« nennt. Die Kräuter wirken ausleitend, belebend und verdauungsanregend, zudem ist die Suppe sehr basisch.

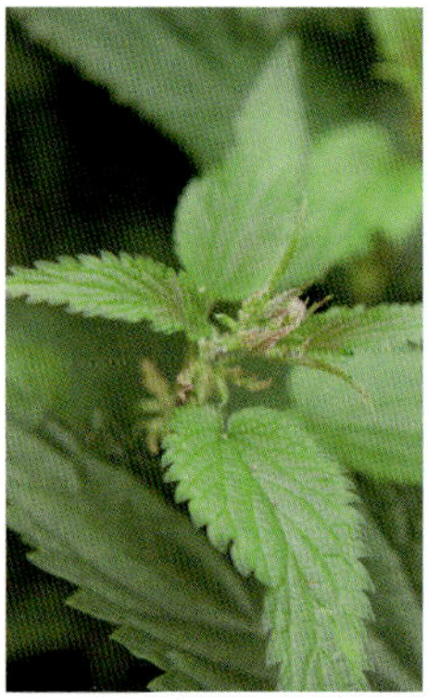
Brennnessel

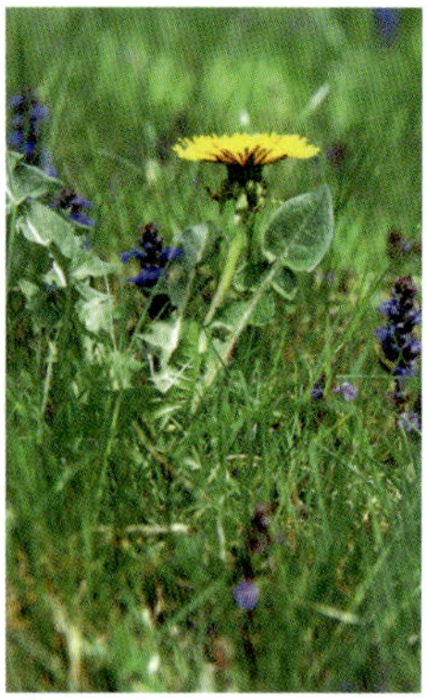
Löwenzahn

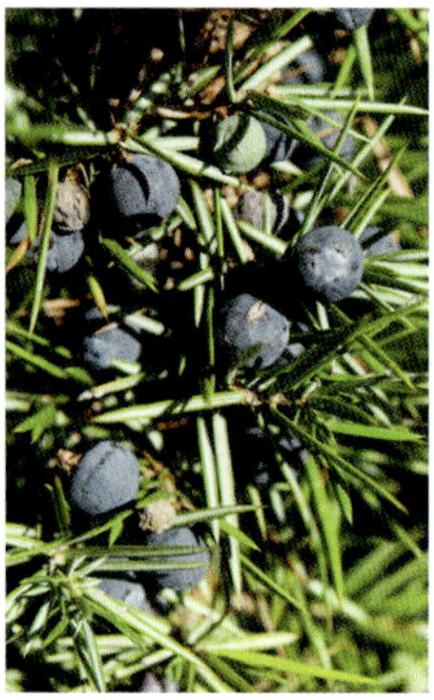
Wacholderbeere

Entschlackungsunterstützung nach Kneipp-Kurarzt Dr. Heinz Schiller

Schon seit Jahrhunderten verwendet man Heilkräuter zur Stimulierung der Körperausscheidung, wobei man unter »Ausscheidung« ganz allgemein die Tätigkeit von Niere, Leber, Gedärmen, aber auch Schwitzen verstanden hat – eben alles, was der Körper abgibt.

Die krautigen Teile der **Brennnessel,** als Tee eingenommen, wirken wassertreibend und senken den Harnsäurespiegel. Verwendet wird die Nessel zum Beispiel bei Entschlackungskuren im Frühjahr, zur Unterstützung bei rheumatischen Beschwerden, bei Arthrosen und Gicht, äußerlich als Einreibung bei neuralgischen und rheumatischen Schmerzen.

Brennnesseltee bereitet man zu, indem man einen Esslöffel Kraut mit einer Tasse Wasser überbrüht und 10 Minuten ziehen lässt. Üblicherweise trinkt man drei Tassen pro Tag, die letzte allerdings nicht zu spät am Abend, sonst wird die Nacht wenig erholsam. Die Brennnessel ist auch als Pflanzenpress-Saft oder Fertigpräparat erhältlich. Was wirkt, hat auch Nebenwirkungen: Allergien oder Magenreizungen sind nicht ausgeschlossen, und bei eingeschränkter Herz- und Nierentätigkeit ist von der Verwendung der Brennnessel abzuraten.

Der **Löwenzahn** wirkt wassertreibend und vermehrt die Verdauungssäfte. Dementsprechend wird er außer für Frühjahrskuren auch bei Appetitlosigkeit mit Verdauungsbeschweden, chronischen Gallenbeschwerden, Rheuma, Gicht und Arthrosen eingesetzt. Wie immer sind aber auch Gegenanzeigen zu beachten: Bei zu viel Magensäure, Gallenwegsverschluss und Gallenblaseneiterung darf der Löwenzahn nicht angewendet werden. Als Nebenwirkung kann es zu Magenbeschwerden kommen. Der Tee wird folgendermaßen zubereitet: Einen Teelöffel mit einer Tasse kalten Wassers ansetzen, kurz aufkochen und 10 Minuten ziehen lassen. Zweimal täglich eine Tasse trinken. Als Frühjahrskur ist eine sechswöchige Anwendung zu empfehlen. Löwenzahn gibt es auch als Presssaft.

Last but not least ist die **Wacholderbeere** hier anzuführen: Sie wirkt krampflösend, wassertreibend und ist bei entzündlichen Erkrankungen der ableitenden Harnwege, außerdem bei Gicht und Rheuma einsetzbar. In der Schwangerschaft darf Wacholder nicht verwendet werden, und auch entzündliche Nierenerkrankungen gelten als Kontraindikation. Als Nebenwirkung können Magen-Darm-Störungen auftreten.

Die bekannteste Anwendungsmethode ist die sogenannte **Wacholderkur nach Pfarrer Kneipp:** Bei dieser Kur werden die getrockneten Beeren gekaut, und zwar am ersten Tag 3 x 4, am zweiten 3 x 5 usw., bis man bei 3 x 15 Beeren angelangt ist, dann zählt man wieder rückwärts 3 x 14 , 3 x 13 usw., bis zu 3 x 4 Beeren. Dann muss die Kur beendet werden. Bei zu langer Anwendung kann es zu Nierenreizungen kommen.

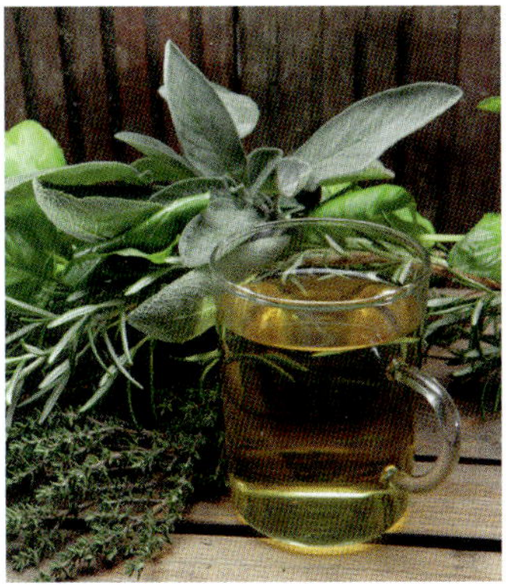

Eine ideale Ergänzung für **entschlackende Kräutertees** aus der Kneipp-Medizin ist der heiße Heublumen-Leibwickel vom unteren Rippenbogen bis zur Mitte des Oberschenkels. Er wirkt auf alle Organe im Bauchraum wie Leber, Darm, Nieren und Blase. Durch die Wärme und die Wirkung der Heublumen wird die Durchblutung im Bauchraum gesteigert. Bei kurmäßiger Anwendung kommt es zu einer Verbesserung des Stoffwechsels und der Reaktionslage des Kreislaufs.

Kneipp'sche Wickel werden grundsätzlich in drei Schichten angelegt. Die innerste Schicht besteht aus grobem Leinen, das in heißem (37–39°C) Heublumenabsud getränkt wird. Für den Heublumenabsud kocht man 1–3 Handvoll Heublumen 10–20 Minuten in 4–5 Liter Wasser. Darüber kommt als isolierende Schicht ein Baumwolltuch und als äußerste Schicht eine Wolldecke. Wichtig ist das genaue Anlegen der Wickeltücher, da der Patient ansonsten unangenehme kühle Stellen am Körper verspürt. Dieser Wickel wird für 45–60 Minuten aufgelegt, nach der Entfernung sollte der Behandelte noch ungefähr die gleiche Zeitspanne nachruhen.

Sommer

Die Wärme dominiert den Sommer, die Feuchtigkeit nimmt stark ab, die Trockenheit nimmt im gleichen Maß zu, das cholerische Prinzip steht im Vordergrund. Die Pflanzenwelt bietet nun ihre gespeicherte Feuchtigkeit an, am besten sichtbar in Tomaten oder Gurken. Bei Hitze und Trockenheit kann einem Entgleisen in diese Richtungen mit leicht kühlender und befeuchtender Nahrung erfolgreich entgegengewirkt werden. Häuptelsalat, leichte Gemüsegerichte, milchsauer vergorene Gemüse, Obst und Fisch eignen sich besonders gut. Wichtig ist ausreichend Trinken! Dazu sollte man zu gemäßigten bis maximal leicht kühlenden – auf gar keinen Fall kalten – Getränken greifen, um die Flüssigkeitsverluste rechtzeitig auszugleichen.

SOMMERGETRÄNK 1

Zutaten 500 ml Quellwasser • 1 sizilianische Biozitrone, in Scheiben geschnitten • 20 g Zitronenverbene • 20 g Zitronenmelisse • 20 g Zitronenmyrthe • 10 g Apfelminze

Zubereitung Die Kräuter mit den Zitronenscheiben und dem Zitronensaft in eine Karaffe füllen, mit dem kühlen Quellwasser auffüllen und 20 Minuten ziehen lassen, bevor es leicht kühl genossen wird.

Die Haut muss vor Hitze und Trockenheit gut geschützt werden, um akute Verbrennungen und Austrocknungen sowie Spätfolgen wie Falten oder im schlimmsten Fall Hautkrebs zu vermeiden, was gerade bei Kindern besonders zu beachten ist. Der Kopf sollte gut geschützt werden, denn das **Gehirn ist der Sitz des Phlegmas**. Wenn Trockenheit und Hitze dominieren, kann das Phlegma nicht gut in Funktion gehalten werden, da es trocken und starr wird. Eine Kopfbedeckung ist daher eine sinnvolle Empfehlung, bei Kindern ein Muss. Hellhäutige, blonde und rothaarige Typen haben eine besonders empfindliche Haut, daher sind leichte Sommerbekleidungen, die empfindliche Stellen abdecken, zu bevorzugen.

Körperliche Überanstrengungen in den besonders heißen Stunden des Tages überlasten das gesamte System, sie sollten in die Morgen- oder Abendstunden verlegt werden.

Im Hochsommer und bei Hitze bringen kalte Wasseranwendungen rasche und angenehme Erleichterung. Auch Menschen, die sonst eher kälteempfindlich sind, vertragen bei dieser Gelegenheit kalte Temperaturreize, weil der Körper gut durchwärmt ist. Kaltanwendungen an einem kalten Körperteil sind verboten! Besonders leicht durchführbar ist das **kalte Armbad**: Man braucht dazu nur ein mit kaltem Wasser gefülltes (genügend großes) Waschbecken. Erst den rechten und dann den linken Arm eintauchen und unter leichten Bewegungen ca. 30 Sekunden im Wasser lassen. Es macht den Kopf frei, wirkt anregend und leitet übermäßige Hitze ab.

Ähnlich empfehlenswert ist auch das **Wassertreten**, das in einem Kübel mit kaltem Wasser nahezu überall praktizierbar ist. Das Wasser sollte bis etwa handbreit unter das Knie reichen. Es hilft bei Venenbeschwerden, gestauten und müden Beinen. Nach der kalten Anwendung sollte sich das behandelte Körperareal zügig wieder erwärmen. Für Personen mit erhöhtem Blutdruck (Hypertonie) sind kalte Anwendungen in der Regel nicht geeignet, da sie den Blutdruck steigern können.

Gegen Sonnenbrand wirken **Umschläge** mit Johanniskrautöl. Dafür nimmt man frische Johanniskrautblüten und übergießt sie im Verhältnis 1:10 mit einem guten Pflanzenöl (Oliven-, Sonnenblumen-, Weizenkeimöl). Die Mischung lässt man ca. 6 Wochen stehen, bis sie eine starke rote Farbe angenommen hat. Mit diesem Rotöl werden dünne Leinentücher getränkt und auf die betroffenen Hautstellen aufgelegt. Die Dauer der Anwendung beträgt 8–10 Stunden, am besten über Nacht. Während dieser Behandlung ist Sonnenbestrahlung zu vermeiden.

Herbst

Die Trockenheit hält zunächst an und nimmt erst zum Ende der Jahreszeit ab, die Wärme lässt nach, im gleichen Maß nimmt die Kälte zu, das **melancholische Prinzip** ist im Vordergrund.

Die Natur zeigt sich noch einmal in ihrer ganzen Farbenpracht und Vielfalt. Obst und Gemüse ist bis in den Spätherbst in reichlicher Auswahl zu bekommen und es ist sinnvoll, die **Vorräte für den Winter** anzulegen. Die Kraft der Pflanzen fließt nun wieder in die unterirdischen Teile ab und die typischen Herbstgemüse wie Rote Rüben, Kohlrüben, Herbstrüben, Pastinaken, Petersilienwurzeln oder Schwarzwurzeln bieten sich für eine abwechslungsreiche Speisekarte an. Lagerware wie Karotten, Äpfel oder Kartoffeln gehört in einen kühlen, dunklen gut gelüfteten Erdkeller. Das milchsaure Vergären von Gemüsen wie Weißkohl, Paprika oder Zucchini gehört zu den schonendsten und geschmacklich besten Konservierungsmethoden.

MILCHSAURES GEMÜSE

Zutaten Je 1 kg Karotten, Gelbe Rüben, Rettich, Bioqualität • 2 kg Weißkraut, Bioqualität • 70 g Natursalz • 20 g Wacholderbeeren • 20 g Korianderkörner • 3 Stk. Sternanis • 6 Stk. Langer Pfeffer

Zubereitung Karotten, Gelbe Rüben und Rettich schälen und in 3 mm dicke Streifen schneiden. Vom Weißkraut einige große Blätter wegnehmen, den Rest vom Strunk befreien und ebenfalls in Streifen schneiden. Nun die Gemüsestreifen vermengen. Einen Gärtopf mit einigen Weißkrautblättern auslegen, eine Schicht Gemüse einlegen, leicht salzen, Gewürze zugeben und so lange stampfen, bis das Gemüse mit Flüssigkeit bedeckt ist. Das Ganze nun schichtweise wiederholen, bis das Gemüse verbraucht ist. Nun mit Weißkrautblättern abdecken und 4–5 Wochen bei 18–22 °C stehen lassen. Wenn das Gemüse fertig ist, in luftdichte Gläser füllen und kühl lagern.

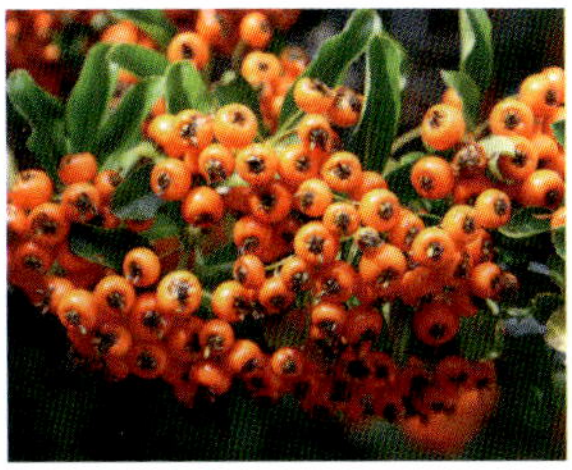

Sanddorn

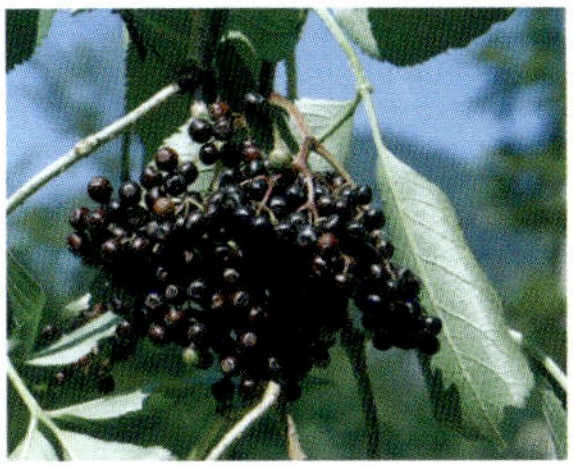

Holunder

Viele Vitamin-C-Bomben wie Sanddorn, Holunder, Schlehe, Hagebutte oder Kornelkirsche können gut für den Winter bevorratet werden. Sanddornsaft, Hagebuttenchutney, Hollerröster (Holundermus) oder Schlehensaft sind nur einige der vielen Möglichkeiten.

Bei den Mahlzeiten ist Maßhalten sinnvoll, um den Verdauungstrakt nicht zu überlasten – Winterspeck müssen wir uns heutzutage Gott sei Dank nicht mehr zulegen. Warme Speisen dürfen nun die Speiseauswahl wieder dominieren, um der aufkommenden Kälte entgegenzuwirken. Einem Entgleisen in die Trockenheit kann man mit leicht befeuchtenden Speisen wie **Püreesuppen** vorbeugen. Mit zunehmender Kälte kann der Organismus noch mit wärmenden Gewürzen wie Wacholder oder Kardamom unterstützt werden.

Um auch die Abwehrkräfte zu unterstützen, hat es Sinn, schon im Herbst mit Saunagängen, **Dampfbädern** und Bädern ein gewisses Maß an Abhärtung zu erreichen. Um den Stoffwechsel zu aktivieren, können zusätzlich **Hautbürstungen** gemacht werden.

Winter

Die Kälte dominiert, die Trockenheit nimmt ab, die Feuchtigkeit nimmt im gleichen Maß zu, das **phlegmatische Prinzip** ist im Vordergrund. Der Organismus braucht nun nährende und wärmende Kost, die, je nach körperlicher Betätigung, nicht zu schwer ausfallen darf. Wenn es draußen kalt ist, sind die Lungen besonders gefordert und freuen sich über Unterstützung durch eine Gerstensuppe mit winterlichen Gemüsen, etwas langem Pfeffer und Schnittlauch abgeschmeckt. Einem Überhang an Phlegma kann mit ausreichender Bewegung an der frischen Luft begegnet werden, wenn es kalt, aber nicht zu feucht ist. Ein Zuviel an Süßigkeiten und süßem Alkohol birgt natürlich die Gefahr einer Gewichtsentgleisung, daher wären bei Süßverlangen warme Kompotte von Apfel, Birne oder Mispel vorzuziehen, vorzugsweise mit Zimt, Nelke, Sternanis oder Vanille gewürzt. Wärmende und leicht trocknende Speisen können bei einem phlegmatischen Exzess den passenden Ausgleich darstellen. Dabei sind gut gewürzte Speisen zielführend, also ruhig etwas mutiger Koriandersamen, Wacholder, Kardamomsamen, Kümmel, Cumin, Macis etc. einsetzen und die Verdauung und den Stoffwechsel damit unterstützen. Auch das **Bindegewebe** verlangt nach Stärkung. Braunhirse, Hirse, Eichelkaffee, Ackerschachtelhalm und auch Gerste helfen da vorzüglich.

Wechselarmbäder und/oder **Wechselfußbäder** sind einfache Kneipp-Anwendungen, die bei Kälte die Kreislaufregulation unterstützen bzw. trainieren. In der kalten Jahreszeit werden Anwendungen, die warm beginnen als angenehm empfunden. Der nachfolgende Kaltreiz wirkt sich besonders bei mehrmaliger Wiederholung positiv aus, die abwechselnde Erweiterung und Verengung der Gefäße (»Gefäßgymnastik«) kann indirekt auch das vegetative Nervensystem stabilisieren. Auf diese Weise lässt sich die Durchblutung bei gesunden und nur wenig arteriosklerotisch veränderten Gefäßen verbessern.

Für ein Wechselarmbad braucht man zwei Waschbecken nebeneinander. Eines mit warmem (ca. 38 °C) und eines mit kaltem Wasser gefüllt. Je kälter das Wasser, desto stärker ist der Reiz, der Temperaturunterschied sollte aber mindestens 12 °C betragen. Man verweilt 3–5 Minuten im warmen Bad und geht danach für 20–30 Sekunden ins kalte. Anfangs ein- bis zweimal wechseln, später kann man bis zu viermal wechseln. Immer warm beginnen und kalt aufhören. Bei träger Reaktionslage sind Wechselbäder sehr hilfreich. Danach wenn möglich nachruhen.

Der Winter ist die Zeit des **Rückzuges und der Besinnung.** Wenn wir auch keinen Winterschlaf halten, so sind ernsthafte Reflexionen über das abgelaufene Jahr durchaus sinnvoll, um dann den neuen Zyklus mit frischen Kräften und neuem Mut angehen zu können.

Stärkend und vor allem **stoffwechselaktivierend** sind auch hier Dampfbäder und Saunagänge, insofern man schon im Herbst begonnen hat sich hier zu üben.

Ein ätherisches Öl im Aufguss ergänzt die positive Wirkung der Sauna. Im Winter sind vor allem wärmende und durchblutungsfördernde Heilpflanzen empfohlen, die abgesehen vom angenehmen Duft den Körper auch in seinen Funktionen unterstützen. Rosmarinöl hat anregende Effekte und stärkt die Verdauung, Thymianöl oder Fichtennadelöl eignen sich für die Kräftigung der Lunge und der Atemwege.

Eine gute Anpassungsfähigkeit an wechselnde Temperaturen oder Wetterlagen bis hin zu extremer Kälte im Winter soll durch rechtzeitige Abhärtung, die von Christoph Wilhelm Hufeland schon Ende des 18. Jahrhunderts empfohlen wurde, erreicht werden. Aus heutiger Sicht könnte man es als Reaktionstraining bezeichnen. Für Gesunde genügt zu diesem Zweck die regelmäßige Anwendung kleiner (kurzer) Kaltreize bei warmem Körper. Taulaufen, Schneelaufen, Wassertreten, kalte Waschungen oder Arm- und Kniegüsse eignen sich genauso wie das kalte Nachduschen nach jedem warmen Bad oder nach jeder Dusche.

Der Tageszyklus

Grundsätzlich sind wir **aktiv** wenn die Sonne scheint, und **passiv** wenn der Mond aufgeht. Dass ist auch hormonell leicht nachvollziehbar, denn mit Beginn des Tages übernehmen die aktivierenden Hormone, und das **vegetative Nervensystem** ist eher Sympathikus-dominiert. Am Abend, wenn es dunkel wird, gibt das Melatonin den Takt vor und der Parasympathikus diktiert das Geschehen. Das wird jeder merken, der sich einmal in die Berge zurückzieht und ohne Strom auskommen muss: Wenn das Tageslicht verschwindet, werden wir müde und schläfrig. Mit den ersten Sonnenstrahlen, die uns an der Nase kitzeln, stehen wir gerne auf. Wenn wir diesem natürlichen Rhythmus nicht folgen, führt das nicht selten zu ziemlichen Dysbalancen im Organismus.

Der Tag – wie auch das Jahr – teilt sich im Grunde in **vier Abschnitte:**

Morgen/Vormittag

Der Morgen und der Vormittag ziehen sich in etwa von fünf Uhr bis elf Uhr. Wie auch im Frühling ist hier das **sanguinische Prinzip** vorherrschend, der Organismus verbraucht Energie für seine Aktivitäten, er ist also in einer Stoffwechseldominanz des Abbaus (kataboler Stoffwechsel) unterwegs. Um dies zu ermöglichen, werden Nährstoffe aus den Lagern mobilisiert wie etwa Zucker aus der Leber oder auch freie Fettsäuren. Zusätzlich greift sich der Körper eine ganze Reihe von Eiweißbausteinen – die sogenannten Aminosäuren – und baut kräftig Funktionsstoffe daraus wie etwa das Serotonin. Serotonin macht uns leistungsfähig und emotional stabil. Um für den ganzen Bedarf rechtzeitig für Nachschub zu sorgen, ist ein Frühstück eine feine Sache. Da aber unser Magen noch schlapp ist und wir das System ja morgens erst aktivieren müssen, sind vor dem Frühstück **Bewegungseinheiten** und kräftige Atemübungen an der **frischen Luft** absolut sinnvoll. Also den Hund geschnappt und stramm um die Häuser gezogen, die Gymnastikmatte stürmen oder ein wenig Laufen gehen (vorher aber gut warm machen, denn morgens sind auch die müden Knochen noch anfällig für Verletzungen). Wenn dann noch eine ordentliche Dusche folgt, sind wir wach. Optimal sind dabei sanfte **Hautbürstungen**, um den Stoffwechsel zu aktivieren. Der Magen ist nun auch wach und bereit für die erste Mahlzeit. Optimal ist es, wenn wir vor dem Morgenmahl noch leicht und entspannt uns entleeren, um auch wirklich genug Platz für den Nachschub zu haben. Meist ist der Morgen noch von der Feuchtigkeit und der Kälte der Nacht geprägt, was sich auch in unserem Organismus zeigt. Es ist also hilfreich, etwas **Warmes und gut Gegartes** zu speisen – auf keinen Fall rohes Getreide oder sonstige Rohkost. Und das Frühstück sollte sich auch nach der Jahreszeit richten.

Nach dem Morgenmahl sind wir zunächst mental etwas gebremster, da ja erst verdaut werden muss. Damit das nicht zu lange anhält, sollte das Frühstück leicht verdaulich sein. (8 Uhr Schulbeginn ist also sicher aus der Sicht der TEM auch diskussionswürdig.) Danach aber geht die Post ab und wir laufen zur Hochform auf. Die Lager sind gefüllt, und so können wir den Anforderungen des Tages getrost ins Auge sehen.

Mittag

Der Mittag dauert aus der Sicht der TEM bis 17.00 Uhr und ist wie der Sommer vom cholerischen Prinzip dominiert. Wir haben nun schon einen intensiven Teil des Tages erleben dürfen und es wird Zeit für eine Pause. Am besten, wir holen uns eine Riesenportion Frischluft und lassen uns ein feines Mittagessen schmecken. Der Magen wäre bereit für einen Nachschub in allen Kategorien sinnvoller Nährstoffe – aber auch hier angepasst an die Jahreszeit. Und danach einen Spaziergang an der Luft, das unterstützt die Verdauung und verhindert, dass wir zu träge werden. Ganz lässt sich das Tief gegen 14 Uhr nicht vermeiden – jetzt wäre ein erholsamer Kurzschlaf angebracht (Powernapping). Ersatzweise werden aber die Kaffeeautomaten gestürmt. Und wenn wir gar zu verspannt sind und uns am Arbeitsplatz quälen, helfen folgende **Übungen:**

Eine starre Kopf- und Körperhaltung über lange Zeit hinweg, wie sie bei Bildschirmarbeit notwendig ist, führt zu Verkrampfungen und Schmerzen in den Haltemuskeln des Kopfes. Mit dem Atem ausgeführte langsame Kopfbewegungen helfen dabei, den Spannungszustand in den zahlreichen betroffenen Muskeln zu reduzieren. Eine einfache aber sehr wirkungsvolle Übung ist das seitliche Kopfdrehen. Im Sitzen bei gerade nach vorne gerichtetem Kopf wird der Hals mit dem Einatmen nach rechts gedreht bis leichter Widerstand zu spüren ist. Mit dem Ausatmen kommt der Kopf wieder in die Mittelstellung zurück. Dann bewegt sich mit dem nächsten Einatmen der Kopf nach links, bis wieder leichter Widerstand spürbar ist. Mit dem Ausatmen wieder zurück zur Mitte. Das Ausatmen dient ganz bewusst dem Loslassen von Spannung. Nach drei Wiederholungen ist meist eine gewisse Erleichterung spürbar.

Verspannte Schultern sollten zwischendurch öfter durchbewegt werden. Vielleicht einmal die rechte Schulter in Richtung rechtes Ohr heben und danach bewusst senken. Danach die Bewegung auch mit der linken Schulter machen. Langsames Schulterkreisen, dreimal nach vorne und dreimal nach hinten bringt Bewegung in den Schultergürtel. Danach mit dem Ausatmen die Schultern bewusst fallen lassen.

Ab etwa 15 Uhr kommen wir noch einmal in ein kleines Leistungshoch, merken aber so langsam, dass der Körper beginnt, auf die passive Tagesphase umzuschalten – der Parasympathikus übernimmt. Das bedeutet auch, dass der aufbauende Stoffwechsel (anaboler Stoffwechsel) den aktiven Stoffwechsel langsam ablöst. Der Mittag (bei uns

Nachmittag) neigt sich dem Ende zu, eigentlich sollte jetzt das »Tagewerk« erledigt sein. Zwischen 17 und 18 Uhr wäre der optimale Zeitpunkt für ein kleines Abendmahl. Zu einem späteren Zeitpunkt arbeitet der Magen langsamer, und der Speisebrei kann unter Umständen zu gären beginnen. Ganz ungünstig sind rohe Kohlenhydrate am Abend, insbesondere Obst, denn daraus kann leicht Alkohol entstehen, der die Leber belastet. Kohlenhydrate sollten abends vermieden werden, mitunter lagern sie sich dann ganz besonders gerne an. Fein sind familiäre Zusammenkünfte zum Abendessen – aber es ist keine gute Idee, am Tage Versäumtes zu dieser Zeit noch umfangreich nachzuholen. Leichte Gemüsesuppen, sanft gegartes Geflügel passen meist recht gut. Und wenn es eine Jause (Brotzeit) sein soll, dann eher kein schwer verdauliches Vollkornbrot und keine fetten tierischen Produkte, sondern magere Aufstriche und etwas magerer Schinken beispielsweise.

Wer sich am Abend gerne noch körperlich betätigen möchte, hat mit Krafttraining am ehesten Erfolg, denn die Aufbauphase hat ja begonnen, und die Muskeln wachsen schneller, wenn man sie vernünftig reizt. Intensives Ausdauertraining ist dagegen eher am Morgen hilfreich und kann in der abbauenden Stoffwechselphase helfen, ein paar Pfunde loszuwerden.

Abend

Von etwa 17.00 bis 23.00 Uhr ist Abendzeit, der wie der Herbst der **melancholischen Phase** zugerechnet wird. Der gesamte Organismus bereitet sich auf die nächtliche Ruhe vor, diverse Organe sind sehr aktiv in ihren Bemühungen wie die Nieren, andere gehen schlafen wie der Magen. Entsprechend ist es hilfreich, die Reizsetzungen herabzusetzen und ab 22 Uhr den Schlaf einzuläuten – auf jeden Fall deutlich vor Mitternacht, wollen wir nicht einen komplett verschobenen Stoffwechsel und damit auch langfristig Krankheiten riskieren.

Von zu viel Alkohol ist abzuraten, denn insbesondere die Leber, die in der Nacht arbeitet, wird damit belastet. Meist ist davon auch die Schlafqualität beeinträchtigt, ebenso wie von verkrümmten Sitzhaltungen vor dem Fernseher oder Reizüberflutungen durch Actionfilme. Gut tut dagegen **ein** Glas guter Rotwein oder eine Tasse Melissentee, beides bringt Entspannung und wärmt. Mitunter sind auch meditative Übungen hilfreich, um die vielen Eindrücke des Tages zu verarbeiten und emotional wieder ins Gleichgewicht zu kommen.

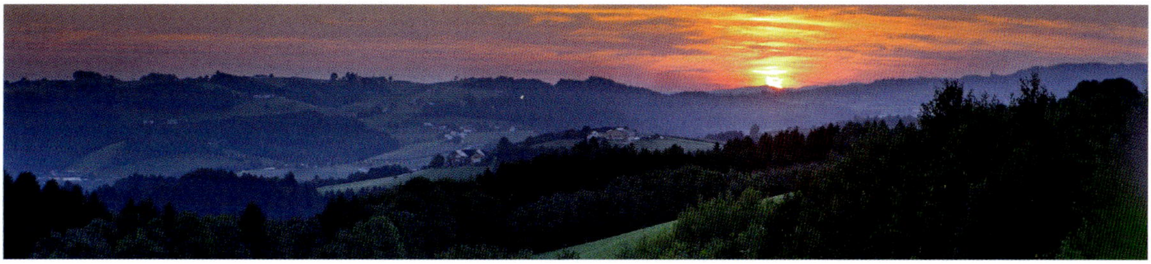

MEDITATIONSÜBUNG VON SR. EMMANUELA REICHL, MARIENSCHWESTER VOM KARMEL

Das Leben ist für viele Menschen so schnelllebig und ruhelos geworden, dass sie Gefahr laufen, sich selbst zu verlieren. Der immer größer werdende Druck von außen, die eigene Betriebsamkeit und die Unfähigkeit zur Ruhe und Stille scheinen es zu verhindern, Zeit zu finden, um darüber nachzudenken, was für das eigene Leben wirklich wichtig und wesentlich ist. Ein sehr guter und heilsamer Weg aus der Ruhe- und Rastlosigkeit ist die Meditation. Meditieren heißt, frei werden von jedem Leisten-Müssen, frei werden von jedem Nützlichkeitsdenken, frei werden vom Haben-Müssen, heißt innehalten und sich Zeit für Stille und Einkehr zu nehmen. Meditation, abgeleitet vom lateinischen Wort »meditari«, heißt so viel wie Nachdenken, meint ein Nachsinnen, ein sich Versenken, sinnendes Betrachten, ein In-sich-Gehen. Auch der lateinische Begriff »medius«, was so viel bedeutet wie »die Mitte« steckt im Wort Meditation. Die Mitte finden in sich, etwas oder jemand in die Mitte holen – hereinnehmen – lernen aus der eigenen Mitte zu leben und von innen her hören, schauen, verspüren, schmecken und verkosten.

In der christlichen Meditation geht es um eine personale Begegnung mit Jesus Christus, um eine lebendige Beziehung zu Gott, auf die sich der Mensch einlässt. Es geht um das hellwache, absichtslose und aufmerksame Da-Sein in seiner Gegenwart, um sein Wirken in uns wahrzunehmen und zu lernen, mehr und mehr aus dieser Kraftquelle zu leben – auch im Alltag.

Teresa von Avila (1515–1582), Mystikerin und Gründerin des Teresianischen Karmel, lehrt uns den Weg nach innen in »Freundschaft mit Gott« zu gehen. Geistliches Leben und Meditation werden für sie wie ein »Umgang mit einem Freund, mit dem wir oft und gern zusammenkommen, von dem wir wissen, dass er uns liebt«. Von Teresa wissen wir auch, dass sie sich bemühte, so gut sie konnte, sich Jesus Christus mental zu vergegenwärtigen. Das war ihre Art zu beten und zu meditieren.

Für viele Menschen, die nach ganzheitlichem Heil-Werden an Leib und Seele suchen, ist diese Art der Meditation wegen ihrer Einfachheit und Tiefe sehr wichtig geworden.

Denn die Bedeutung des heiligen Namens Jesu zeigt das eigentliche Ziel der Meditation an: »Gott ist auf heilende Weise anwesend« und er möge auch jetzt und hier, nach seinem Willen Heilung schenken. Diese Meditation ist ein ganzheitlicher Weg. Der ganze Mensch ist dabei eingebunden: sein Leib, seine Seele und sein Geist. Deshalb kommt bei der Meditation auch dem Körper und seinen Leibübungen eine wichtige Bedeutung zu. Sie bereiten und öffnen uns für die Meditation und führen immer in die Gegenwart und zu uns selbst.

Nacht

Die nächtliche Phase des Tages setzen wir von etwa 23.00 bis 5.00 Uhr an. Sie ist wie der Winter der phlegmatischen Phase zuzuordnen. Bis ca. 3.00 Uhr nachts hält die Parasympathikus-betonte Zeit an, dann wechselt der Organismus langsam wieder in den Sympathikus-betonten Status.
Eine ungestörte Nachtruhe ist für den Regenerationsprozess unabdingbar, unnötige Reize sind hier belastend. Der Schlafplatz sollte frei von Strom, Strahlen, Licht und vor allem von Lärm sein. Das Zimmer darf sehr gut gelüftet, aber nicht zu kalt sein, denn in der Nacht ist der Körper anfälliger für Erkältungen. Sinnvoll ist es auch, vor der Nachtruhe nicht zu viel zu trinken, um nicht ein nächtliches Wasserlasen zu provozieren – jede Schlafunterbrechung senkt den Erholungswert. Wer nachts mit den Zähnen knirscht, könnte Probleme im Verdauungstrakt haben oder unter ziemlicher Belastung stehen. Wer davon betroffen ist, sollte professionelle Hilfe in Anspruch nehmen. Der Schlaf beginnt mit einer Non-REM-(Non-Rapid-Eye-Moving)-Phase und wechselt fünf- bis sechsmal pro Nacht mit einer REM-(Rapid-Eye-Moving)-Phase ab. Alkohol, zu üppiges Essen, zu spätes Schlafengehen, Stress – all dies kann zu einer Verschiebung der Schlafphasen führen, was sich auf den Erholungswert negativ auswirkt. Durchschnittlich gilt eine Schlafenszeit von sieben bis acht Stunden als erholsam, die Zeit des Aufstehens sollte zwischen fünf und sieben Uhr liegen.

Gegen Einschlafschwierigkeiten helfen folgende Anwendungen:
Die **kalte Waschung** als Hilfe zum Einschlafen erwähnt schon Pfarrer Kneipp in seinen Werken. Je nach Verträglichkeit ist auch Wassertreten gut geeignet, den Körper bei der Entspannung zu unterstützen, wenn sich die Füße im Anschluss von selbst wieder gut erwärmen. Falls die Füße am Abend aber eher kalt sind und die Erwärmung schwierig ist, sollte stattdessen ein Wechselfußbad gemacht werden. Kalte Füße können auch die Ursache für Einschlafprobleme sein. In ganz hartnäckigen Fällen wirkt auch ein ansteigendes Fußbad (mit langsamem Zulauf von heißem Wasser) entspannend. In ein warmes Fußbad kann man Baldrianessenz geben, denn das ätherische Öl des Baldrians hat nach dem Einatmen eine schlaffördernde und beruhigende Wirkung.

EINSCHLAFTEE DER GESELLSCHAFT FÜR PHYTOTHERAPIE

Zutaten 40 g Hopfen • 50 g Melissenblätter • 10 g Lavendelblüten

Besonders für Kinder geeignet 40 g Melissenblätter • 30 g Passionsblumenkraut • 100 g Orangenblüten • 20 g Kamillenblüten

Zubereitung Einen Teelöffel voll mit heißem, aber nicht kochendem Wasser überbrühen, 10 Minuten ziehen lassen und abgeseiht und ungesüßt oder mit etwas Honig schluckweise genießen.

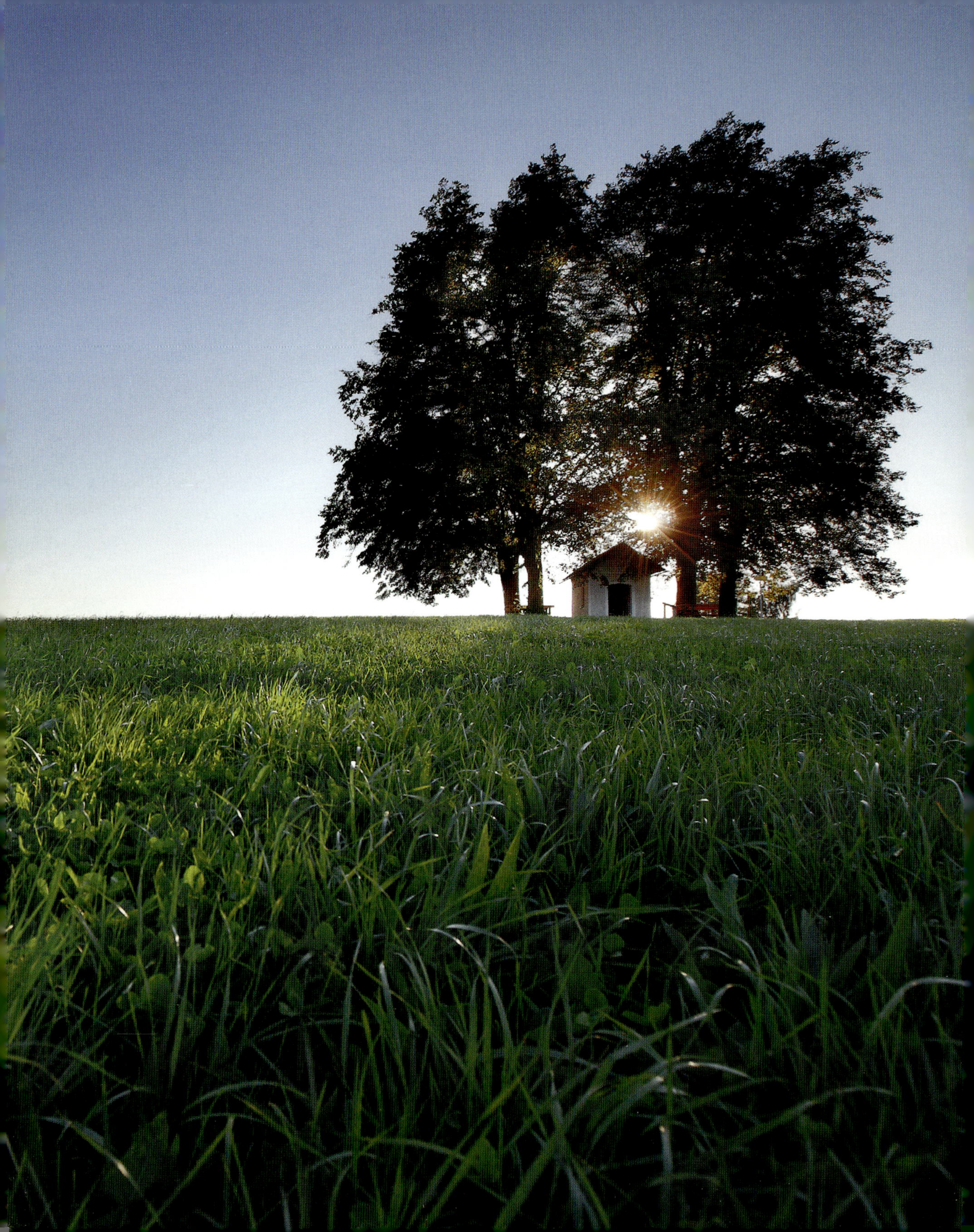

Die Lebensregeln in der TEM

Schon in der **Antike** wurden den Menschen Richtlinien empfohlen, die ihnen helfen sollten, die Gesundheit zu erhalten. Diese **Lebensregeln** finden sich auch in den Ordensregeln und im Grunde genommen auch in den **Fünf Säulen des Lebens**, die Pfarrer Kneipp aufgestellt hat.
In diesen Regulatoren geht es immer darum, die Balance zwischen den jeweiligen Aspekten des Lebens zu halten. Diese Regeln wurden in Abschnitte unterteilt, die sogenannten **sex res non naturales** (die sechs nicht naturgegebenen Dinge des Lebens). Darunter versteht man die sechs grundlegenden Lebensbereiche, die der Mensch regeln muss, um die notwendige Balance zu erhalten oder wieder zu erlangen.

Licht und Luft (*Aer*)

Hier sind die Qualität der **umgebenden Luft** in Hinblick auf Feuchtigkeit, Wärme, Helligkeit, Geruch, Reinheit und Windverhältnisse sowie das jahreszeitliche Klima gemeint. Auch das Raumklima ist darunter zu verstehen – sowohl daheim als auch im Arbeitsbereich. Man darf nicht vergessen, dass Luft die erste und wichtigste Nahrung für den Organismus darstellt. Ohne Atmung können wir nur wenige Minuten überleben und auch die Verwertung der Speisen und Getränke wäre ohne Luft bzw. den darin enthaltenen **Sauerstoff** unmöglich. Ein gut gelüfteter Wohnbereich, täglich frische Luft zum Stärken der Gesundheit, all dies machen wir oft automatisch. Und die vielen Atemtechniken in den unterschiedlichsten Kulturen der Welt zeigen deutlich, dass es möglich ist, mit einer gezielten Atmung Kräfte im Organismus zu steuern.
Die normale Ruheatmung nutzt nur einen ganz kleinen Teil der Lunge. Ein Atemzug bringt durchschnittlich nur 300 bis 400 ml frische, sauerstoffreiche Luft in unser Atemorgan, das aber vier bis fünf Liter Luft fasst. Am Anfang aller Atemtechniken steht daher das Erlernen einer bewussten tiefen Atmung, die alle Teile der Lunge in gleicher Weise beansprucht. Die unteren, mittleren und oberen Lungenlappen sollen an einem Atemzug beteiligt sein, um möglichst viel Sauerstoff aufzunehmen bzw. Kohlendioxid abzugeben. Viele Menschen haben mit der Zwerchfellatmung Schwierigkeiten, dabei ist das Zwerchfell ein wichtiger Taktgeber für die Verdauung und die Durchblutung im Bauchraum. Um die Zwerchfellatmung zu trainieren, beobachtet man im Liegen das Heben und Senken der Bauchdecke mit dem Atem. Das ist relativ einfach, schwieriger ist die gleiche Übung im Sitzen. Durch Auflegen der Hände über dem Rippenbogen lässt sich überprüfen, ob sich der Brustkorb bewegt und ob tatsächlich Luft in die darunterliegenden Lungenteile kommt. Jede Atemtechnik beginnt mit dem bewussten Ausatmen, denn die Lunge ist ein mit Luft gefülltes Gefäß – je mehr ausgeatmet wird, umso besser kann wieder eingeatmet werden.

Erst wenn auf diese Weise ein vollständiger Atemzug erlernt wurde, ist es sinnvoll, Atemtechniken mit willentlich gesteuertem Atemrhythmus zu erlernen. In unserer hektischen Zeit wären Atemtechniken mit langsamem Atemrhythmus (Einatmen und bis vier zählen, Ausatmen und bis vier zählen und langsamer) sehr wohltuend. Indische Meister der Atemtechnik können durch langes Üben ihre Atemfrequenz auf einen Atemzug pro Minute und weniger verlangsamen.

Speise und Trank (*cibus et potus*)

Hier sind die **Qualitäten der Speisen** und Getränke nach ihren Eigenschaften warm–kalt oder feucht–trocken, dem Geschmack, der Zubereitungsart, dem Zubereitungszeitpunkt und der Art der Nahrungsaufnahme so zu wählen, dass sie dem individuellen Bedarf entsprechen. Deshalb ist es wichtig, sie **biologisch sinnvoll** zu gestalten. Das ist im Grunde keine besondere Erkenntnis, doch die Realität zeigt, dass wir in der Dynamik des Alltags gerade bei der Ernährung die meisten Abstriche machen. Außerdem kursieren eine unüberschaubare Anzahl an Ernährungsphilosophien und dogmatischen Vorgaben, sodass es fast unmöglich erscheint, die im Grunde immer **individuell** richtige Ernährung zu finden. Die gegebenen Konstitutionen lassen keine dogmatischen Vorgaben zu und erfordern eine flexible und anpassungsfähige Ernährungsweise. Dennoch können einige **übergeordnete Aspekte** helfen, ein besseres Verständnis für die Ernährung zu bekommen:

- **Ernährungsumstellungen** und die daraus resultierenden Ergebnisse erfordern Geduld, die unbedingt aufgebracht werden sollte.
- Der Mensch ist ein Teil der Natur, daher sollten auch die **natürlichen Zyklen** beachtet werden, wie Lebens-, Jahres- und Jahreszeitzyklus, die Stellung des Mondes oder die Tageszeit.
- **Maßhalten** gehört zu den wichtigsten Tugenden, die jedoch vielen angesichts des allseitigen Überangebots schwer fällt.
- Häufiges Fasten und zu langes Fasten können zu Verstopfungen im Säfte-System führen.
- Eine überhöhte Flüssigkeitsaufnahme während der Mahlzeiten schwächt die Verdauungseffizienz.
- **Zu viel Rohkost** bzw. Rohkost zur falschen Zeit kann durch die kühlenden und befeuchtenden Kräfte das Verdauungssystem und den Stoffwechsel schwächen.
- Es ist wichtig, welche **Nährstoffe** im Lebensmittel grundsätzlich vorhanden sind, noch wichtiger ist es aber, welche Nährstoffe schlussendlich vom Organismus auch aufgenommen und verwertet werden können.
- Jede Nahrungszufuhr, die in Hast und Eile aufgenommen wird, belastet die Verdauung nachhaltig. Der Organismus hat kaum Möglichkeiten, sich vernünftig mit der Nahrungszufuhr auseinanderzusetzen, und damit leidet insbesondere der Verdauungstrakt. Sehr häufig klagen Menschen über Darmbeschwerden und Darmreizungen,

dies führt zu einem erheblichen Unwohlsein. Außerdem wird durch die Darmbeschwerden auch die Psyche nachhaltig beeinflusst, und Gewichtsentgleisungen sind ebenfalls nicht selten die Folge – also **in Ruhe und mit Freude** speisen! Zudem führt eine **unreflektierte Ernährungsweise** zum Verlust der Körpersensibilität, und man erkennt nicht mehr, was einem guttut und was nicht.

- **Eisgekühlte Getränke und Speisen** kühlen den Verdauungstrakt und erschweren die Verarbeitung der Nahrung. Bei Getränken ist es so, dass physikalisch gesehen die beste Temperatur für Getränke zwischen fünf und zehn Grad Celsius liegt – für den Verdauungstrakt sollten sie aber eher lauwarm sein oder hei Hitze maximal leicht kühl. Übrigens kommt es ja nicht von ungefähr, dass in den warmen Ländern eher Tees aus kühlenden Kräutern getrunken werden – und zwar warm.
- Ein **Übermaß an Süßigkeiten**, Mehlspeisen und gezuckerten Fruchtsäften schwächt die Verdauung und trägt zu einem Übermaß an Phlegma bei. Sie können auch eine Destabilisierung der Darmflora begünstigen, was sich auf die Darmgesundheit auswirkt.
- Hochgradig **raffinierte Produkte** wie weißer Zucker, weißes Mehl, Limonaden, Colagetränke, Konserven, Fertiggerichte und Ähnliches schwächen auf Dauer den Organismus. Hier ist es leider so, dass man die entstandenen Probleme oft nicht mit der Ernährung in Zusammenhang bringt, da es sich um Langzeitentgleisungen handelt. Auch hier ist es oft so, dass aus Zeitmangel und Bequemlichkeit auf Produkte der Nahrungsmittelindustrie gegriffen wird, auch unter dem Aspekt, dass sie nicht selten mit Nährstoffen angereicht sind und damit falsche Hoffnungen wecken. Andererseits ist die Meinung, Vollkornprodukte seien per se gesund, irreführend. Inwieweit man sie tatsächlich verträgt, hängt von der Konstitution ab.
- Der übermäßige Konsum von **energetisch degenerierten** Produkten wie Mikrowellennahrung, Fertigprodukten, hochgradig konservierten Produkten wie Tiefkühllebensmitteln, industriell stark bearbeiteten Lebensmitteln

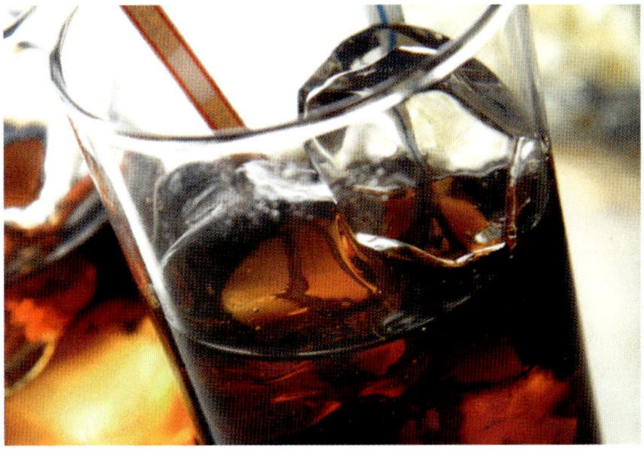

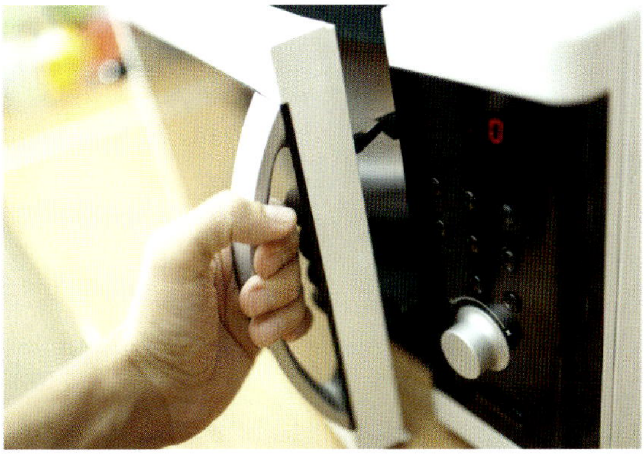

und künstlich aufgebauten Produkten könnte die Lebenskraft auf Dauer schwächen und zu Erschöpfung, Kälteempfindlichkeit und erhöhter Krankheitsanfälligkeit führen.

- **Unregelmäßige** Mahlzeiten und die unregelmäßige Zufuhr von Nahrung bringen den Organismus aus dem Rhythmus und verschlechtern damit die Verwertung der Nahrung.
- **Spätes Essen** und Essen zu kurz vor der Nachtruhe belasten das Verdauungssystem und den Stoffwechsel nachhaltig.

Ein ganz großes Problem stellt für unseren Organismus die Zufuhr von Stoffen dar, auf die er überhaupt nicht eingestellt ist, also im Grunde Stoffe, die nicht wirklich als **naturgegeben** zu bezeichnen sind. Dazu gehören viele Zusatzstoffe, veränderte Produkte wie homogenisierte Milch, Säfte aus Konzentraten oder gehärtete Fette, Aromastoffe aller Art, künstlich aufgebaute Lebensmittel wie Proteinshakes und Ähnliches. Hier sind übrigens auch viele Auslöser zu finden, die Allergien und **Nahrungsmittelunverträglichkeiten** begünstigen können.

Ebenso unsinnig und fahrlässig ist die unkontrollierte Zufuhr an **Nahrungsergänzungen**, die meist ohne jegliche medizinische Indikation eingenommen werden und deren Produktivität auch in keiner Weise medizinisch überwacht wird. Nicht nur, dass die erwünschten Wirkungen meist ausbleiben, oft verliert der Organismus sogar seine Fähigkeit des Resorbierens und Ausbalancierens. Dazu kommt häufig auch die Unkenntnis über Wechselwirkungen. Es wird auch völlig übersehen, dass der Organismus mit einem komplexen Lebensmittel ganz anders umgeht, als mit einem künstlich zusammengesetzten Produkt – und zwar meist schlechter.

Ein ganz wichtiger Punkt liegt in der **Qualität der Lebensmittel**. Jede Art von Belastung über Schadstoffe schädigt den Organismus physisch und energetisch nachhaltig. Auch sind Lebensmittel, die nicht der Saison entsprechen, meist für uns energetisch viel schlechter verwertbar und manchmal sogar schädlich. Auch sind Produkte, die lange Transportwege hinter sich haben, im Vergleich zu regionalen energetisch und vom Nährstoffgehalt her meist schlechter. Daher sollte man beim Einkauf stets auf regionale, biologische und frische Lebensmittel achten.

Lebensmittel, die der **Nachhaltigkeit in der Qualitätssicherung** schaden, sind ebenso wenig zu empfehlen, wie solche, die im Zuge der Produktion, der Verarbeitung und der Vermarktung energetisch belastet werden wie zum Beispiel durch Stress in der Tierhaltung, durch schlechte Arbeitsbedingungen oder aber durch unfairen Handel.

Die **Kräfte** in den Lebensmitteln müssen zum Typus und zur jeweiligen Lebenssituation passen. Deshalb werden bei der Beschreibung der Lebensmittel in der TEM eine ganze Reihe von Aspekten berücksichtigt:

- Der **Grad der Wärme** bzw. der Kälte eines Lebensmittels.
- Der Grad der Feuchtigkeit bzw. der Trockenheit eines Lebensmittels.
- Die **Geschmäcker**: Jede Mahlzeit sollte süße, saure, salzige, scharfe und wenn möglich auch bittere Komponenten enthalten. Sie sorgen für eine kulinarische Harmonie, fördern aber auch die Resorption sowie den Stoffwechsel und wirken sich harmonisierend auf den gesamten Organismus aus.
- Der **Organbezug**: In der TEM wird bei den Lebensmitteln auch Bezug darauf genommen, auf welche Organe sie besonderen Einfluss haben.

- **Spezifische Wirkungen**, die manche Lebensmittel auf den Organismus haben. Das heißt, ob sie besonders nährend sind oder ob sie Schädigungen hervorrufen können wie die Eiweißbausteine Gluten in manchen Getreiden.
- Die Möglichkeiten, Entgleisungen vorzubeugen oder diese zu kompensieren.
- Die Zuordnung zu den **Temperamenten**.
- Die **Jahreszeit** und damit auch die **Saison** der Lebensmittel.
- Berücksichtigung des **Klimas und des Wetters**, da hier der Organismus in seiner Funktionalität stark beeinflusst wird.

Inwieweit eine **vegetarische oder vegane Ernährungsweise** sinnvoll ist, kann kontrovers diskutiert werden. Der griechische Vorsokratiker, Mathematiker und Naturwissenschaftler **Pythagoras** (570–510 v. Ch.) gilt als der Begründer des Vegetarismus. Seiner Ansicht nach sollte der (damals) moderne und zivilisierte Mensch der Ära des Jagens und Tötens entwachsen sein und im Sinne der Menschwerdung auf die Konsumation getöteter Tiere verzichten. Andererseits wird in der TEM konstitutionell gedacht, und einem Choleriker das Fleisch wegzunehmen schadet mehr, als es nutzt. Unbestritten ist, dass wir auf eine Kost mit tierischen und pflanzlichen Komponenten konditioniert sind. Die Gewichtung der Komponenten aber sollte neben konstitutionellen und ethischen Überlegungen auch ökonomische, ökologische und soziale Aspekte berücksichtigen.
Die Verarbeitung und Zubereitung von Lebensmitteln hat sich seit Beginn der Menschheit im Grunde nicht verändert. Menschen können nachweislich seit sehr langer Zeit das Feuer zur Zubereitung von Nahrung nutzen. In jedem Fall ist es für unsere Verdauung oft hilfreich, wenn die Nahrung schon vorbereitet wurde, damit unser Körper sie optimal ausnutzen kann. Dabei können wir unterscheiden:

- Mechanische Einwirkung: Zerkleinern ohne Einwirkung von anderen Einflüssen
- Thermische Zubereitung: Einwirkung von Hitze
- Biochemische Zubereitung: Einwirkung von Säure, Milchsäure, Rauch, Salz, Zucker

Das **Garen von Lebensmitteln** hat eine ganze Reihe von Gründen. Die Speisen werden meist besser vertragen und sind in der Regel besser verdaulich. Zudem kann die geschmackliche Qualität oft verbessert werden, ebenso die Haltbarkeit. Und man darf nicht übersehen, dass viele Lebensmittel eine ganze Reihe von wertvollen Nährstoffen enthalten, die erst durch das Garen für den Organismus verwertbar werden. Außerdem werden durch die Zubereitung oft unverträgliche Stoffe abgebaut. Welche Zubereitungsart wir wählen, hängt von vielen Faktoren wie von der Jahreszeit, dem Temperament des Kochs oder dem Lebensmittel selbst ab.
Vor der Energiezufuhr durch Gas oder Strom zum Garen ist die beste Energiequelle immer noch das **Feuer des Holzofens**. Die **Garmethoden** hingegen können wir in jene mit feuchter Hitzeübertragung (Kochen, Dämpfen, Dünsten, Pochieren, Poelieren und Mikrowellengaren) und jene mit trockener Hitzeübertragung (Braten, Grillen, Überbacken, Frittieren, Schmoren) einteilen.

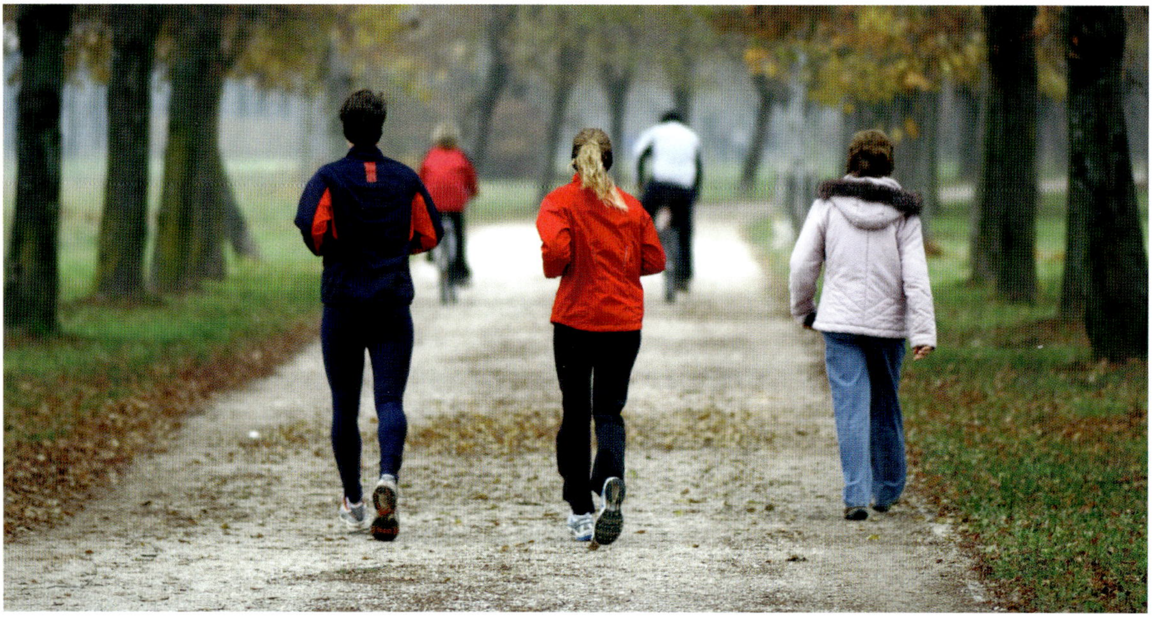

Arbeit – Bewegung – Ruhe und Entspannung (*motus et quies*)

Wir sind evolutionär zum Laufen geboren. An Kindern sieht man das uns innewohnende Bewegungsbedürfnis ganz deutlich. So war die Ausbildung im Gymnasium ursprünglich in der Antike jene Stätte, an dem Leib und Geist gleichermaßen geschult wurden: Mens sana in copore sano!

Daher ist es nur logisch, dass ein vernünftiges Maß an Bewegung schlicht dem Erhalt der organischen **Funktionsfähigkeit** dient. Jedes System braucht ein gewisses Training: Ein untrainierter Muskel kann seiner Bestimmung nicht nachkommen und verkümmert. Auch die Sehnen verkürzen sich und verlieren an Belastbarkeit. Und ein nicht gefordertes Herz-Kreislauf-System kann weder viel Sauerstoff aufnehmen noch diesen in Umlauf bringen. Eine körperliche Unterforderung hat zur Ursache, dass die Zellen die für die Energiebereitstellung notwendigen Mitochondrien nicht in ausreichender Menge aufbauen können. Und schließlich führt ein zu geringes Maß an Bewegung zu Unzufriedenheit und Depressionen.

In der **keltischen Kultur** war eine sehr ausgereifte Bewegungsform etabliert, die sich **Wyda** nannte. Die Bewegungsabläufe dienen der Kräftigung des gesamten Organismus und erinnern in vielen Aspekten an das indische Yoga. Ein Umstand, der auf Grund des intensiven indogermanischen Austausches nicht sehr verwundert. Ein wichtiges

WYDA* – DER WEG DER DRUIDEN

Wer den Effekt von Wyda voll auskosten will, sollte sich täglich Zeit nehmen und sich in die sanften Übungen vertiefen. In diesem Buch werden für jedes Temperament mehrere Wyda Übungen vorgestellt. Am besten ist es, sich vorher kurz zu entspannen, um zum Beispiel von der Hektik des Alltags wegzukommen. Der Körper wird danach locker durchbewegt, man spürt in sich hinein, wo etwa Verspannungen oder Schmerz wahrzunehmen sind. Der eine mag langsam gehen und sich recken und dehnen, der andere schüttelt die Extremitäten und bewegt seine Gelenke durch. Die Gedanken kommen und gehen, bis der Geist ruhig wird. Man konzentriert sich in der Wahrnehmung auf alles, was im Körper spürbar ist.

Tipps zur richtigen Technik:
Atmung: gleichmäßig und ruhig atmen.
Füße: Gut ist es barfuß zu üben, denn die Füße sind die Verbindung zu Mutter Erde. Wenn Schuhe, dann solche mit weicher Sohle tragen. Der Stand muss fest und sicher sein.
Druidenfaust: Sie schließt einen inneren Energiekreis und hilft dem Übenden, sich auf sein Zentrum zu konzentrieren.
Rücken: Über das Rückgrat werden alle Energiefelder verbunden. Den Rücken und die Halswirbelsäule immer gerade halten, damit die Energie frei fließen kann.
Bewusstsein: Probleme oder unangenehme Gefühle, die einen plagen, mit in die Übungen nehmen. Diese negative Energie soll in Fluss kommen, sich abschwächen und langsam wieder Lebensfreude und Gelassenheit Platz machen.
Ort: Wann immer es möglich ist, draußen in der Natur üben.
Zustand: Die Dauer und Intensität der Übungen sollte auf den momentanen Allgemeinzustand abgestimmt sein.

Die **Druidenfaust** stellt das Kernelement des Wyda dar und ist wichtig für die energetische Wirkung.

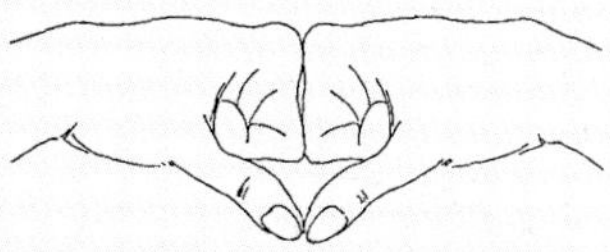

Ablauf: Die Arme zur Seite ausbreiten, Finger dabei strecken. Arme vor dem Körper aufeinander zubewegen und Hände dabei zur Faust schließen. Die Fäuste berühren sich vor der Brust, dabei liegen die Fingerknöchel sanft aufeinander ohne stärkeren Druck auszuüben. Die Daumen liegen ebenso sanft aneinander. So schließt sich der Kreislauf zu einem guten Energiefluss. Einige Male wiederholen, bis die Bewegung flüssig und locker gelingt.
Tipp: Probieren Sie die Bewegung mit geschlossenen Augen und achten Sie auf eine rhythmisch fließende Atmung.

*Überarbeiteter Text und Bilder der folgenden Wyda Übungsbeispielen stammen von Aljoscha A. Schwarz/Ronald P. Schweppe/Wolfgang M. Pfau: »Wyda – Die Kraft der Druiden. Ein ganzheitlicher Weg zu Gesundheit und Spiritualität«. Taschenbuch 1993. Verlag Hermann Bauer

Augenmerk bei diesen Übungen liegt in der Umgebung, in der sie praktiziert werden. Ganz nach keltischer Philosophie sollte dies **in der Natur** geschehen, möglichst im Kraftfeld der Bäume. Zudem wird bei den Übungen sehr großer Wert auf die richtige Atmung gelegt. Geübt werden sollte zu regelmäßigen Zeiten, am besten morgens vor Sonnenaufgang. Die Gründe für ausreichende Bewegung ließen sich beliebig fortsetzen, der Nutzen steht also außer Frage. Ein wichtiger Blickpunkt aber ist die Frage nach dem Wie. Die Unterscheidung nach den Temperamenten wird in den anschließenden Kapiteln erörtert, daher wollen wir in diesem Abschnitt einige übergeordnete Aspekte betrachten. Grundsätzlich ist Bewegung **Kennzeichen des Lebendigen** und daher in allen Prozessen des Organismus verankert, wo Wärme erzeugt wird, was zu den aktivierenden Maßnahmen zu zählen ist. Um die Bewegung im eher sportlichen Sinn gesundheitsfördernd zu gestalten, ist es ratsam, folgende Grundsätze zu beachten:

- Nur **regelmäßige Bewegung** bringt die gewünschten Erfolge, am besten täglich. Wer sechs Tage die Woche einer körperlich passiven Tätigkeit nachgeht, tut sich keinen Gefallen, am Sonntag beim Fußball in drei Stunden alles aufholen zu wollen. Die Folgen können fatal sein und Herzprobleme, Muskelfaserrisse oder Knieschäden nach sich ziehen.
- Die **Ausgangssituation** einschließlich physiologischer Eignungstests und der Feststellung des Trainingsstatus muss klar analysiert werden, denn Überlastungen durch übersteigerte Motivationen kann zu Schädigungen der Zellen, des Herz-Kreislauf-Systems und des Bewegungsapparates führen. Die Statusanalyse ist Grundlage für die Entscheidung, welche sportlichen Tätigkeiten überhaupt sinnvoll sind. Das oft gepriesene Joggen ist beileibe nicht für jeden gut und führt mitunter sogar hochgradig zu Verschleißerscheinungen. Und nicht zuletzt hilft eine Feststellung des Temperamentes bei der Suche nach gesundheitsfördernden Bewegungsmöglichkeiten.
- Bewegung sollte **vielfältig** sein. Sowohl die organischen Kompetenzen als auch die muskulären und die koordinativen Fähigkeiten sind von Bedeutung, Abwechslung ist also angesagt. Außerdem reagiert der Organismus auf wechselnde Reize mit optimierten Adaptionen.
- Wichtig ist auch die Örtlichkeit: Bewegung an der **frischen Luft** ist der in geschlossenen Räumen möglichst vorzuziehen.
- Gut Trainierte können natürlich auch **leistungsorientiert** unterwegs sein. Der Spaß und die Freude an der Bewegung dürfen aber nicht verloren gehen, und gesundheitliche Einbußen haben auf längere Sicht keinen Sinn – jeder Erfolg verblasst mehr oder weniger rasch, die Blessur bleibt unter Umständen ein Leben lang. Es ist auch zu beachten, dass der Organismus auf Grund der Reizsetzung und der damit verbundenen **körperlichen Anpassungen** auch für Krankheitserreger leichter erreichbar wird (Open-window-Phase). Es ist also wichtig, durch eine vernünftige Lebensführung das Immunsystem gut in Schuss zu halten.
- Bewegung oder Sport sollten nur dann gemacht werden, wenn man sich auch völlig darauf **konzentrieren** kann. Das beugt Verletzungen vor und steigert die Effektivität. Emotionale Gegebenheiten wie Wut, Stress oder Trauer sind keine guten Begleiter im Sport, genausowenig Zeitdruck oder andere Ablenkungen. Es ist zum Beispiel ein

Unterschied, ob ich 20 Liegestütze einfach nur abarbeite oder ob ich mich bei jedem Abschnitt der Übung auf die entsprechende Muskulatur konzentrieren kann. Der zeitliche Rahmen muss die richtige Einstimmung auf die Belastung beinhalten wie auch die absenkenden Maßnahmen berücksichtigen. Sport und Bewegung dürfen nie zu **einseitigen Belastungen** führen – das würde bald zu akutem und weiter zu chronischem Ungleichgewicht führen und damit mehr schaden als nützen.

Viele **Tätigkeiten des Alltags** können auch sportlich interpretiert werden: Wer beispielsweise mit seinem Hund ohnehin täglich weggehen muss, kann seine Gehgeschwindigkeit trainingswirksam erhöhen. Auch Gartenarbeit kann in der gesundheitsfördernden Hocke mit aufrechtem Rücken rasch zum intensiven Training für die Bein-, Gesäß- und Rückenmuskulatur werden, anstatt in gebückter Haltung den Rücken zu ruinieren.
Bewegung ist nicht eine Frage des **Alters**. Die hoffentlich in der Kindheit und Jugend aufgebaute Fitness sollte aber weiter erhalten bleiben, denn wer gut in Form ist, bleibt länger jung und gesund. Bewegung muss der **Jahreszeit und dem Wetter** angepasst sein. Die Kleidung muss entsprechen, um Erkältungen und muskulären Problemen vorzubeugen. Laufen auf unberechenbaren Bodenverhältnissen kann zum unkalkulierbaren Risiko werden. Das Atmen zu kalter Luft kann Lungen und Bronchien nachhaltig schädigen, und auch ein Fußballspiel in sommerlicher Hitze kann zu Kreislaufkollaps und Sonnenstich führen.

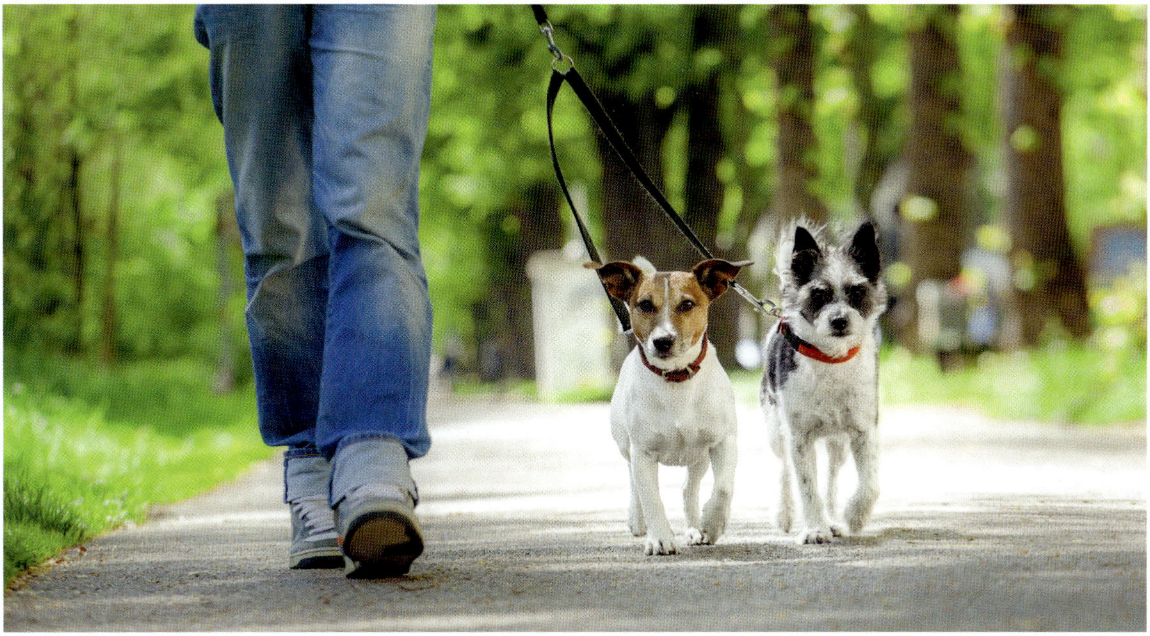

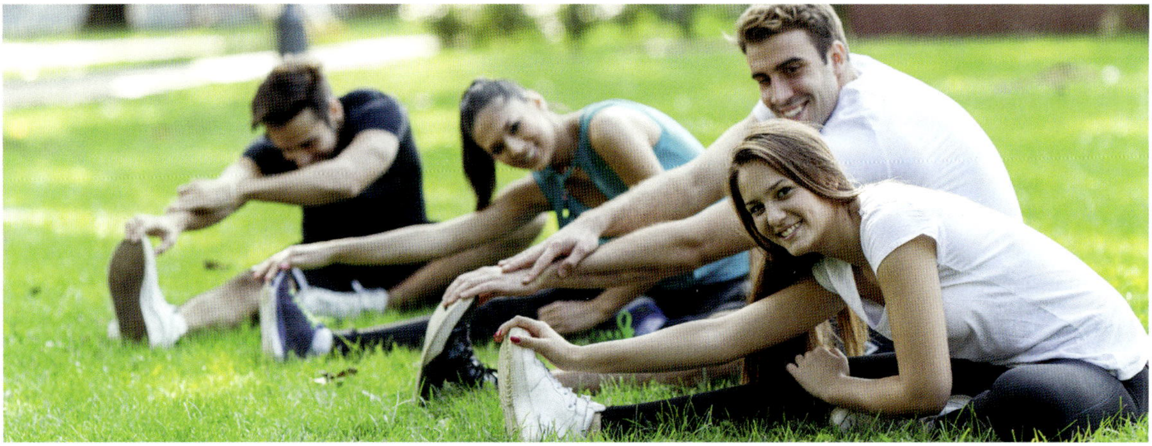

Bewegung und Sport können das **Körperbewusstsein** fördern, keine Frage. Aber ein grundlegendes Verständnis für seinen Körper ist noch immer die beste Voraussetzung dafür, Bewegung überhaupt sinnvoll zu machen. Es stellt die beste Möglichkeit dar, Überlastungen vorzubeugen und Grenzen auszuloten.
Bewegung am Morgen, noch vor dem **Sonnenaufgang** ist besonders förderlich für den Aufbau der **Lebensenergie**. Aber Achtung: Gutes Mobilisieren und Aufwärmen sind selbst vor einem schnellen Spaziergang sinnvoll, da der Organismus am Morgen verletzungsanfälliger ist.
Bewegung – besonders mit hoher Intensität – darf nie zu nahe an der **Nachtruhe** stattfinden, denn es dauert zu lange, bis der Organismus wieder auf Normalniveau heruntergefahren wird. Die Qualität der regenerativen Nachtruhe wäre gefährdet.
Bewegung und Sport sollten nur in einem einigermaßen **ausgeruhten Zustand** erfolgen, Übermüdungen führen zu Überlastungen und die damit einhergehende Konzentrationsschwäche kann gefährlich werden.
Die beste und für die meisten Menschen machbare Grundbewegung lautet aber ganz einfach: **Täglich mindestens eine Stunde an der frischen Luft flott spazieren gehen.**

Schlafen und wachen (*somnus et vigilia*)

Wichtig für die Erhaltung der Gesundheit ist auch der rechte Wechsel von Schlaf und Wachzeiten. Dabei sind vor allem die naturgegebenen Zeiten für Schlaf und Wachen zu akzeptieren. Auch die Qualität des Schlafes ist sehr wichtig. Sie steht in Abhängigkeit von den Aktivitäten, vom Schlafraum, der Stellung und Gestaltung des Bettes und vom Raumklima.

Absonderungen und Ausscheidungen (*repletio et evacutio*)

Es ist wichtig, seine **Körperausscheidungen** zu beobachten, denn sie lassen einen genauen Rückschluss auf den Zustand des Organismus zu. Die Ausscheidungen sind je nach Temperament beziehungsweise Konstitution typisch, Abweichungen stellen einen Hinweis auf ein Ungleichgewicht dar. Zu den Ausscheidungen gehören Urin, Stuhl, Winde, Sperma, Menstruationsblut, Tränenflüssigkeit, Speichel, Schweiß, Auswürfe aus Mund und Nase, Erbrochenes und Ohrenschmalz. Auch im therapeutischen Bereich bedient man sich in der TEM nicht selten der Möglichkeit, durch reinigende Ausleitungen die Balance wieder zu erlangen.

Anregung des Gemütes (*accidentia animi*)

Die Einflüsse der **sechs Emotionen** (Zorn, Freude, Angst, Furcht, Traurigkeit, Scham) können für den Menschen förderlich aber auch hinderlich sein. Daher ist es wichtig, Emotionen zur rechten Zeit im rechten Maß zuzulassen, zur unrechten Zeit schaden sie der Gesundheit bzw. geben Aufschluss über Ungleichgewichte. Der **rechte Umgang** mit sich und seinen Mitmenschen ist im christlichen und im hippokratisch-galenischen Sinn eine der Grundvoraussetzungen für ein erfülltes Leben. Die enge Beziehung zwischen der **Seele**, dem **Körper** und dem **Geist** spielen in der TEM sowohl als vorbeugende Aspekte als auch zur Wiederherstellung der Gesundheit eine große Rolle.

ZUR RECHTEN ZEIT DAS RECHTE MASS

Wer diese Empfehlungen beherzigt, kann viel zur Stabilität seiner Gesundheit beitragen. In der TEM braucht es für eine gute Gesundheit vor allem das Gleichgewicht der Kräfte, die unser Leben steuern. Nach alten Lehrmeinungen wurden diese als die **res naturales** beschrieben, die **naturgegebenen Dinge**, was vermutlich auf Hippokrates, Galen von Pergamon und Avicenna zurückgeht. Demnach muss Folgendes in der Balance sein:

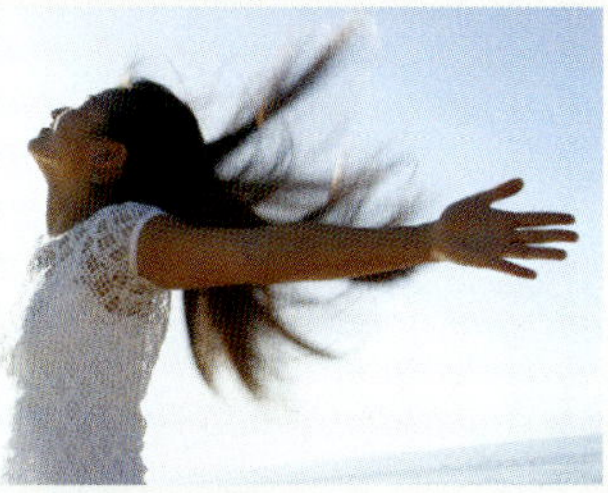

- Die Natur und damit auch die Elemente
- Die Säfte (Humores) des Menschen
- Die Organe und Organsysteme
- Die Kräfte im Organismus
- Mikro- und Makrokosmos
- Körper, Geist und Seele

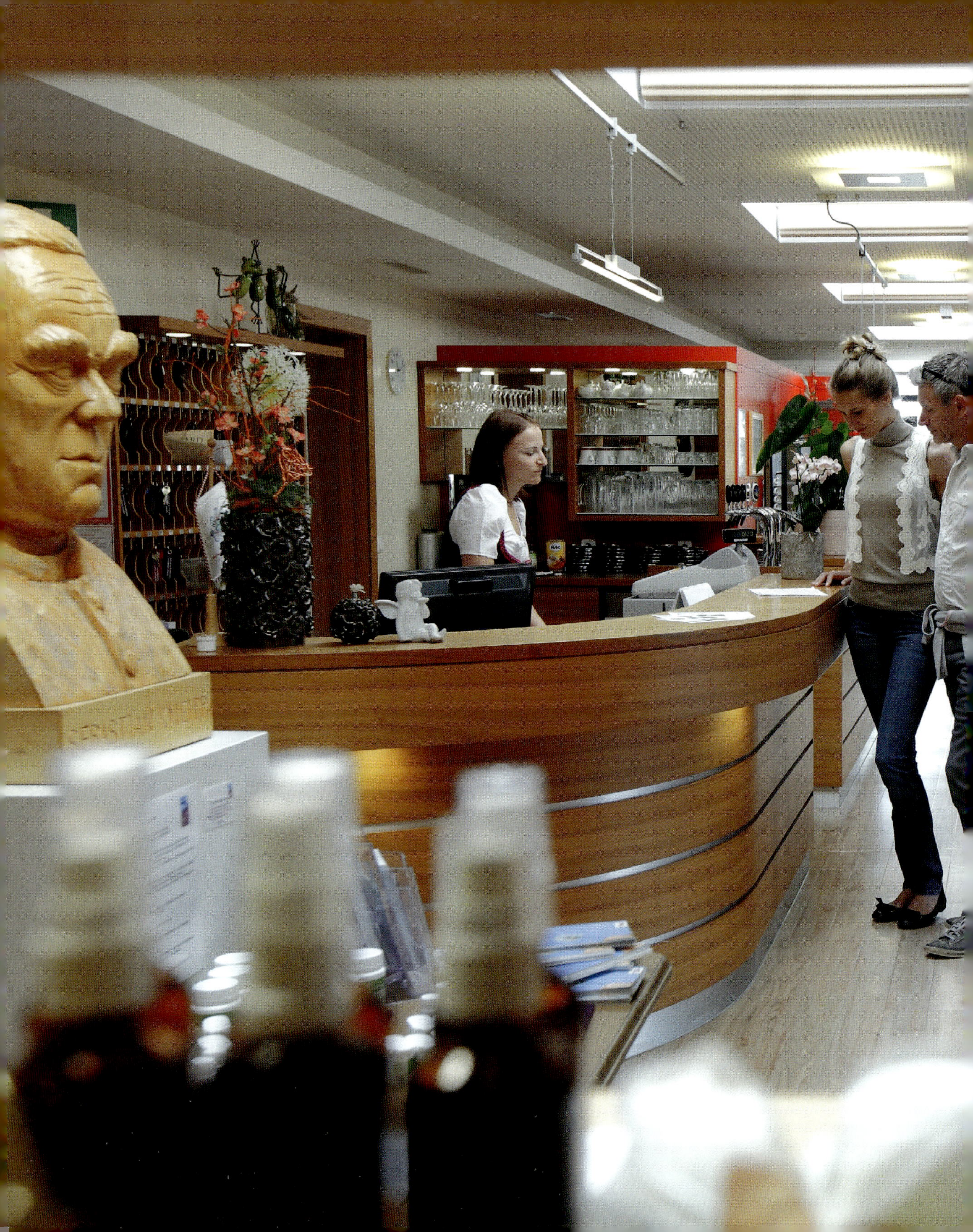

Die fünf Säulen des Lebens nach Pfarrer Kneipp

Die beschriebenen Lebensregeln hat Pfarrer Kneipp in seinen fünf Säulen des Lebens zusammengefasst:

Lebensordnung Damit die Ordnung im Leben erhalten bleibt, sollte der Lebensrhythmus, der Lebensstil, das psychosoziale Umfeld und die Spiritualität des Einzelnen beachtet werden.

Ernährung Es gilt das einfache Prinzip: »Frühstücke wie ein Kaiser, speise mittags wie ein Bürger und gestalte dein Abendmahl wie ein Bettler.« Völlerei und Maßlosigkeit sind zu meiden. Aber Kneipp war auch ein Genießer, die Speisen sollen also auch schmecken und vor allem »dem Bauch guttun«.

Bewegung/Arbeit Arbeit ist eine wichtige Grundlage des Lebens ebenso wie die Bewegung. Beides hält Körper und Geist frisch sowie leistungsfähig und ist die Voraussetzung für ein erfülltes Leben.

Heilpflanzen Kneipp war ein Meister der Heilpflanzenkunde. Schon von seiner Mutter erlernte er wichtige Grundlagen, die er sein Leben lang ständig erweitert und vertieft hat. Ganz nach dem Motto des Paracelsus: »Gegen jede Krankheit ist ein Kraut gewachsen«, können Heilpflanzen den Organismus gesund und kräftig halten, ihn mit vielen Vitalstoffen versorgen und seine Säfte in der Balance halten. Zudem können viele Heilprozesse pflanzlich unterstützt und begleitet werden.

Wasser bildet die Basis des Lebens. Damit kann der Organismus gesund, widerstandfähig und fit erhalten bleiben. Zudem können Wasseranwendungen helfen, ein Ungleichgewicht wieder auszugleichen, oder die Heilung zumindest unterstützen.

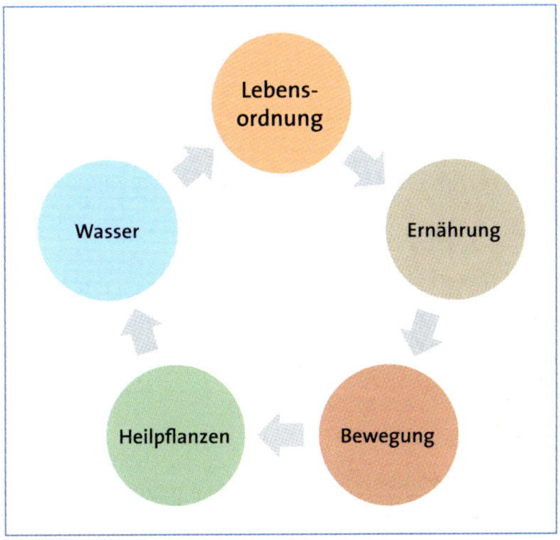

Die Kenntnis von der heilenden Wirkung mancher Kräuter geht bis in die Frühgeschichte der Menschheit zurück. Bei Ausgrabungen von Neandertaler-Kulturen wurden Grabbeigaben wie Schafgarbe, Malve, Spitzwegerich oder Kornblume gefunden, Pflanzen, die primär der Heilung und nicht der Nahrungsaufnahme dienen.

In der Entwicklung der Medizin hat die **Heilpflanzentherapie** (Phytotherapie) von Anbeginn eine dominante Rolle gespielt. Viele Schriften von Hippokrates über Galen, Avicenna bis zur Klostermedizin beinhalten eine enorme Anzahl von Angaben über Pflanzen und deren therapeutische Anwendungsmöglichkeiten.

Die Beschreibung der Pflanzen beinhaltet in der TEM im Prinzip die gleichen Angaben wie bei der Beschreibung der Lebensmittel. Sie sind notwendig, um sie zielgerecht einsetzen zu können. Die Verwendung von Pflanzen erfordert einige Grundregeln, die zu berücksichtigen sind:

- Wichtig ist die **exakte Bestimmung** der Pflanzen, um Verwechslungen auszuschließen. Hier ist viel Erfahrung notwendig sowie eine eingehende Ausbildung. Wer sie nicht selbst sammelt, sollte Heilpflanzen in qualifizierten Apotheken oder im Biohandel beziehen.
- Es sollen nur die zu verwendenden Pflanzenteile gesammelt werden und zwar so, dass die Pflanze nicht geschädigt wird.
- Heilpflanzen sollten nicht bei feuchtem Wetter und nur an **sauberen Stellen** gesammelt werden, also nicht an befahrenen Straßen, neben Industrieanlagen, neben landwirtschaftlich genutzten Flächen, wo Spritzmittel eingesetzt werden, oder auf Wegen, wo viele Tiere unterwegs sind. Die Pflanzen müssen sehr sauber sein, denn ein Waschen würde unnötig wichtige Bestandteile ausschwemmen. Ausnahme sind natürlich die Wurzeln, Wurzelstöcke, Zwiebeln und Knollen, also die unterirdisch wachsenden Teile der Heilpflanzen.
- Die beste Zeit zum Pflücken ist der **frühe Vormittag**, wenn die Pflanzen vom Tau schon getrocknet sind, und das am besten im Frühjahr nach der Mahd. Einen Bestand niemals zu sehr abernten, das Sammeln so **schonend** wie möglich gestalten, keine Zweige brechen, keine Wurzeln ausreißen.
- **Früchte** werden in voller Reife geerntet.
- **Blüten** werden gesammelt, solang sie jung und frisch sind.
- **Wurzeln und Wurzelstöcke** werden gesammelt, sobald sie voll entwickelt sind.
- **Rinden** werden von jungen Zweigen abgeschält, dies ist im Frühjahr besonders einfach.
- **Blätter** sollten noch sehr jung, aber doch entfaltet gesammelt werden.
- Ganz besonders sinnvoll ist die Verwendung von Pflanzen aus der **unmittelbaren Umgebung**. Aus der Sicht der TEM verfügt die Pflanze über eine hohe Anpassungsfähigkeit an Umwelteinflüsse und Belastungen. Diese spezifischen Abwehrkompetenzen helfen dann auch unserem System, das ja den gleichen Belastungen ausgesetzt ist, wenn die Herkunft der Pflanze aus dem nahen Umfeld ist.

Die **Verwendung** von Heilkräutern wird in der TEM beziehungsweise in der Phytotherapie sehr vielfältig gestaltet, und auch Mineralien können eingesetzt werden.

Abkochung (Dekokt)

Vornehmlich harte Kräuterbestandteile wie Rinden, Stängel oder Wurzeln werden gekocht (Abkochung oder Absud), bis sie ihre Wirkstoffe freigeben. Dabei werden die Pflanzenteile für 30 bis 60 Minuten in einem Tontopf (auch Porzellan) mit kaltem Wasser bedeckt, bevor sie gekocht werden. Der Kochvorgang startet mit einem Aufkochen, dann lässt man die Kräuter bei etwa 65 °C ziehen. Die Kochdauer richtet sich nach der Pflanze oder dem Pflanzenteil und der Wirkung des Krautes. Empfindliche Pflanzenteile werden bei Abkochungen erst ganz zum Schluss zugegeben, sodass hier die Wirkstoffe wie bei einem Tee entzogen werden. Bei Kräutern, welche eine Reizwirkung auf Mund und Rachen haben könnten, gibt man diese in ein Stoffsäckchen zum Mitkochen, sehr wertvolle Kräuter werden separat gekocht und erst später mit der Abkochung der übrigen Kräuter vermengt. Diese Zubereitung eignet sich insbesondere für harte und schwere Pflanzenteile wie Wurzeln, Rinden oder Samen. Ein Kräuterabsud wird in der Regel vom Körper gut absorbiert, dabei ist die beste Zeit für die Einnahme in etwa eine halbe Stunde vor oder nach einer Mahlzeit (je nach Rezeptbestandteilen), außer es handelt sich um akute Symptome. Die Abkochungen sollten kühl verwahrt werden und je nach Konstitution mit warmem Wasser verdünnt oder leicht angewärmt eingenommen werden. Um Irritationen zu vermeiden, sollten die Abkochungen nicht zusammen mit Milch, Milchprodukten, scharfen Gewürzen, fetten Speisen, Tee oder Kaffee eingenommen werden.

Der Tee

Blüten und Blätter werden vorrangig als Tee zubereitet. Am besten übergießt man die Kräuter mit 80 °C heißem Wasser und lässt sie etwa drei Minuten ziehen. Diese Art der Zubereitung ist bei allen oberirdischen Anteilen der Pflanzen (Herba) die gebräuchlichste. Tees werden getrunken, zum Gurgeln beziehungsweise Spülen verwendet, als Bad für den Körper oder Körperteile, des Weiteren für Umschläge genutzt.

Teekuren sollen immer drei bis sechs Wochen ohne Unterbrechung dauern. Während dieser Zeit sind Alkohol, Nikotin, Kaffee und scharfe Gewürze zu meiden, da sie die Wirkung des Tees schwächen. Nach sechs Wochen mindestens zwei Wochen Pause einlegen.

Im Allgemeinen nimmt man auf einen Teelöffel Kräuter 0,25 l Wasser. Pro Tag trinkt man meist 0,5 l. Das Süßen ist eher zu meiden, wenn es sein muss, dann am besten mit wenig Honig.

Umschläge / Wickel

Grundlegend benötigt man für dreilagige Wickel als Auflage ein hygienisches Leinentuch, ein wasserdurchlässiges Zwischentuch aus Baumwolle und als Außentuch ein Frotteetuch. Die Auflage transportiert die Inhaltsstoffe, das Zwischentuch sorgt für die Flüssigkeitssperre, um das Außentuch nicht zu durchnässen, welches schlussendlich die Temperatur konstant hält, indem es den Wickel ohne Luftbrücke auf dem Körper fixiert.

Man kennt kalte und warme Wickel. Diese unterscheiden sich nicht in der Anlage nur in der Liegedauer. Kalte Wickel beruhigen und senken die Temperatur bei Fieber. Außerdem wird die Durchblutung angeregt und es stellt sich ein

Wohlgefühl ein. Zur Temperatursenkung lässt man den Wickel 20 Minuten am Körper und wiederholt den Vorgang dreimal, dann folgt eine einstündige Pause.
Bei den warmen Wickeln unterscheidet man den wärmestauenden Wickel und den Schwitzwickel. Der wärmestauende bleibt etwa eine Stunde liegen, der Schwitzwickel so lange, bis eine deutliche Schwitzreaktion zu spüren ist. Beide werden zur Durchblutungsverbesserung, Schmerzlinderung und zur Krampflösung eingesetzt. Das Auflagetuch wird in kaltes wahlweise auch heißes Wasser, fallweise versetzt mit Heilpflanzenauszügen, eingetaucht und gut ausgewrungen, auf die Körperstelle aufgelegt und wirken gelassen.
Für Umschläge verwendet man ein Innentuch, das nicht um den ganzen Körperteil herumgeht, sonst wie ein Kneipp'scher Wickel aufgelegt wird.

Inhalation

Mit der Atmung können wir auf sehr einfache Art und Weise Heilstoffe aufnehmen. Dazu ist es wichtig, langsam und tief einzuatmen, den Atem fünf Sekunden anzuhalten, um dann rasch auszuatmen.
Für eine Inhalation eignen sich Heilpflanzen mit wasserlöslichen Inhaltsstoffen. Für eine Inhalation benötigt man zwei Liter sehr heißes Wasser, stellt dieses in die Abwasch (da es sonst durch Ungeschicklichkeit leicht zu Verbrühungen kommen kann) und gibt eine Handvoll Kräuter hinein. Zum Inhalieren am besten sitzen und tief einatmen – kein Handtuch über den Kopf. Nach der Inhalation wird das Gesicht gewaschen und man ruht aus. Die Wirkung dauert ca. fünf Stunden an.

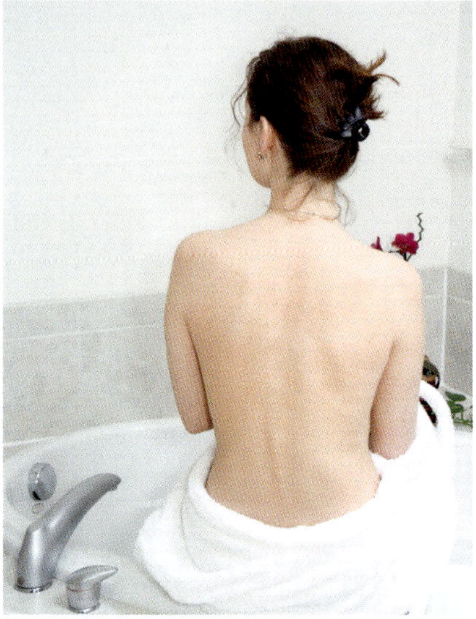

Bad

Bäder werden schon seit sehr langer Zeit therapeutisch eingesetzt. Die erste Wirkung, die zur Entspannung führt, beruht auf dem Auftrieb, den der Körper im Wasser erfährt. Unterschieden werden warme und kalte Bäder, dazu kommen noch die sogenannten Wechselbäder sowie Bäder mit ansteigender Temperatur. Des Weiteren spricht man von Voll-, Fuß-, Arm- oder Sitzbädern.
Dabei wirken einerseits die Temperaturen und andererseits die Wirkstoffe der zugesetzten Heilpflanzen. Hier eignen sich Heilpflanzenabsud und -tee, Öle, Salze oder auch fertige Extrakte.
Das Bad mit ansteigender Temperatur setzt man für Schwitzkuren bei Beginn von Erkältungen oder nach starker Auskühlung ein. Ausgehend von ca. 34 °C wird die Wassertemperatur langsam auf ca. 42 °C erhöht.
Nach einem Bad sollte man sich einige Zeit ins Bett legen und ruhen.

Kaltauszug (Mazerat)

Bei einem Kaltauszug werden die Kräuter unter Umrühren ca. drei Stunden in kaltem Wasser eingelegt, danach wird der Auszug getrunken, man kann ihn etwas erwärmen, jedoch nicht erhitzen. Der Vorteil dieser Methode liegt im Erhalt jener Wirkstoffe, die durch Hitze zerstört werden können.

Ölauszug

Wichtig ist die Verwendung hochwertiger Öle, meist werden Sonnenblumen- oder Olivenöle verwendet. Die Pflanzenbestandteile werden sorgfältig vorbereitet, gereinigt, je nach Beschaffenheit zerkleinert und einige Wochen im Öl ausziehen gelassen. Das Öl muss stets dunkel sowie kühl gelagert und verschlossen werden, um einen frühzeitigen Verderb zu verhindern. Nicht selten werden derartige Auszüge auch als Basis für die Herstellung von Salben und Cremes benutzt.

RINGELBLUMENSALBE

Eine Ringelblumensalbe ist schnell und einfach zubereitet. Ringelblumen pflücken, in einen Glasbehälter geben, mit hochwertigem Öl aufgießen (Olivenöl, Mandelöl, Sonnenblumenöl, etc.) und die Ringelblumen damit bedecken.

Warmer Ölauszug Im Wasserbad leicht erwärmen, aber nicht zu heiß werden lassen. Daraus einen Auszug bereiten, am besten immer wieder auskühlen lassen und anschließend mehrmals erwärmen, sodass eine mildere Zubereitung des Ringelblumen-Mazerats erreicht wird, der als Grundlage für die Weiterverarbeitung verwendet wird.

Kalter Ölauszug Auch ein kalter Ölauszug ist möglich: Sobald die Ringelblumen in voller Blüte stehen, ernten, kurz übertrocknen (am besten über Nacht liegen lassen), damit der meiste Wassergehalt der Pflanze entzogen wird, am nächsten Tag die Ringelblumen in ein Glas geben und mit Öl aufgießen.

Grundrezept für den Ölauszug 2 Handvoll Blüten in 250 ml Öl geben und 6–8 Wochen bei Zimmertemperatur an einem schattigen Platz stehen lassen.

Grundrezept für die Salbe 100 g Ölauszug wärmen und mit 10 g Bienenwachs verschmelzen lassen. In Salbentiegel füllen und fertig ist die Ringelblumensalbe. Ringelblumensalbe kann durch Kakaobutter, Sheabutter oder Tinkturen noch verfeinert oder beliebig zubereitet werden.

Eine besonders empfehlenswerte Salbe aus der Ringelblume 100 g Ringelblumenölauszug, 5 g Bienenwachs, 10 g Kakaobutter oder Sheabutter. Ölauszug mit Bienenwachs erwärmen, bis das Bienenwachs geschmolzen ist. Überkühlen lassen und Sheabutter oder Kakaobutter einrühren.

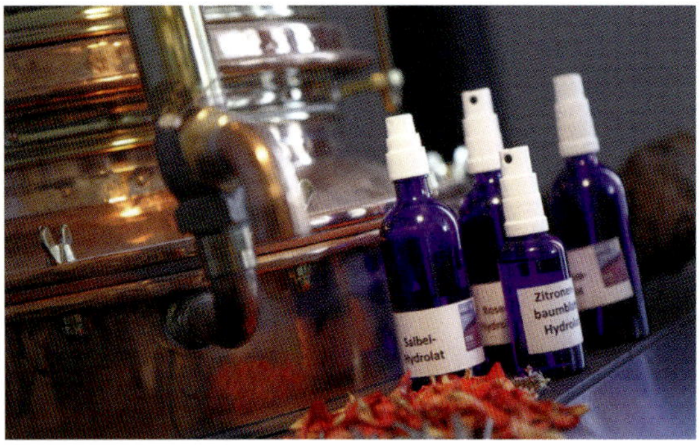

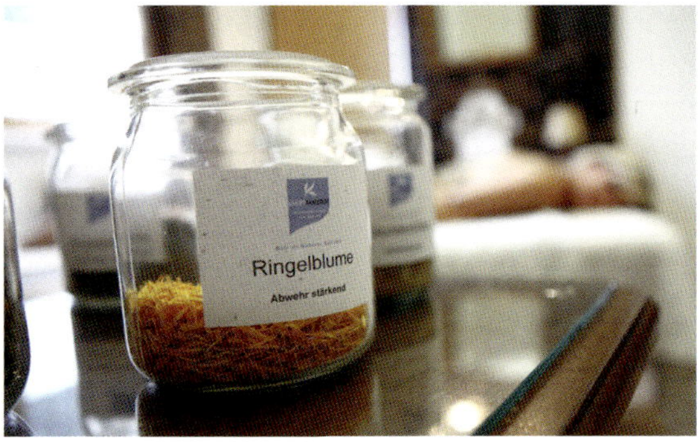

Tinktur

Hierzu verwendet man am besten Weingeist mit einem Alkoholgehalt von 40 bis 70 Prozent. Die sorgsam gereinigten und je nach Beschaffenheit zerkleinerten Bestandteile der Heilpflanzen werden in ein sauberes Gefäß gegeben, am besten in eine Glasflasche, und mit dem Alkohol bedeckt. Die wasser- und die alkohollöslichen Bestandteile können in die Flüssigkeit übertreten, die, ja nach Rezept, nach einigen Wochen abgeseiht und kühl und verschlossen aufbewahrt werden.

Man kann auch Wein verwenden, hier eine Handvoll Kräuter mit einem Liter Weißwein oder Rotwein übergießen, das Gefäß verschließen, für zwei Wochen bei Zimmertemperatur stehen lassen und dann abseihen.

Das Einlegen in Öl oder Alkohol für äußere Anwendungen

Für äußere Anwendungen können Kräuter in einem dunklen Glas auch in Öl eingelegt werden. Dazu werden sie zuvor zerkleinert und im Öl ein wenig erwärmt. Das Öl sollte vor der Anwendung abgeseiht werden. Wenn Kräuter in Alkohol eingelegt werden, kann dieser Auszug für äußere und innere Anwendungen genutzt werden. Sollte die Anwendung äußerlich sein, darf der Alkoholgehalt 38 Prozent nicht überschreiten, um Reizungen zu vermeiden.

Salbe

Für die Bereitung von Salben kann als Grundstoff Öl oder Fett verwendet werden. Beliebt sind hier Schweineschmalz, Bienenwachs oder Lanolin. Sehr gut eignen sich auch hochwertige Öle wie Olivenöl, Mandelöl, Jojobaöl oder Sonnenblumenöl; diese werden mit etwas Bienenwachs gemischt (100 ml Öl mit ca. 3–4 g Wachs). Das Fett im Wasserbad vorsichtig erwärmen (ca. 40 °C) und die Heilpflanzen zugeben und verrühren. Das Gemisch eine Woche stehen lassen, nochmals erwärmen und dann durch ein feines Tuch beziehungsweise Mull abseihen und in dunkle, verschließbare Gefäße geben.

Die Verwendung von Erdölprodukten wie Vaseline ist eher zu meiden, da diese Produkte die Hautporen verschließen.

Essige

Beim Ansatz von Kräuteressigen verwendet man im Gegensatz zu den Ölen frische Kräuter. Helle und aromaschwächere Pflanzen setzt man in hellem Essig wie Apfelessig an, kräftigere und dunklere Pflanzen in Rotweinessig. Der verwendete Essig muss unbedingt fehlerfrei sein (am besten Sie setzen den Essig selber an) und wird dann mit etwa zwei Prozent des Gesamtvolumens an Kräutern versetzt. Der Essigansatz muss im Dunkeln erfolgen, um eine Verfärbung von Kräutern und Essig zu vermeiden. Den Essig zwei bis vier Wochen bei maximal 18 °C lagern. Dann seiht man ihn ab und lagert kühl, dunkel und verschlossen.

KRÄUTERESSIG

können beliebig zubereitet werden und schmecken in Salaten und Marinaden vorzüglich. Als Grundlage stets einen erstklassigen Apfel- oder Weinessig verwenden!

Ein ganz besonderer Essig ist der Heckenrosenessig, der durch die Wildrosenblüten leicht süßlich und sehr mild schmeckt: 2 Handvoll Blüten der Heckenrose in 250 ml Apfelessig einlegen und 2–4 Wochen stehen lassen.

Zu empfehlen sind auch Kräuteressige beispielsweise aus Kapuzinerkresse, Schlüsselblumen, Salbeiblättern, Basilikum, Veilchen, Estragon und vielen weiteren Kräutern. Auch Apfelessig, der mit Apfelmost und Essighaut vergoren wird ist eine besondere Köstlichkeit, er benötigt allerdings mindestens ein halbes Jahr zur Reifung.

Likör

Für die Herstellung eines Likörs werden die Bestandteile der Heilpflanzen mit einem Liter Weingeist übergossen und für cirka drei bis vier Wochen in der Sonne stehen gelassen. Obst oder Beeren werden mit einem Kornansatz mit 38 Volumsprozent angesetzt. Die Zugabe von Zucker und Gewürzen erfolgt je nach Verwendungszweck und Belieben.

Säfte

Eine weitere feine Möglichkeit der Verwendung von Heilpflanzen besteht in der Herstellung von Frischsäften. Die beste Möglichkeit bietet die Kräuterpresse aus Holz, man kann auch einen Haushaltsentsafter vetwenden.

Duftkissen

Die Verwendung von Duftkissen ist gerade für sensible Therapien sinnvoll, zum Beispiel zur Beruhigung. Die Heilpflanzen werden sorgfältig getrocknet, von harten Bestandteilen befreit, mit einer Trägersubstanz wie Dinkel oder Waldmoos vermengt und in das Kissen eingenäht. Durch die Körperwärme und das Zusammendrücken des Kissens werden die Duftstoffe freigesetzt.

Aromatherapie

Aus der Pflanze wird ätherisches Öl gewonnen und je nach Bedarf als Raumduft oder zur Inhalation verwendet. Auch in der Aromapflege kommen ätherische Öle zunehmend zum Einsatz.

Kräuterpaste

Eine gute Verwendungsmöglichkeit, gerade für Küchenkräuter, besteht darin, eine haltbare Paste herzustellen. Dafür werden die frischen Kräuter mit etwas hochwertigem Öl und wenig Salz püriert, in ein dunkles Gefäß gegeben und mit etwas Öl bedeckt.

Sirup

Es gibt eine ganze Reihe von Möglichkeiten, einen Sirup herzustellen. Eine wirklich gute Methode ist der Kaltansatz. Hier werden die Früchte gut gewaschen und in einem Gefäß zerdrückt. Auf einen Kilogramm Früchte gibt man ca. 0,75 l aufgekochtes Wasser und lässt die Mischung abgedeckt über Nacht ziehen. Am folgenden Tag erhitzt man die Hälfte der Flüssigkeit und gibt sie wieder zur Mischung dazu, dies wiederholt man am nächsten Tag noch einmal. Der so gewonnene Saft wird tags darauf gut abgeseiht und mit 500 Gramm Zucker aufgekocht; Gewürze können je nach Bedarf noch zugesetzt werden. Den Sirup heiß in saubere, dunkle Glasflaschen füllen und verschließen. Kühl und dunkel gelagert hält sich der Sirup sicher ein Jahr.

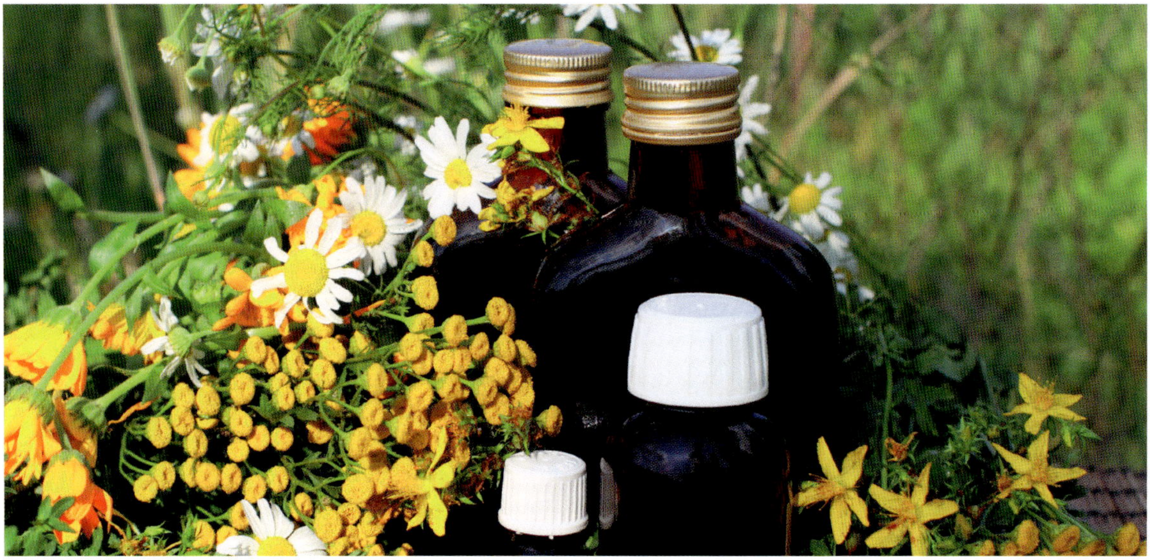

Eine andere Möglichkeit besteht darin, einen Zuckersirup zu kochen und diesen mit einem entsprechenden Heilpflanzenansatz (beispielsweise Kräuter plus Rotwein) zu mischen.
Des Weiteren gibt es die Möglichkeit, die Pflanzenbestandteile zu mörsern, in ein verschließbares Gefäß mit Alkohol und Wasser zu geben und 48 Stunden an einen sonnigen Platz zu stellen. Dabei wird immer wieder geschüttelt und nach und nach Zucker zugesetzt. Danach den Ansatz gut abseihen, aufkochen lassen und in entsprechende Flaschen abgefüllt lagern.

Rohkost

Natürlich können Heilpflanzen auch direkt genossen werden, insbesondere als Bestandteil von Salaten, als Dekoration, als Brotauflage, als Einlage in Aufstrichen oder aber als Einlage in Suppen. Auch in Verbindung mit Pastagerichten, Reisgerichten oder Ähnlichem lassen sich viele Heilpflanzen hervorragend in den täglichen Speiseplan einbauen.

Weitere Darreichungsformen

Heilkräuter werden auch als Pillen, Granulat, Pulver, medizinischer Wein, hydrophiles Extrakt oder als Fertigarznei angeboten.
Heilkräuter werden sowohl präventiv als auch regulativ verwendet. Ein ganz typisches Einsatzgebiet ist der Verdauungstrakt, der schlussendlich für die Effizienz der Nahrung verantwortlich ist.

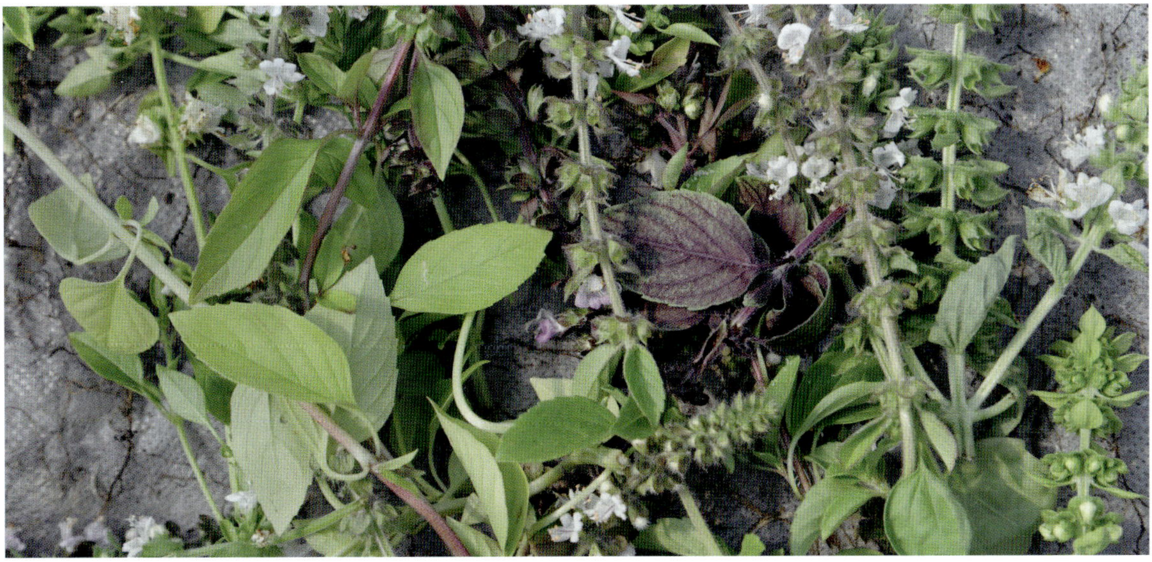

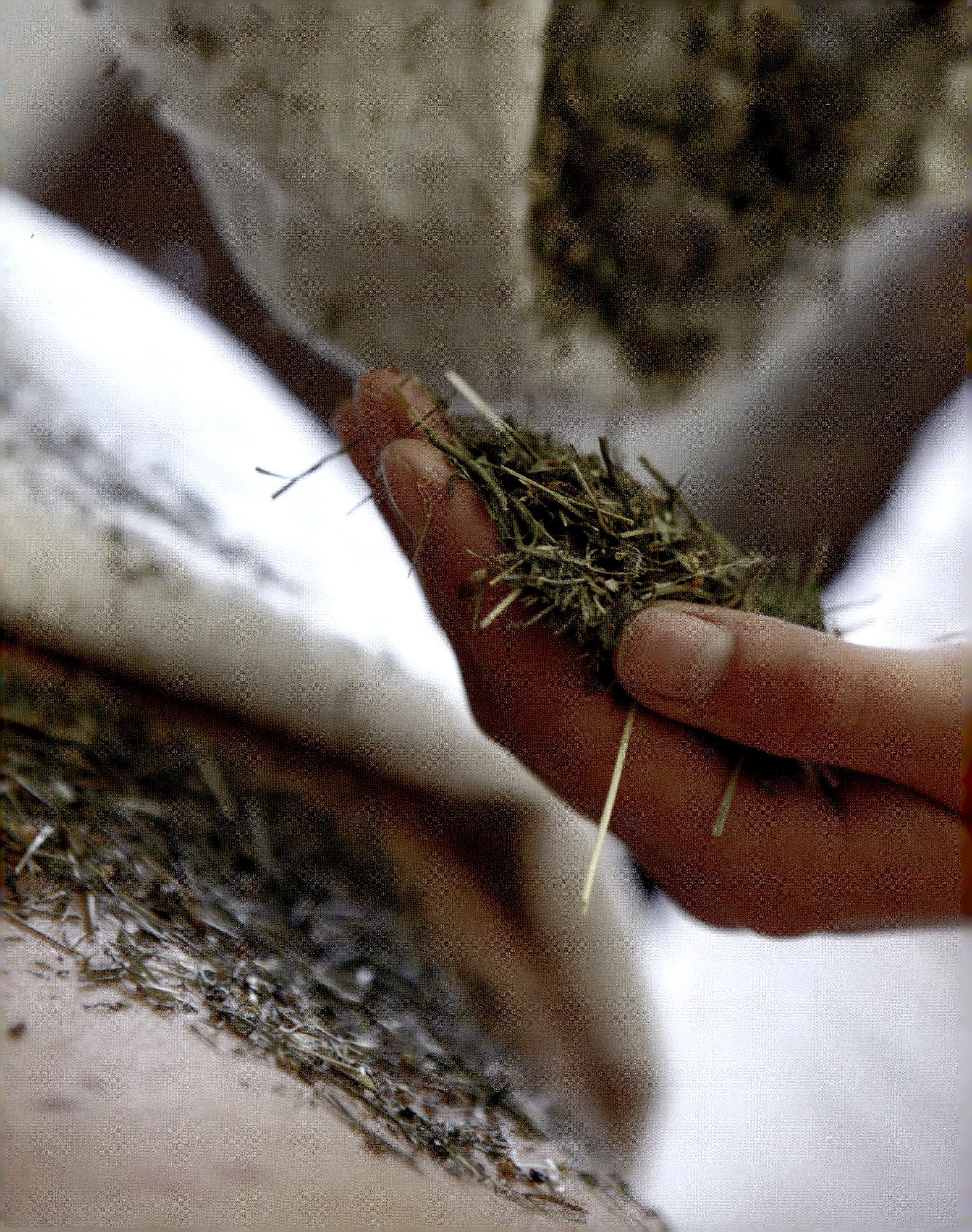

Naturheilkundliche Maßnahmen in der TEM

In der naturheilkundlichen Ausrichtung der TEM gibt es eine ganze Reihe von Therapiemöglichkeiten, von denen wir einige kurz vorstellen möchten:

Biochemie nach Wilhelm Heinrich Schüßler

Unter Schüßler-Salzen versteht man alternativmedizinische Präparate von Mineralsalzen in einer homöopathischen Dosierung. Die Therapie mit Schüßler-Salzen geht auf den homöopathischen Arzt Wilhelm Heinrich Schüßler (1821–1898) zurück und basiert auf der Annahme, Krankheiten entstünden allgemein durch Störungen des Mineralhaushalts der Körperzellen und könnten durch homöopathische Gaben von Mineralien geheilt werden.

Arsenumjodatum (Arsen triiodid)	✓ Wirkung auf die Lunge und damit Optimierung des Spiritus ✓ Bezug zu den Schleimhäuten und seriösen Häuten, damit auch zu allergischen Reaktionen ✓ Wirkung auf das Lymphsystem
Calcium carbonicum (Kalziumkarbonat)	✓ Bezug zum vegetativen Nervensystem ✓ Regulation des pH-Wertes in den Zellen sowie der Membranfunktionen ✓ Einfluss auf den Stoffwechsel der Knochen ✓ Bezug zum Lymphsystem und zu den Schleimhäuten
Calcium fluoratum (Flussspat)	✓ Wichtig für die Elastizität der Gewebe, insbesondere der harten Gewebe wie Knochen, sowie der Strukturproteine wie Kollagenfasern, Elastin und Keratin ✓ Festigkeit des Sitzes der Zähne im Zahnfleisch ✓ Wichtig für elastische Blutgefäße

Calcium phosphoricum (Kalziumphosphat)	✓ Wichtiges Mineralsalz der Knochen, sorgt für deren Stabilität ✓ Regulation der Membranfunktionen der Zellen ✓ Für Regeneration und Aufbau nach langwierigen Krankheiten ✓ Gegen übermäßig katabole Stoffwechselprozesse ✓ Wirkt entspannend auf die Muskulatur und fördert damit die Durchblutung
Calcium sulfuratum (Kalziumsulfid)	✓ Bei Erschöpfungszuständen durch übermäßige katabole Prozesse ✓ Hilft die Leberglycogenspeicher zu optimieren
Calcium sulfuricum (Kalziumsulfat)	✓ Wirkt reinigend und damit entlastend auf die Schleimhäute und Bindegewebe ✓ Damit Anregung des Stoffwechsels ✓ Mittel bei eitrigen Prozessen, wenn ein Abfluss möglich ist
Cuprum arsenicosum (Kupferarsenit)	✓ Einsatz bei Muskelkrämpfen ✓ Bei Krämpfen im Magen- Darmtrakt ✓ Bei Krämpfen im Nervensystem ✓ Wichtig für den Stoffwechsel des Gehirns
Ferrum phosphoricum (Eisenphosphat)	✓ Wichtiges Mittel bei Entzündungen für eine bessere Sauerstoffversorgung, damit verbesserte Abwehrleistung des Organismus, hilft die Fieberursache zu lösen ✓ Optimierte Sauerstoffversorgung der gesamten Muskulatur im Organismus, damit auch bessere Nutrition durch verbesserte Peristaltik ✓ Einsatz bei stumpfen Verletzungen und kleinen Wunden ✓ Bestandteil enzymatischer Systeme in der Immunabwehr
Kalium arsenicosum (Kaliumarsenit)	✓ Stoffwechselregulation, Verminderung kataboler Prozesse ✓ Reguliert Verbrennungsprozesse in der Zelle, besonders in Leber, Hirn, Niere, Schilddrüse ✓ Aufbauende, unterstützende Funktion
Kalium bromatum (Kaliumbromid)	✓ Bezug zum Nervensystem, reguliert übersteigerte Nervenfunktionen ✓ Bei körperlichen und geistigen Überanstrengungen ✓ Bei Reizungen der Schleimhäute

Kalium chloratum (Kaliumchlorid)	✓ Bei Phlegmastagnationen infolge entzündlicher Prozesse in der zweiten Phase, damit auch bei pathologischer Eindickung der lymphatischen Fluida ✓ Bezug zu den Häuten, besonders zu den Schleimhäuten
Kalium jodatum (Kaliumiodid)	✓ Bezug zur Schilddrüse und ihren Funktionen ✓ Einfluss auf die Blutzusammensetzung und Viskosität des Blutes ✓ Einfluss auf die Regulation des Blutdrucks ✓ Wichtig für die Funktionalität der Häute
Kalium phosphoricum (Kaliumhydrogenphosphat)	✓ Bezug zum Nervensystem und zum Gehirn ✓ Bezug zur organisierenden Kraft im Organismus ✓ Zellfunktionen ✓ Optimiert die Energieversorgung
Kalium sulfuricum (Kaliumsulfat)	✓ Sauerstoffzufuhr und Sauerstoffverwertung in den Zellen, damit Unterstützung des Atmungsstoffwechsels und der Energieversorgung ✓ Wichtig für den Zellstoffwechsel, damit wichtig bei Entzündungen in der dritten Phase und den damit verbundenen Ausscheidungen aus der Zelle
Kalium-Aluminium sulfuricum (Alaun)	✓ Rehydration bei trockenen Häuten und Schleimhäuten ✓ Regulation der Peristaltik im Gastrointestinal Trakt ✓ Bei Blähungen infolge schwacher Verdauungsleistung ✓ Bei Übererregung des Nervensystems
Lithium chloratum (Lithiumchlorid)	✓ Optimiert die Quellfähigkeit von Proteinkolloiden ✓ Verhindert eine Überlastung mit Stoffwechselendprodukten aus dem Eiweißstoffwechsel ✓ Bei Gelenksproblemen infolge Harnsäurebelastung
Magnesium phosphoricum (Magnesiumhydrogenphosphat)	✓ Beteiligt an allen energiebildenden Prozessen ✓ Regulation der unwillkürlichen Bewegungen im Organismus ✓ Gegen übersteigerte Erregungszustände im Nervensystem ✓ Regulation rhythmischer Abläufe im Stoffwechsel ✓ Regulation des Säure-Basen-Haushalts ✓ Stärkung des Zahnschmelzes und der Knochen

Manganum sulfuricum (Mangansulfat)	✓ Begleiter des Eisens, damit Bezug zur Blutbildung und zur Sauerstoffversorgung im Organismus
Natrium bicarbonicum (Natriumhydrogenkarbonat)	✓ Bindung von Säuren, speziell Kohlendioxid zur Aufrechterhaltung der jeweiligen pH-Werte im Organismus ✓ Entlastung von Blut und Gewebe bei Harnsäureüberladung
Natrium chloratum (Natriumchlorid – Kochsalz)	✓ Bestandteil der extrazellulären Flüssigkeit, Steuerung des Wasserhaushaltes ✓ Befeuchtung der Gewebe und Schleimhäute ✓ Regulation der pH-Werte
Natrium phosphoricum (Phosphatsaures Natrium)	✓ Regulation des Säure-Basen-Haushalts, Abbau der Milchsäure ✓ Bei Sekundärbelastungen des Organismus durch Übersäuerung ✓ Wichtig für die Verdauung von Proteinen und von Fetten
Natrium sulfuricum (Natriumsulfat)	✓ Regulation der Körperflüssigkeiten ✓ Gewebsentlastung durch Ausleitung von Stoffwechselendprodukten ✓ Auflösen von Ödemen ✓ Unterstützung der Entgiftungsfunktion über den Darm
Silicea (Kieselsäure)	✓ Stabilisation, Straffung, Elastizität des Bindegewebes ✓ Unterstützt die Aufnahme von Mineralien ✓ Ernährung und Entschlackung der Gewebe ✓ Optimierung des Stoffwechsels
Zincum chloratum (Zinkchlorid)	✓ Regeneration der Nervenzellen ✓ Wichtig für den Zellstoffwechsel ✓ Wichtig für die Immunabwehr ✓ Intensiver Bezug zum Nervensystem und zum Gehirn ✓ Bei Überreizungszuständen

Kneipp'sche Wasseranwendungen nach Dr. Heinz Schiller

Das Wassertreten

In die Badewanne lässt man kaltes, aber nicht eiskaltes Wasser ein, gerade so viel, dass es bis zur halben Wade reicht. Dann steigt man hinein und macht »Storchenschritte«, wobei man bei jedem Schritt das Bein ganz aus dem Wasser zieht und mit den Zehenspitzen voran wieder eintaucht. Nach 20 bis 30 Sekunden sollte man entweder ins warme Bett gehen oder dicke Socken anziehen und so lange herumlaufen, bis die Beine trocken und warm sind.

Die Oberkörperwaschung

ist eigentlich ein gleichmäßiges Befeuchten der Körperoberfläche. Man taucht ein zusammengelegtes Leinentuch in kaltes Wasser, das mit einem Schuss Arnika oder Rosmarin versetzt sein kann, und drückt es so weit aus, dass es nicht mehr tropft.

Die Strichführung: Man beginnt beim rechten kleinen Finger, streicht an der Außenseite des Armes hoch, über die Schulter und wieder hinunter zum Daumen, bevor man, mit der Handfläche beginnend, nochmals den Arm innen hinauf streicht und mit der Achselhöhle aufhört. Das gleiche macht man am linken Arm. Dann wird der Oberkörper »abgeriegelt«, indem man quer von der rechten Schulter zur linken und wieder zurück streicht. Nun wird der Oberkörper in Achterschlingen gewaschen, und wenn man einen Helfer hat, kann man sich von diesem auch noch den Rücken behandeln lassen: wieder oben »abriegeln«, dann in Längsstrichen von rechts nach links waschen.

Der kalte Knieguss

Man braucht dazu entweder einen Schlauch mit ca. 20 mm Durchmesser, einen Brauseschlauch ohne Kopf oder eine Brause, die sich so einstellen lässt, dass das Wasser beim Auftreffen nicht wegspritzt.

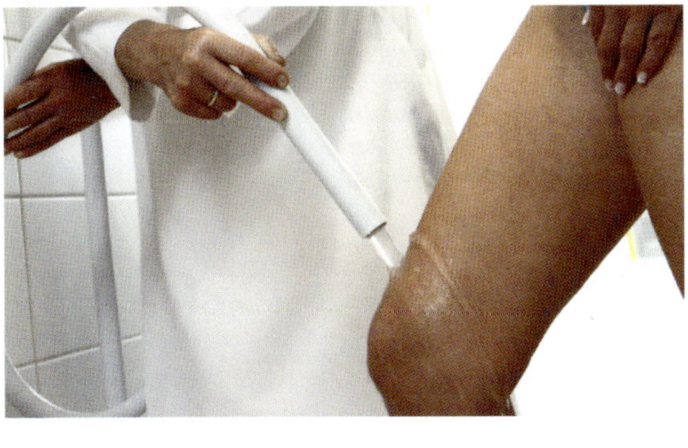

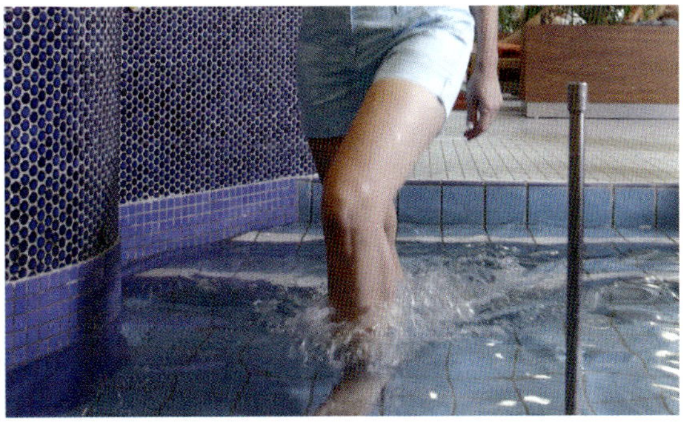

Gussführung: Man beginnt an der kleinen Zehe des rechten Fußes, führt den Strahl außen am Knöchel vorbei, an der Wade aufwärts bis eine Handbreit über die Kniekehle. Dort bleibt man ca. fünf Sekunden; das Wasser sollte dabei die ganze Wade umspülen und eine sogenannte Wasserplatte bilden. Danach führt man den Strahl an der Innenwade abwärts und verlässt das Bein bei der Ferse, dann kommt das linke Bein an die Reihe.
Die Vorderseite wird auf die gleiche Weise begossen – rechte kleine Zehe, Knie, große Zehe links hört man auf.

Fuß- und Armbad

Diese Teilbäder werden kalt, ansteigend oder als Wechselbad angewendet. Das **kalte** Bad dauert ca. 7–10 Sekunden, dann soll man das Wasser abstreifen, sich anziehen und mit Bewegung aufwärmen.
Beim **Wechselbad** braucht man zwei passende Gefäße, eines mit warmem, das andere mit kaltem Wasser. Der Temperaturunterschied sollte mindestens 20 °C betragen. Fünf Minuten badet man im warmen und fünf Sekunden im kalten Wasser, dann wird die Prozedur wiederholt. Nach dem zweiten Kaltbad streift man das Wasser ab, zieht sich an und wärmt durch Bewegung oder im warmen Bett auf.
Beim **ansteigenden** Bad beginnt man mit ca. 33 °C warmem Wasser und lässt langsam heißes Wasser zulaufen, bis 40 °C erreicht sind. Dauer: 15 Minuten
Armbad: Beide Arme, mit den Fingerspitzen beginnend, bis zu den Ellbogen ins Wasser tauchen. Während der Badedauer die Unterarme immer ein wenig hin und her bewegen.
Fußbad: Das Wasser soll mindestens bis zur halben Wade reichen.

Der Kneipp'sche Wickel

Jeder Wickel besteht im Prinzip aus drei Schichten, Halswickel können aber auch mit nur zwei Tüchern angelegt werden.

- Das Innentuch – am besten aus Leinen – wird nass angelegt.
- Das Zwischentuch, etwas größer als das Innentuch, dient als Feuchtigkeitssperre.
- Das Außentuch – z. B. aus Baumwolle – sollte etwas größer als das Zwischentuch sein und hat die Aufgabe, die Wärme innen zu halten. Die einzelnen Schichten müssen so fest anliegen, dass keine Luft in den Wickel dringen kann. Das wird durch eine spezielle Wickeltechnik mit Zug und Gegenzug erreicht.

Technik: Die Tücher werden auf dem Bett zurechtgelegt, das Innentuch zuoberst; der Patient legt sich so auf das Tuch, dass er näher beim Wickler liegt – die Tücher sollen auf der gegenüberliegenden Seite ca. zwei Drittel, auf der Wicklerseite ein Drittel vorschauen. Der längere Tuchteil – nur das Innentuch – wird nun ganz über den Körper geschlagen, die eine Hand hält das wicklerseitige Tuch, die andere drückt mit der Handkante das übergeschlagene Tuch unter den Körper des Patienten. Damit wird erreicht, dass der Wickel wirklich luftdicht sitzt. Jetzt wird der wicklerseitige Tuchteil über den Patienten gezogen. Dieselben Arbeitsgänge werden nacheinander mit allen drei Tüchern durchgeführt.

Es gibt drei verschiedene Arten von Wickeln:

- Der **wärmeentziehende Wickel** wird mit kaltem Wasser (12–16 °C) zubereitet; ca. 20 Minuten Liegedauer, höchstens dreimal hintereinander, dann eine Stunde Pause.
- Den **wärmestauenden Wickel** macht man ebenfalls mit kaltem Wasser, die Liegedauer beträgt aber eine Stunde. Er dient zur Wärmezufuhr bei schonungsbedürftigen Patienten.
- Beim **Schwitzwickel** kann man heißes Wasser verwenden, Liegedauer wieder 60 bis 90 Minuten. Er soll Wärme zuführen und ist ziemlich kreislaufbelastend.

Der Kartoffelwickel

Der Kartoffelwickel ist ein heißer Wickel und dient der Überwärmung bei chronischen Halsentzündungen.
Zuerst werden die Kartoffeln in der Schale gekocht, und zwar – je nach Halsdicke – ein halbes bis ein Kilo. Das ist die Menge für zwei Anwendungen; Kartoffelwickel macht man nämlich immer zweimal hintereinander. Wenn die Kartoffeln weich sind, nimmt man die erste Hälfte – die zweite Hälfte hält man warm – und legt sie ungefähr in Halsbreite auf das Innentuch, das ein Geschirrtuch oder eine Windel sein kann. Dann rollt man das Ganze wie einen Strudel zusammen und zerstampft die Kartoffeln, sodass ein flaches Paket entsteht, das man dem Patienten um den Hals wickeln kann.
Aber Vorsicht! Die Kartoffeln halten die Hitze sehr gut, man muss aufpassen, dass es keine Verbrennungen gibt. Am besten cremt man den Hals vorher ein (für die Damen: eine Pflegecreme nehmen, sie wirkt in der Wärme besonders gut!).
Über diese Kartoffelpackung kommt noch ein warmes Baumwolltuch oder ein Schal; das bei den meisten anderen Wickeln übliche dritte Tuch benötigt man nicht, aber trotzdem sollte man aufpassen, dass zwischen Haut und Tuch keine Luft kommen kann. Nach 20 Minuten nimmt man den Wickel wieder ab und wiederholt den Vorgang mit der zweiten Portion Kartoffeln.

Der Topfenwickel

Der Topfenwickel ist ein wärmeentziehender Wickel und wirkt daher bei akuten heißen Entzündungen.
Man benötigt zwei Tücher. Auf das Innentuch, z.B. ein Geschirrtuch oder eine Windel, wird Topfen, den man zuerst mit Buttermilch streichfähig gerührt hat, aufgestrichen; und zwar so, dass die Breite des Topfenstreifens auf dem Tuch ca. die Halsbreite des Patienten ausmacht, die Länge soll dem Halsumfang entsprechen. Dann schlägt man die überstehenden Tuchenden über den Topfenstreifen und wickelt die Packung um den Hals des Patienten – fest genug, um keine Luft zwischen Haut und Tuch zu lassen, aber ohne den Patienten dabei zu erwürgen! Über dieses Innentuch wird noch ein dickeres Baumwolltuch oder ein Schal gewickelt. Das Ganze bleibt ca. eine Stunde lang liegen, dann ist der Wickel meistens schon ziemlich trocken geworden und kann abgenommen werden. Öfter als zwei- bis dreimal pro Tag sollte man diese Anwendung nicht durchführen.

Fasten nach Hildegard von Bingen

Grundgedanken zum Fasten

Wenn man die Übersetzungen der Schriften von Hildegard von Bingen liest, so finden sich **keine Hinweise** darauf, dass sie eigene Fastenmethoden entwickelt und angewendet hat – sie legte in erster Linie Wert auf eine **maßvolle und bekömmliche Ernährung**, die dem Typus angepasst und als bedarfsorientiert beschrieben werden kann.

Für Hildegard war das sogenannte **»discretio« – die rechte Unterscheidung** – der wichtigste Aspekt. Das grundlegende Ziel sah sie darin, sich krankmachenden Gewohnheiten bewusst zu werden, diese zu meiden und das eigene Leben wieder vernünftig zu ordnen. Dieses Lebensprinzip entspricht auch jenen von Pfarrer Kneipp, für den die Lebensordnung als grundlegendes Prinzip einer vernünftigen Lebensweise die Basis dargestellt hat.

Um die tiefen Wirkungen sinnvollen Fastens auch wirklich nachhaltig im Leben integrieren zu können, sollte man sich vor einer Fastenkur die Frage nach dem **Warum** stellen: Was ist der Zweck des Fastens?

MÖGLICHE BEWEGGRÜNDE KÖNNTEN SEIN:

- Entschlacken
- Innere Reinigung
- Gewichtsoptimierung
- Stressbewältigung
- Problemlösung
- Auszeit vom Alltag
- Bewusstseinsveränderung
- Seelische Entgleisungen auffangen
- Neugier
- Selbstfindungswünsche
- Sich selber etwas beweisen wollen

Es steht also im weitesten Sinne das Bedürfnis nach **Regulation** im Raum, das heißt, man möchte wieder ins **Gleichgewicht** kommen.

Um hier nachhaltigen Erfolg zu haben, wird man sich fragen müssen, welche Aspekte im Leben haben zum **Ungleichgewicht** geführt und inwieweit bin ich bereit und in der Lage, diese Umstände auf Dauer zu optimieren.

Meist liegen eher **längere Zeiträume** vor, in denen sich das Ungleichgewicht eingestellt hat, daher ist es wichtig, für die Regulation auch wieder ausreichend Zeit einzuplanen.

Aus diesen Überlegungen heraus sind die Forderungen Hildegard von Bingens nach dem Maßvollen absolut sinnvoll. Und ein maßvolles Fasten dient in diesem Sinne der **Vorbereitung** auf den Prozess der Gleichgewichtsentwicklung.

Radikale Fastenkuren bieten also aus ihrer Sicht keine zielführenden Erkenntnisse, sondern stellen nur das Gegenstück zum akuten Zustand des Ungleichgewichts. Sie führen also wahrscheinlich zum Jo-Jo-Effekt, also zum fulminanten Rückfall mit meist noch stärkeren Entgleisungen.

Die Ausschüttung von Endorphinen infolge der Nahrungskarenz kann für eine aufgehellte, angenehme Stimmung sorgen, die der Fastende als angenehm empfindet. Doch mit dem Wiedereintritt in den Alltag übernehmen oft die aufgestauten Entbehrungen die Steuerung und führen fast postwendend in die alten, **bewährten Lebensmuster**.

Verschiedene Fastenarten nach Hildegard von Bingen

Menschen können nach ihrer **Konstitution** unterschieden werden und weisen teils sehr unterschiedliche Eigenschaften auf. Dementsprechend sollte auch bei der Wahl des Fastens der Individualität Rechnung getragen werden. In jedem Falle aber sollten alle Typen Hildegard von Bingens Grundeinstellung beherzigen:

Radikale Nahrungskarenzierung sorgt bei vielen Menschen für Beschwerden – mental wie körperlich. Jede zu starke Abweichung zieht intensive Entgleisungen nach sich und kann somit auch nachhaltig schädlich sein. Daher ist es wichtig, auch beim Fasten einen gemäßigten Weg einzuschlagen.

Fasten soll also als ein milder Weg verstanden werden, der auf allen Ebenen Wohlbefinden erzeugt und dem Menschen hilft, Lebensstiländerungen nachhaltig durchzuführen.

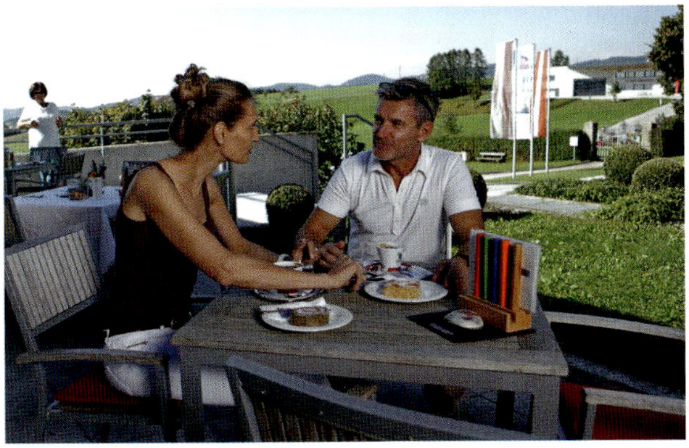

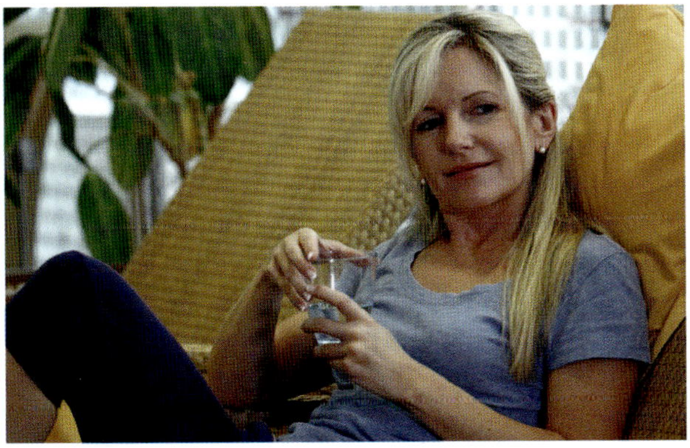

Egal welchen Fastenweg man beschreitet, für alle gelten folgende **Grundregeln**:

- Eine **ruhige Atmosphäre** ist unerlässlich, das heißt: Verzicht auf TV, Radio, Tageszeitungen, PC, Timer etc., also Verzicht auf alle unnötigen Stress-Erzeuger
- Sich mit **angenehmen Dingen** beschäftigen: Musik, Bücher, Bewegung, Tanz …
- Bewusste **Bewegung** in der **Natur**
- Regelmäßige **Mahlzeiten** einhalten: kein Essen zwischendurch, nicht spät abends und kurz vor dem Schlafengehen speisen, um den Organismus nicht zu belasten
- In Ruhe, mit **Freude und Demut** speisen, am besten gemeinsam mit netten Menschen
- Das Essen sollte maßvoll **temperiert** sein, denn starke Hitze und Kälte schädigen den Magen
- Die Verdauung beginnt im Mund, daher gut und lange **kauen**

Das gemäßigte Dinkel-Fasten

Bei dieser Methode wird dem Körper eine **reduzierte Energiemenge** von ca. 300 Kcal zugeführt, die grundlegenden Prozesse im Organismus aufrechterhalten werden können.

Zur Einstimmung sollte **3 Tage vorher** auf tierische Produkte, intensiv gewürzte und stark gebratene Speisen sowie tierische Fette **verzichtet** werden, ebenso sind Genussmittel wie Kaffee, Tee und Nikotin sowie Zucker zu meiden. Diese Vorgaben empfehlen sich auch nach dem Fasten und prinzipiell als **Grundlage** einer verbesserten Ernährung.

BEISPIELTAG:

Morgens Zur Verdauungsanregung ein paar Fenchelsamen kauen; Fencheltee, Kamillentee oder auch Dinkelkaffee; 1 Esslöffel gut vorgequollene Leinsamen oder auch Flohsamen, 1 Scheibe Dinkelbrot

Mittags Fettfreie Dinkelschrotsuppe mit sehr weich gekochten Gemüsewürfelchen aus Wurzelgemüse und Fenchel, Natursalz und wärmenden, verdauungsfördernden Gewürzen wie Ingwer oder besser noch Galgant, Bertram, Thymian, Ysop, Bohnenkraut, naturvergorenen Apfelessig

Nachmittags Fencheltee, Kamillentee, Melissentee, wahlweise mit Honig

Abends Eine Suppe wie mittags, nur anstelle von Schrot den feineren Grieß nehmen, eine Scheibe getoastetes Dinkelbrot (kein Vollkorn), Fencheltee mit etwas Apfelsaft. **Insgesamt reichlich trinken, vor allem Fencheltee!**

Pflanzliches Dinkelfasten

Damit können schlechte und belastende Ernährungsgewohnheiten unkompliziert umgestellt und in den Alltag integriert werden. Im Focus steht der **Verzicht** auf Fleisch und tierische Fette sowie Weißmehlprodukte und Zucker.

BEISPIELTAG:

Morgens Hafermus, Habermus oder aber Dinkelbrot mit Honig, Johannisbeergelee etc.; Fencheltee, Dinkelkaffee

Mittags Dinkellaibchen, Gemüselaibchen, Dinkelreis mit Gemüse; geschmorter Salat; Fencheltee

Abends Warme Speisen wie etwa Dinkelgrießsuppe, Häuptelsuppe, Kürbispüreesuppe, Karotten-Fenchelschaumsuppe; Dinkelbrot; Melissentee

Auch hier ist eine gute Versorgung mit Getränken wie Tees oder Quellwasser wichtig, dazu wirkt Bewegung an der frischen Luft unterstützend.

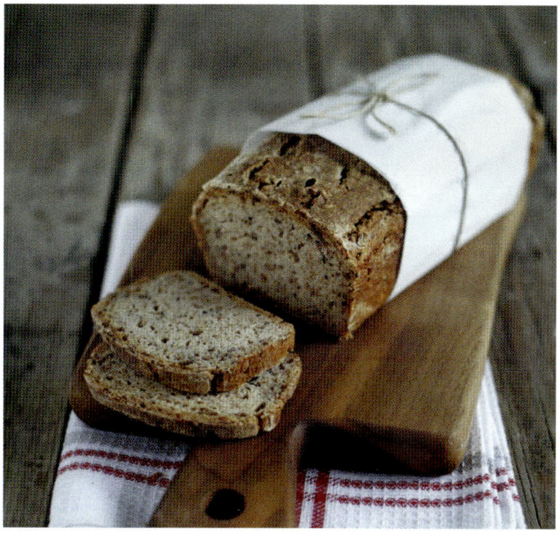

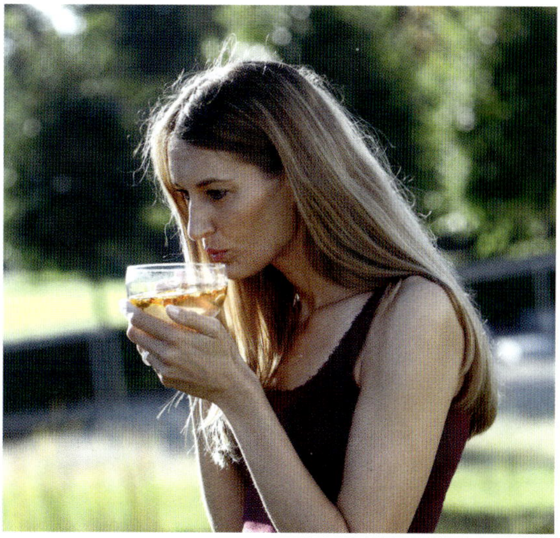

Dinkel-Schonkost

Diese Art des Fastens kann als **sanfte Methode** eingesetzt werden, um langsam und behutsamen **ernährungsbedingte Entgleisungen** wie Übergewicht, Bluthochdruck sowie Stoffwechselerkrankungen zu regulieren. Außerdem hilft sie bei der Entschlackung des Organismus sowie der allgemeinen Regulationsfähigkeit.

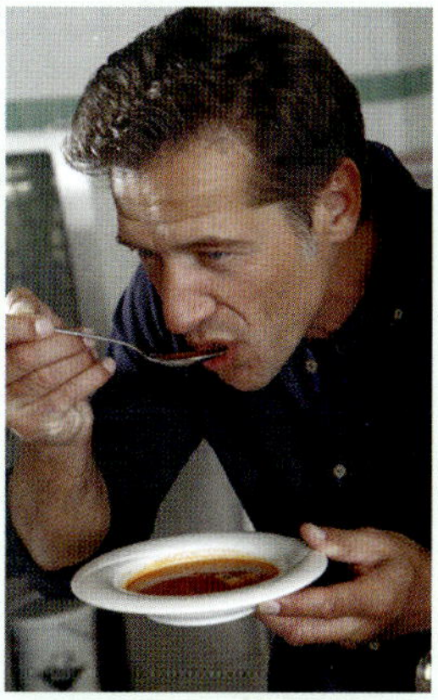

BEISPIELTAG:

Zur Entlastung kann **jeden zweiten Tag** ein Dinkeltag eingelegt werden.

Drei Mal täglich Dinkelbrot oder eine leichte Dinkelspeise bis zur individuellen Sättigung, dazu Fencheltee.

Die anderen Tage

Morgens ein warmes Frühstück wie Habermus, Flockenmus, Dinkelkörnermus; Fencheltee

Mittags Reichlich Gemüse, Getreide oder Hülsenfrüchte , z.B. Gefüllter Fenchel, Wurzelgemüse mit Dinkel, Gemüse-Dinkeleintopf

Abends Vorzugsweise warme Mahlzeiten wie Gemüsebrühe mit Dinkelgrieß, Gemüsepalatschinken, Dinkellaibchen auf Karotten-Currysauce

Dinkelfasten mit Brot

Auch hier handelt es sich um eine **mögliche Langzeitform** des Fastens, die auf Grund der Hochwertigkeit des Dinkels zu keinen Mangelerscheinungen führt.

Das Fasten wird zwei Tage **eingeleitet** durch eine rein pflanzliche und fettreduzierte Ernährung. Dazu soll vor dem morgendlichen Zähneputzen sowie nach dem abendlichen Zähneputzen je ein Löffel Birnbrei eingenommen werden. Auf diese Weise können Schlacken leichter ausgeleitet und die Humores in einer guten Zusammensetzung gehalten werden.

Wichtig ist die **Einhaltung der Einnahme**, denn die Inhaltsstoffe der Zahnpasten wären hier kontraproduktiv – am besten Naturzahnpasten ohne zugesetzte Stoffe nutzen.

An den Brotfastentagen sollte dreimal täglich mindestens **zwei Tage altes Dinkelbrot** bis zur individuellen Sättigung langsam kauend genossen werden. Dazu trinkt man passende Kräutertees. Auch die weiter oben beschriebene Einnahme des Birnbreis ist weiter fortzusetzen.

Je nach Konstitution und Verdauungsleistung können einzelne Mahlzeiten durch andere Dinkelspeisen ersetzt werden, auch in Verbindung mit passenden Gemüsen und Kräutern. Fein ist auch eine Brotsuppe auf der Basis einer leichten Gemüsesuppe die mit altbackenem Dinkelbrot gebunden und mit Schabziger Klee und Bertram abgeschmeckt wird..

Saft-Fasten

Beim Fasten ohne feste Nahrung und nur mit einer begleitenden Gabe diverser Säfte und Tees ist der Organismus naturgemäß einer deutlich stärkeren Belastung ausgesetzt. Daher sollten nur Menschen mit einer sehr stabilen Konstitution und nach vorheriger Abklärung mit einem Arzt solche Fastenmethoden ins Auge fassen.

Auch hier werden **zwei Entlastungstage** dem Fasten vorangestellt, an denen auf tierische Lebensmittel, Weißmehl, Zucker und Genussmittel verzichtet wird. Dabei kann die ausscheidungsunterstützende Einnahme des Birnbreis integriert werden.

Eine weitere Maßnahme zur Unterstützung der Verdauungs- und Entschlackungsleistung liegt in der Konsumation von Dinkel-Gewürzkeksen, die auf nüchternem Magen langsam kauend genossen werden. Um den Organismus zu stützen, sollten alle Konsumationen **warm** erfolgen.

Morgens Warmer Fencheltee in kleinen Schlucken trinken

Mittags Klare Fastenbrühe und Brühe mit püriertem Gemüse

Abends Warmer Fenchel- oder Anistee mit wenig Apfelsaft für die Verdauung und Dinkel-Gemüsebrühe

Der wöchentliche Fastentag

Ein wöchentlicher Fastentag kann die **Regulationskompetenzen** des Organismus sehr gut unterstützen. Zudem werden die beim Fasten erfahrenen Impulse im Gedächtnis gehalten und damit wichtige Möglichkeiten zur Prävention ernährungsbedingter Krankheiten genutzt.

Morgens Hafer- oder Dinkelbrei, feines Dinkelbrot, etc.

Mittags Leichte Gemüsespeisen mit Dinkel und geschmortem Salat

Abends Leichte Suppen mit Dinkel

Das Ende des Fastens

Nach einer Fastenkur benötigt der Organismus einen sanften Übergang in den Alltag, um die gesetzten Impulse nachhaltig wirken lassen zu können.

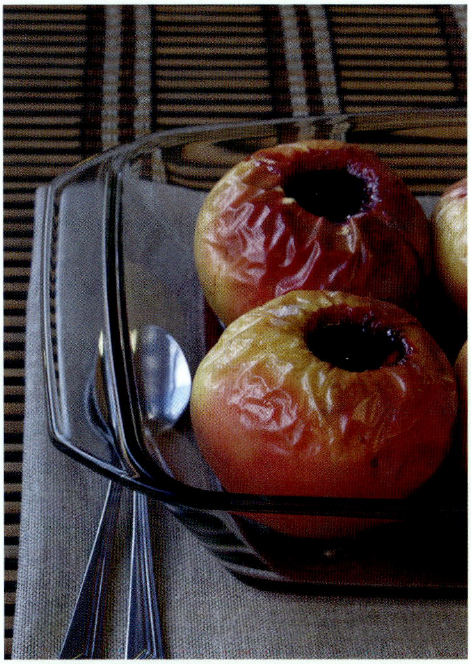

Erster Tag

Morgens Gebackenes Apfelmus mit etwas Nelke und Ceylonzimt

Mittags Klare Brühe und dann gedünstete Gemüse mit gekochtem Dinkel und Schabziger Klee

Abends Fencheltee , leichte Gemüsebrühe mit Dinkelgrieß

Zweiter Tag

Morgens Fenchel- oder Melissentee, Dinkelbrei mit Wasser gekocht

Mittags Leichte Speisen mit gegartem Gemüse, Dinkel

Abends Warme Gemüsepüreesuppen

Ab dem **dritten Tag** kann wieder auf den üblichen Speiseplan umgestellt werden, wenngleich viele Aspekte der reduzierten Ernährung dabei Beachtung finden sollten. Insbesondere der Genuss von zu viel Fleisch, Hartkäse, Weißmehlprodukten, Zucker und Genussmitteln sollte dauerhaft sehr eingeschränkt bleiben.

Fasten-Begleitmaßnahmen

Um das Fasten bestmöglich zu unterstützen, eignen sich aus den unterschiedlichen Lebensbereichen diverse Maßnahmen ganz besonders – und viele davon sind auch im Alltag sehr hilfreich bei der Erhaltung der Gesundheit.

Morgenbewegung Bewegung an der frischen Luft stimuliert den Organismus, macht Appetit und fördert die Verdauung. Um den Organismus auf Touren zu bringen, sind morgendliche Übungen sehr sinnvoll. Kniebeugen am offenen Fenster, spezielle Wydaübungen, ein flotter Spaziergang, ein leichtes Lauftraining, eine Runde auf dem Hometrainer – die Möglichkeiten sind vielfältig. Mit einem Bewegungsprogramm bringen Sie die Energie in Schwung, was sich auf die Leistungsfähigkeit des Körpers und des Geistes positiv auswirkt. Zudem kommt auch der Magen auf Touren, und Sie können nach einer guten Morgendusche ein passendes Frühstück genießen.

Verdauungsmassage Nach dem Erwachen empfiehlt es sich, für eine kleine Stimulation noch ein wenig liegen zu bleiben. Dafür die anwinkelten Beine mit einer weichen Bürste sanft massieren: Man beginnt bei den Knien mit kreisenden Bewegungen von außen nach innen, bis man zur Hüfte gelangt. Danach mit der Bürste sanft dem Verlauf des Dickdarms entlang streichen. Mit dieser wohltuenden Massage wird die Verdauung bestens angeregt.

Verdauungstraining Eine weitere Möglichkeit der Darmstimulation besteht darin, den Darm regelrecht auf eine gezielte Entleerung zu trainieren. Generell ist der Darm zwischen halb sieben und sieben besonders entleerungswillig: Am besten auf der Toilette den Darmmuskel einige Male an- und wieder entspannen. Danach ein paar Minuten sitzen bleiben, auch wenn keine Entleerung folgt. Nach einigen Tagen wird der Körper diesen Impuls verinnerlicht haben und Sie können sich einer täglichen Entleerung zur gleichen Zeit erfreuen.

Mundhygiene Nach der Morgentoilette ist es empfehlenswert, den Mund mit Wasser ordentlich durchzuspülen und anschließend mit einer speziellen Massagezahnbürste das Zahnfleisch sanft zu massieren. Durch diese Übung

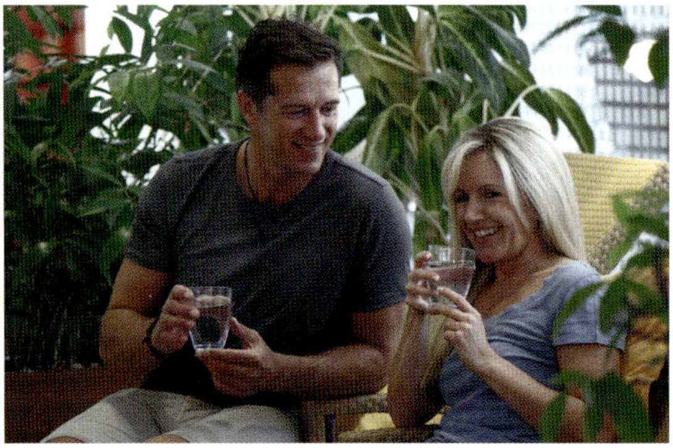

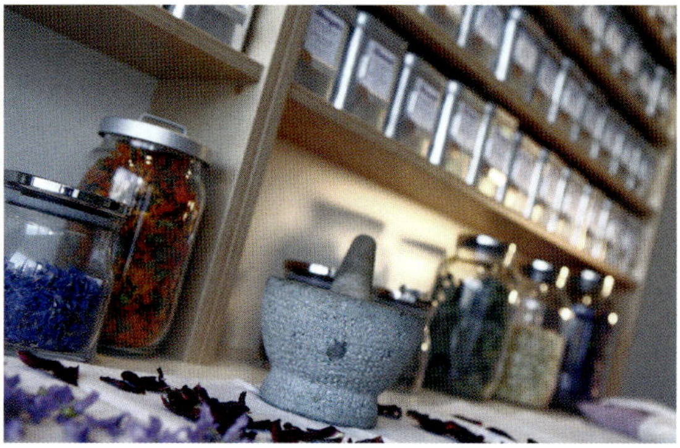

können Sie das Zahnfleisch trainieren und festigen, sodass die Zähne einen guten, festen Sitz behalten. Danach einen guten Schluck Olivenöl oder Sonnenblumenöl nehmen und ca. 10 Minuten im Mund halten, dabei ständig durch den Mundraum bewegen. Danach das Öl ausspucken. Mit diesem **Ölziehen** sorgen Sie für eine sehr gute bakterielle Sauberkeit in Ihrem Mund- und Rachenraum. Das Öl aber besser nicht ins Waschbecken, sondern in einem separaten Behälter entsorgen.

Körperhygiene Eine angenehme Dusche am Morgen bringt Sie so richtig in Schwung. Dabei können Sie sich besonders mit Wechselduschen frisch machen. Zusätzlich kann das Abreiben mit einem kräftigen Schwamm helfen, die Haut zu stimulieren. In der Regel reicht für eine gute Körperhygiene das reine Wasser. Viele Körperreinigungsmittel sind parfümiert und außerdem waschen Sie mit solchen Mittel den so wichtigen Säureschutzmantel der Haut ab. Nach der abschließenden kalten Dusche den Körper kräftig abrubbeln. Anschließend ist es besonders empfehlenswert, die Haut mit Naturmitteln pflegen. Hier seien vor allem jene Produkte ins Auge zu fassen, die auch den Schutz vor ultravioletten Strahlen bieten, um der Hautalterung vorzubeugen.

Powernapping Die berühmten 20 Minuten Schlaf (nicht mehr und nicht weniger und in ruhiger Umgebung) nach dem Mittagessen sind schon seit vielen tausend Jahren bekannt. Und was moderne Unternehmen als absolut leistungssteigernd einstufen, sah auch Hildegard von Bingen schon als gute Möglichkeit, über diese Entspannung auch nachmittags leistungsfähig zu bleiben.

Leberwickel Zur Unterstützung des wichtigsten Entgiftungsorganes soll ein Frotteetuch mit heißem Wasser getränkt auf den Oberbauch gelegt werden, eine warme Bettflasche auflegen, zudecken und 30 Minuten ruhen. Spezielle Wickel für die einzelnen Typologien sind in den anschließenden Kapiteln genauer beschrieben. Die Stimulation der Leber hilft, die Entgiftungsleistung anzuregen und damit auch die gesamte Leistungsfähigkeit dieses wichtigen Organes zu optimieren.

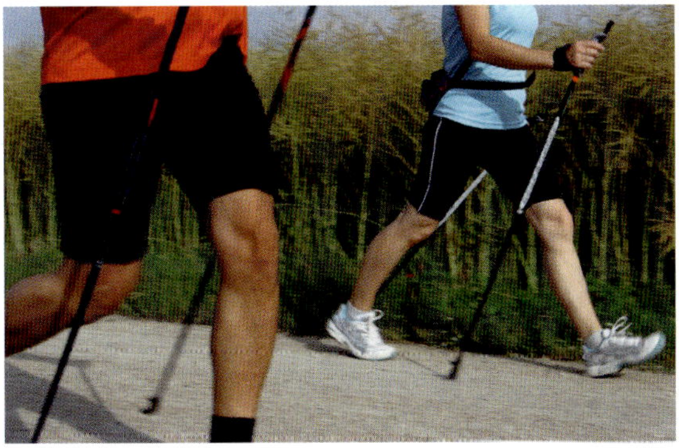

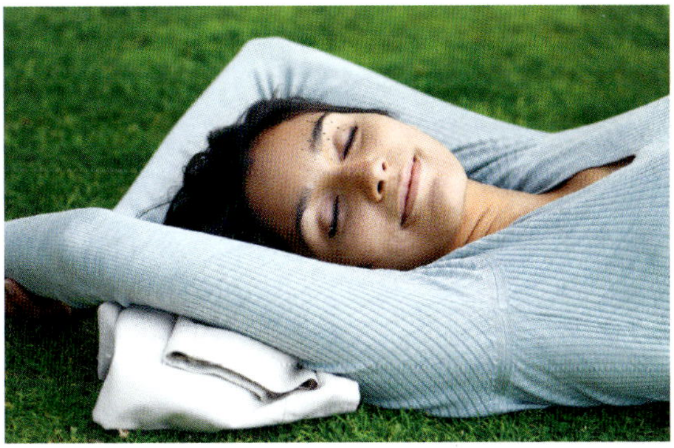

Nachmittagsspaziergang Ein flotter Gang am Nachmittag in der Sonne bzw. Nordic Walking oder Schwimmen unterstützen das Fasten sehr.

Austausch Nach dem Abendessen sollten soziale Kontakte auf der Tagesordnung stehen: Gespräche, singen, spielen, meditieren, tanzen oder auch gemeinsames Malen sind wichtig, um Geist und Seele zu stärken und den Fastenkrisen vorzubeugen.

Abendmeditation Nutzen Sie die Abendemeditation zu einer **Reise durch den Organismus,** um sich ganz bewusst bei den einzelnen Organen für die ständige Arbeit und Unterstützung bei der Gesunderhaltung zu bedanken.

Birnbrei Um den Ausscheidungsprozess noch weiter zu stützen, ist der abendliche Birnbrei – wie zuvor schon beschreiben – sehr hilfreich (Rezeptteil).

Grundrezepte beim Fasten nach Hildegard von Bingen

Mengenangaben für 1 Portion

GEKOCHTER DINKEL

Zutaten 80 g Dinkel • 200 ml Gemüsebrühe • Natursalz • Bertram • Galgant

Zubereitung Den Dinkel mit der Brühe und den Gewürzen aufkochen und eine halbe Stunde köcheln lassen, dann 20 Minuten zugedeckt ausquellen lassen.

GEKOCHTES DINKEL-MÜSLI

Zutaten 80 g Apfel (säuerlich), geschält, gewürfelt • 60 g Dinkelkörner, gekocht • 40 g Naturjoghurt • Zimtblüte, gemahlen • Honig

Zubereitung Apfel und Dinkel mit etwas Wasser aufkochen lassen, dann mit den restlichen Zutaten in eine Schüssel geben und 20 Minuten ziehen lassen.

HABERMUS MIT HAFER

Zutaten 50 g Haferflocken, sehr fein • 200 ml Wasser • 30 g Sultaninen • 40 g Naturjoghurt • Honig • Muskatblüte (Macis) • Ceylonzimt, gemahlen • Piment, gemahlen

Zubereitung Die Haferflocken mit den Sultaninen weich dünsten, dann Gewürze und Joghurt zugeben, 20 Minuten ziehen lassen.

HABERMUS MIT DINKEL

Zutaten 60 g Dinkelflocken, fein • 200 ml Wasser 80 g Birnen, fein gerieben • 30 g Naturjoghurt • Nelken, gemahlen • Ceylonzimt, gemahlen

Zubereitung Die Flocken mit der Birne weich dünsten, dann Gewürze und Joghurt zugeben, 20 Minuten ziehen lassen.

FASTENBRÜHE

Zutaten 200 g Gemüse (Fenchel, Mohrrübe, Petersilienwurzel, Sellerie), gewürfelt • 500 ml Wasser • Ingwer oder Galgant • Thymian oder Quendel • Ysop • Macis • Petersilie • Natursalz

Zubereitung Die Gemüsewürfel in der Brühe sehr weich kochen lassen, die Gewürze zugeben. Einige Minuten ziehen lassen, dann alles fein mixen und abseihen. Man kann als Alternative auch noch sehr weich gekochte Dinkelkörner in die Suppe geben.

DINKELGRIESSSUPPE

Zutaten 50 g Dinkelgrieß • 350 ml Gemüsebrühe • Galgant • Thymian • Ysop • Kerbel, gehackt

Zubereitung Den Grieß in einem Topf hell anrösten, die Brühe unter kräftigem Rühren zugeben und 15 Minuten köcheln lassen. Gewürze und den Kerbel zugeben und genießen.

HÄUPTELSALAT MIT DINKEL

Zutaten 20 ml Distelöl • 10 ml guter Weinessig • Salz • Galgant • Schabziger Klee • 50 g gekochte Dinkelkörner • 1/2 Häuptelsalat

Zubereitung Den Salat von allen Seiten anbraten und in eine Schüssel geben. Öl, Essig und Gewürze gut verrühren und den Salat damit 30 Minuten marinieren. Dinkelkörner zugeben und warm servieren.
Bei trockener Konstitution der Marinade 10 g Honig zugeben.

DINKEL-KRÄUTER-SPÄTZLE

Zutaten 200 g Dinkelmehl • Natursalz • Galgant • Macis • 120 ml Wasser • 4 Eier • 30 g Petersilie, Kerbel, Melde, gehackt

Zubereitung Alle Zutaten verrühren und mit einem Holzlöffel schlagen, bis die Masse Blasen wirft. Dann feine Spätzle in kochendes Wasser schaben oder mit der Spätzlepresse in kochendes Wasser drücken, aufkochen lassen und abseihen. Mit den Gewürzen abschmecken und mit Petersilie bestreut genießen.

DINKELOTTO

Zutaten 30 g Zwiebeln, fein gewürfelt • 10 ml Sonnenblumenöl • 100 g Dinkel • 100 ml Rieslingwein • 350 ml Gemüsebrühe • Galgant • Bertram • Quendel • Natursalz

Zubereitung Die Zwiebeln anschwitzen, den Dinkel zugeben und mit anschwitzen. Nun mit dem Weißwein ablöschen und mit der heißen Brühe nach und nach angießen. So lange köcheln lassen, bis der Dinkel weich ist. Kräftig abschmecken und mit gehacktem Quendel oder Thymian vollenden.

WÄRMENDES UND ANREGENDES GEWÜRZPULVER

Zutaten 30 Teile Ceylonzimt, gemahlen • 30 Teile Muskatblüte, gemahlen • 10 Teile Piment, gemahlen • Nelkenpulver

DINKELBROT

Pro kg Dinkelmehl nur wenig Germ verwenden, dadurch wird das Brot leichter verdaulich. Brote am besten bei aufsteigendem Mond backen und vor dem Genuss 1–2 Tage stehen lassen. Ungefähr 700 ml Wasser auf 1 kg Dinkelmehl verwenden. Bei Zugabe von Eiern, Butter etc. das Flüssigkeitsverhältnis anpassen.
Mehl in eine Schüssel geben, eine Mulde bilden, 100 ml lauwarmes Wasser zugeben und darin den Germ auflösen. Ein Dampfel machen, dieses zugedeckt 45 Minuten gehen lassen. Nun Gewürze nach Belieben, Salz und Zucker zugeben und mit dem restlichen Wasser den ganzen Teig sehr gut mindestens 10 Minuten verkneten, bis ein geschmeidiger Teig entsteht. Diesen mit Mehl bestäuben, mit einem Tuch abdecken und wieder gehen lassen (ca. 45 Minuten), bis sich der Teig in etwa verdoppelt hat.
Anschließend den Teig mit einer Teigkarte von der Arbeitsfläche lösen – nicht kneten! – wieder mit Mehl stäuben, abdecken und wieder gehen lassen. Den Vorgang drei Mal wiederholen.
Nun den Teig schleifen (mit den Händen glatt drehen), bis er kompakt ist, Laibe oder Kleingebäck formen und auf ein Blech setzen. Mit warmem Wasser bepinseln und bei 220 °C (Heißluft) 10 Minuten anbacken, dann bei 200 °C fertig backen. Backdauer: Laibe ca. 50 Minuten, Kleingebäck ca. 25 Minuten.

HELLES DINKELBROT

Zutaten 1 kg Dinkelfeinmehl • 625 ml Wasser • 1/2 P. Germ • Natursalz • Galgant • Fenchelsamen • Ysop

---

DINKEL-MISCHBROT

Zutaten 600 g Dinkelfeinmehl • 200 g Dinkelvollmehl • 200 g Dinkelflocken • 500 ml Wasser • 1 Becher Naturjoghurt • 1/2 P. Germ • Natursalz • Honig • Bertram • Kreuzkümmelsamen • Ysop • 1 EL Flohsamen

FRÜHSTÜCKSTEE

Zutaten 10 g Rosenblätter • 10 g Himbeerblätter • 5 g Erdbeerblätter • 5 g Galgantwurzel

ABENDTEE

Zutaten 30 g Melissenblätter • 5 g Rosenblätter • 5 g Orangenblütenblätter

Zutaten Für die Tees einen Teelöffel Mischung mit 80 Grad heißem Wasser übergießen und 8–10 Minuten ziehen lassen.

BIRNBREI

Zutaten 100 g Birnen, säuerlich, eher knapp reif, geschält, gewürfelt • 5 g Birnbreipulver (Apotheke) • 25 g Honig
Zubereitung Die Birnen in 300 ml Wasser weich dünsten und mit den restlichen Zutaten pürieren.

PETERSILIENHONIGWEIN

Zutaten 1 l Rotwein • 30 g Petersilienstängel mit Kraut • 20 ml guter Weinessig • 40 g Honig
Zubereitung Alles aufkochen lassen, 5 Minuten ziehen lassen und dann abseihen. Zimmerwarm genießen. Gut bei Abgeschlagenheit, Verdauungs- und Kreislaufproblemen.

GELÖSCHTER WEIN

Zutaten 2 Teile Weißwein • 1 Teil Quellwasser
Zubereitung Den Wein erhitzen und mit dem sehr kühlen Quellwasser aufgießen. Warm genossen hilfreich bei emotionalen Verstimmungen, Kopfschmerzen und allgemeinem Unwohlsein.

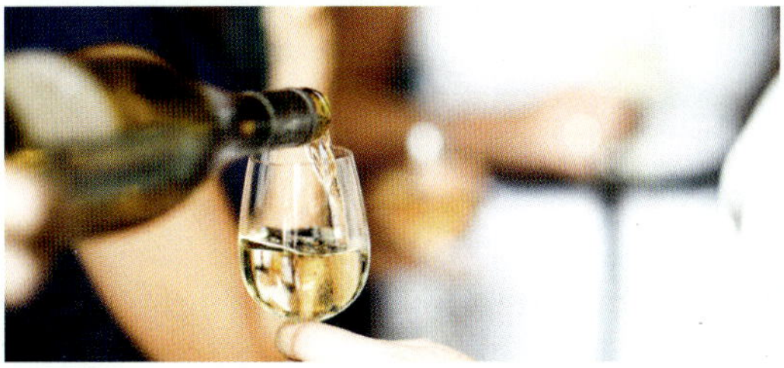

Gewürze

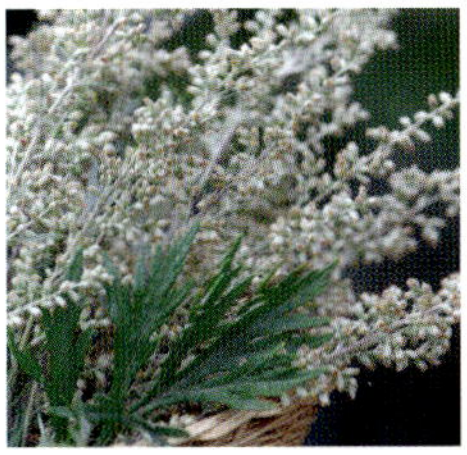

Beifuß

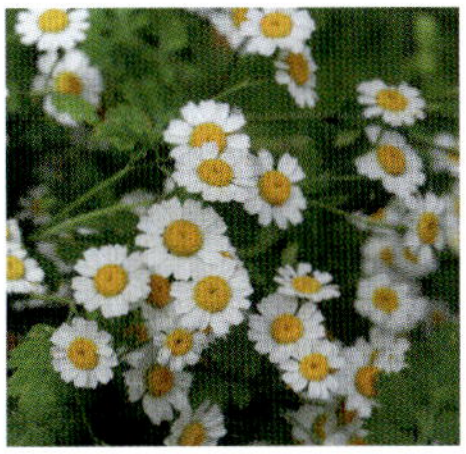

Bertram

Ackerminze Wärmend und trocknend mit leichter Schärfe, verdauungsfördernd, magenfreundlich. Blätter und junge Triebe fein hacken, in Suppen oder Eintöpfen sowie als Aufstrich oder in Salaten.

Beifuß Mutter der Kräuter, wärmend und trocknend, regt die Funktion von Leber und Galle an. Gehackte Blätter in Suppen, Gemüse, Fleisch-, Fisch- oder Geflügelgerichten.

Bertram Wärmend und trocknend, verdauungsfördernd, stoffwechselanregend.
Tipp: Gemeinsam mit Galgant gut für würzige Speisen, Suppen, Aufstriche. Sehr bekömmlich.

Bohnenkraut Sehr warm und trocknend, verdauungsfördernd, blähungswidrig. Für Hülsenfrüchte, Gemüsegerichte. Unterscheidung: Sommer-, Winter- (Berg-), Iranisches Bohnenkraut.

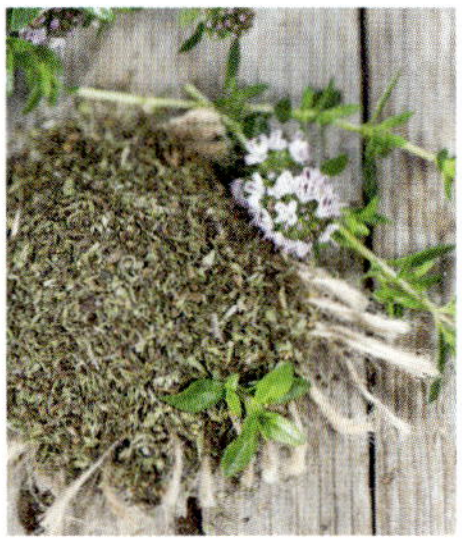
Bohnenkraut

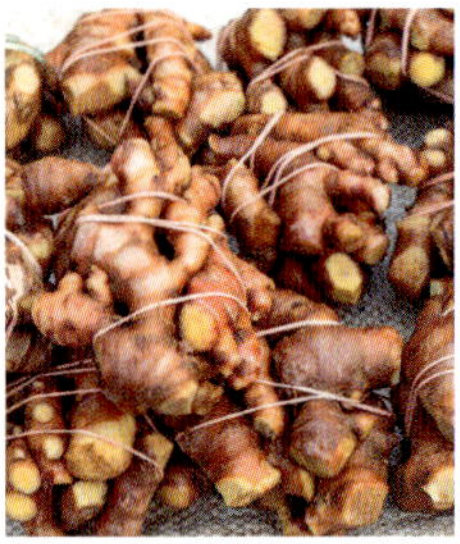
Galgant

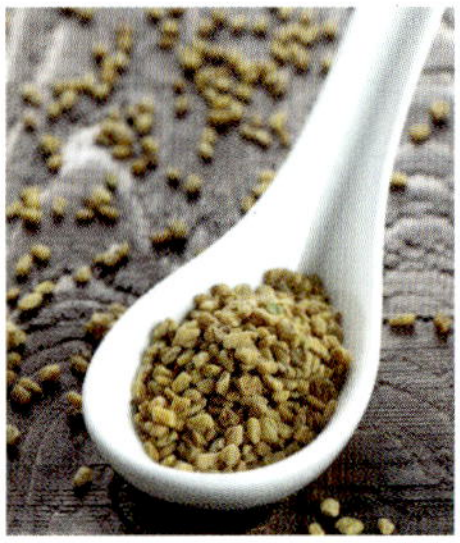
Griechenklee

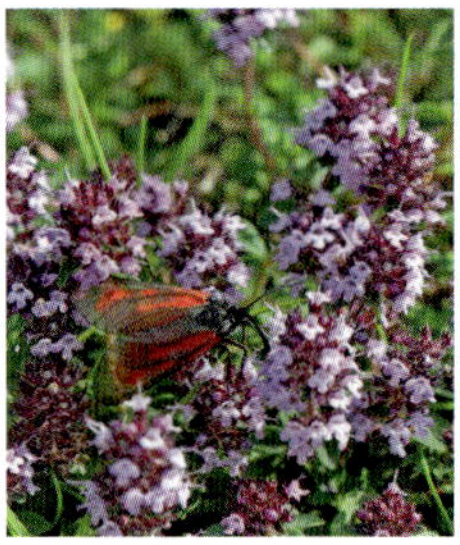
Quendel

Fenchelsamen Wärmend und leicht trocknend, verdauungsfördernd, blähungswidrig, gegen Mundgeruch. Für Gemüse- und Getreidegerichte, Brot, fette Speisen.

Flohsamen Durch seine besondere Quellfähigkeit gut zur Verdauungsregulation! Bindet bis zur 40-fachen Menge Flüssigkeit. Daher vor dem Genuss quellen lassen oder bei Durchfall im Darm aufquellen lassen, immer frisch schroten, oxidiert sonst schnell.

Galgant Wärmend, trocknend, mit leichter Schärfe, regt Verdauung und Stoffwechsel an, entkrampfend, belebt den Kreislauf, stimmungsaufhellend. Für Gemüsegerichte, Currys, Geflügel, Fisch.

Gewürznelken Wärmend, entzündungshemmend, anregend. Für Brühen, Kompotte, Reisgerichte, Geflügel.

Bockshornklee Warm und leicht trocken, Aromat der Hildegard-von-Bingen-Küche. Appetitanregend, stoffwechselanregend, Einfluss auf die Blutfette. Für Suppen, Saucen, Gemüsespeisen, Reisgerichte, Erdäpfelgerichte, Lamm.

Kreuzkümmel (Cumin) wärmend und trocknend, blähungswidrig und verdauungsanregend. Für Lamm- und Gemüsegerichte, Linsen, Kichererbsen.

Kubebenpfeffer Warm und trocken, scharf, auflösend, bewegend, anregend. Für Fleischspeisen, Eintöpfe, Gemüsegerichte.

Muskatnuss Warm und trocken, regt das Gemüt an, fördert die Konzentration (besonders die Blüte = Macis). Für Kartoffelgerichte, Eierspeisen, Kohlgerichte, Süßspeisen, Kompotte.

Pfeffer Alle Sorten sehr warm, trocken und scharf, regt Verdauung und Stoffwechsel sowie die Galle an. Für alle Fleischgerichte, kräftige Hülsenfrucht- und Gemüsegerichte. Achtung bei hitzigen Typen!

Poleiminze Reinigt den Magen. Gegen Gastritis, Aufstoßen, Sodbrennen. Mitkochen oder roh verwenden.

Quendel/Wiesenthymian/Feldthymian Warm und trocken, verdauungsfördernd und blähungswidrig. Für Fleisch- und Gemüsegerichte, Hülsenfrüchte. Gut zum Mitkochen.

Salbei Warm und trocken, reinigend, desinfizierend, für die Mundhygiene, gegen Schadstoffe im Körper. Täglich 2 Blätter frisch essen, als Pulver mitkochen oder aufs Brot geben.

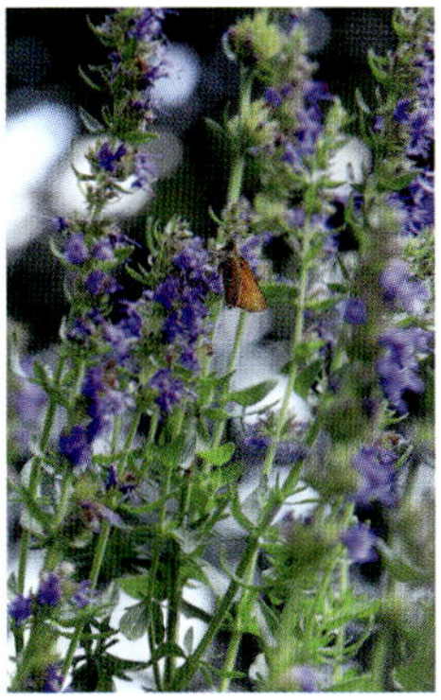
Ysop

Salz Wichtig für alle Prozesse im Körper, extrazelluläre Flüssigkeit hat **Salzwasserqualität,** auflösend und bewegend. Wichtig für den Geschmack und damit die Wirkung der Speisen, Einfluss auf alle Geschmäcker. Zu reichlich eingesetzt, wirkt es trocknend und eindickend. Die tägliche Menge sollte nicht mehr als 5 g betragen.

Süßholz Gegen Verstopfung, verdauungsfördernd, unterstützt nährende Prozesse.

Ysop Warm und trocken, regt den Stoffwechsel an, besonders Magen und Leber.

Zimt Warm, trocken, entspannt, stärkt die Sinne und reinigt das Blut; wirkt gegen Stoffwechselstörungen. Unbedingt auf gute Qualität achten und vornehmlich Ceylonzimt verwenden. Für Fleischspeisen, in Saucen, Süßspeisen, Tees.

Lebensumstellung nach dem Fasten

Nach jedem Fasten sollte die Chance auf eine sinnvolle Lebensumstellung im Sinne von Hildegard von Bingen erfolgen. Dabei ist Folgendes zu beachten:

- Auf die eigene Konstitution schauen
- Umstellung in kleinen Schritten vollziehen
- Leben nach dem Motto: weniger ist mehr
- Einen Dinkeltag pro Woche
- Sinnliches Essen pflegen
- Körpersignale beachten
- Mit allen Sinnen speisen und leben
- Die Heilkraft der Speisen nutzen
- Gut kauen
- Hochwertige Lebensmittel nutzen, regional, saisonal
- Laut Hildegard von Bingen nicht gleich nach dem Aufstehen frühstücken, sondern nur nach Hunger. Individuelle Frühstückszeit herausfinden
- Immer warm und mit Dinkel frühstücken
- Auch mittags Dinkel bevorzugen, Küchengifte meiden
- Nie mehr als zwei Beilagen pro Mahlzeit
- Wenig Rohkost, Gemüse kochen bzw. blanchieren oder 10 Minuten in Weinessig einlegen
- Viele anregende Gewürze einsetzen
- Maßvoll essen und leben maßvoll trinken
- Für gute Verdauung und gutes Blut sorgen
- Die 6 Lebensregeln beachten (res non naturales)

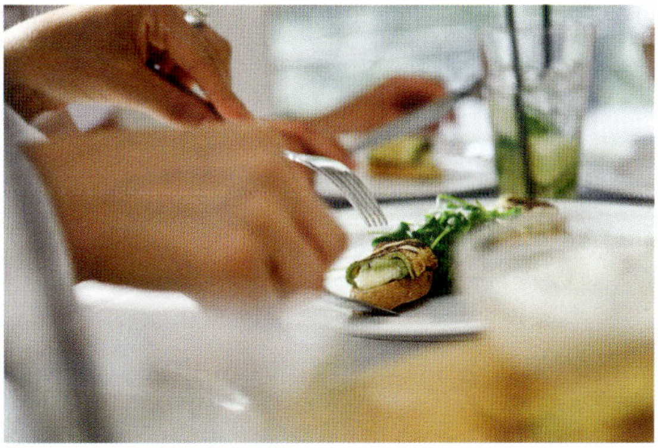

Weitere naturheilkundliche Möglichkeiten

Wie schon in Kapitel 5 ausführlich besprochen stehen Behandlungsmethoden entsprechend den fünf Säulen der Kneipp-Therapie im Mittelpunkt der TEM: Hydrotherapie, Phytotherapie, Ernährungstherapie, Bewegungstherapie und Ordnungstherapie.
Der Beginn der Anwendung von Heilpflanzen zur Behandlung von Krankheiten lässt sich nicht mit Sicherheit festlegen. Sicher wurden schon in grauer Vorzeit alle möglichen Leiden mit Pflanzen behandelt. Jede Kultur entwickelte im Lauf der Zeit ein traditionelles System der Klassifikation von Heilpflanzen und ihrer Zuordnung zu bestimmten Gesundheitsproblemen.
Lebensstil, Lebensordnung und Ernährung waren auch schon bei Hippokrates wichtige Themen. Aus heutiger Sicht lassen sich sehr viele (Zivilisations-)Krankheiten durch eine Änderung des Lebensstils positiv beeinflussen.

Es gibt noch eine ganze Reihe von Behandlungsmöglichkeiten, die ein Arzt mit naturheilkundlicher Ausrichtung anwenden könnte. Dazu gehören auch die sogenannten »ausleitenden Verfahren«:

Trockenes Schröpfverfahren Über bestimmten Hautarealen wird mit Hilfe eines Glases ein Unterdruck angelegt. Die Haut wird stark angesaugt und auf diese Weise stimuliert. Es kommt zu verstärkter Durchblutung im behandelten Bereich.

Blutiges Schröpfverfahren Ähnlich wie beim Trockenen Schröpfen, nur wird vorher die Haut durch einen oder mehrere kleine Stiche zum Bluten gebracht.

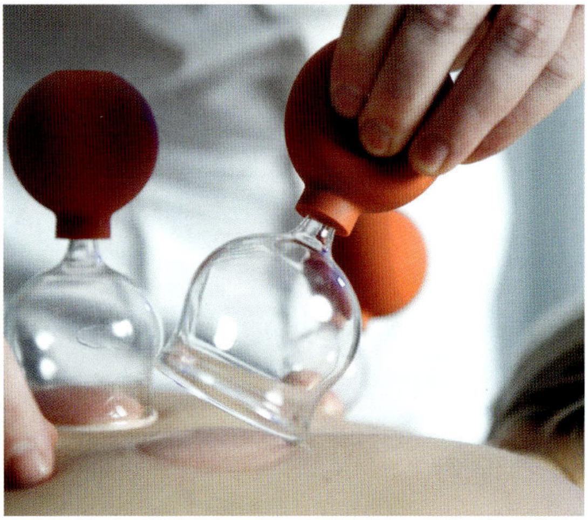

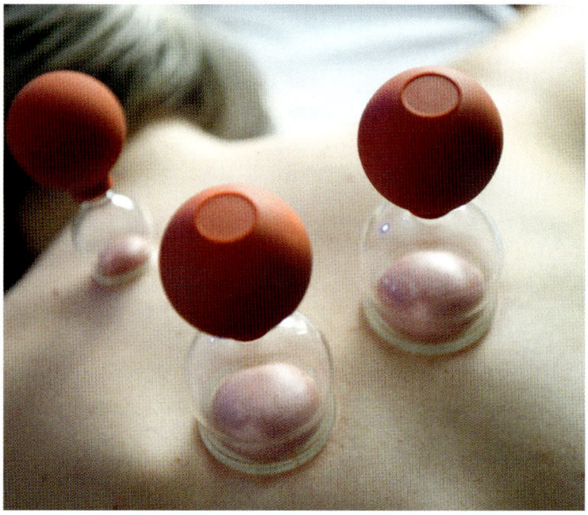

Baunscheidtverfahren Hautreizende Behandlung mit einer Kombination von mechanischen Stichen und Baunscheidtöl, die über Verbindungen von Hautnerven mit dem vegetativen Nervensystem innere Organe anregen soll.

Einsatz von Blutegeln Eine der ältesten Heilmethoden überhaupt. Seit mehreren Jahren wieder verstärkt im Einsatz. Durch den Biss des Blutegels werden wirksame Substanzen an den Körper abgegeben, die gerinnungshemmende, antientzündliche und antirheumatische Effekte haben.

Nutzen von Cantharidenpflastern Das Gift der Spanischen Fliege wird über ein Pflaster an bestimmten Hautarealen appliziert, wo es die Durchblutung und den Lymphfluss fördert.

Aderlass Von der Antike bis Mitte des 19. Jahrhunderts eine der wichtigsten Therapien. Wirkt blutdrucksenkend und verbessert die Fließeigenschaften des Blutes. Entnommen werden beim naturheilkundlichen Aderlass 100 bis 300 ml Blut.

Ableitungen über die Haut, Schwitzkur Einige Kneipp-Wickel wirken auf diese Weise, schweißtreibende Tees bei Erkältungskrankheiten verkürzen den Krankheitsverlauf, auch regelmäßige Saunabesuche als abwehrsteigerndes Mittel gehören hierher.

Purgieren über den Darm Bei der Fastenkur wird mit Glaubersalz die Ausscheidungsfunktion des Darmes unterstützt, bei Erkältungskrankheiten kann ein Einlauf unterstützend sein.

Brechverfahren Früher durch die Einnahme von verschiedenen Erbrechen auslösenden Heilpflanzen, heute eher nicht mehr gebräuchlich.

Ableitungen über den Harn Entweder in Form von harntreibenden Kräutertees oder durch eine Trinkkur mit Wasser aus einer Heilquelle.

Nasenrödern Stimulation der Nerven im Nasenraum durch Wattestäbchen, die vorher mit ätherischen Ölen getränkt wurden. Ebenfalls eine Form der Reflextherapie, die auf Regulationsmechanismen des Körpers wirkt.

Als gemeinsamer Hintergrund dieser Methoden dient die Hypothese, dass die Ursache einer Krankheit in einer fehlerhaften Zusammensetzung der Säfte liegt (Dyskrasie), und dass **Giftstoffe, Stoffwechselschlacken, Ablagerungen von Schwarzgalle oder überschüssige Säfte** entfernt werden müssen. Dann kann das System wieder ins Gleichgewicht kommen. Diese aus Sicht der Schulmedizin fragwürdigen Begriffe sind unserer Meinung nach als Bilder für gestörte Funktionen zu verstehen – und nicht als greifbare Materie. Vor allem bei chronischen Krankheiten ist die Reaktionsfähigkeit des Körpers oft eingeschränkt und die positive Wirkung einiger ausleitender Verfahren wurde auch durch wissenschaftliche Studien schon bestätigt. Welche Methode für welchen Patienten passt, muss sehr sorgfältig überlegt werden. Nach der Typenlehre der TEM eignen sich ausleitende Verfahren eher für sogenannte **Überschuss-Syndrome**. Bei Krankheiten, die durch Schwäche, Trockenheit und Kälte gekennzeichnet sind, ist die Behandlung oft schwieriger.

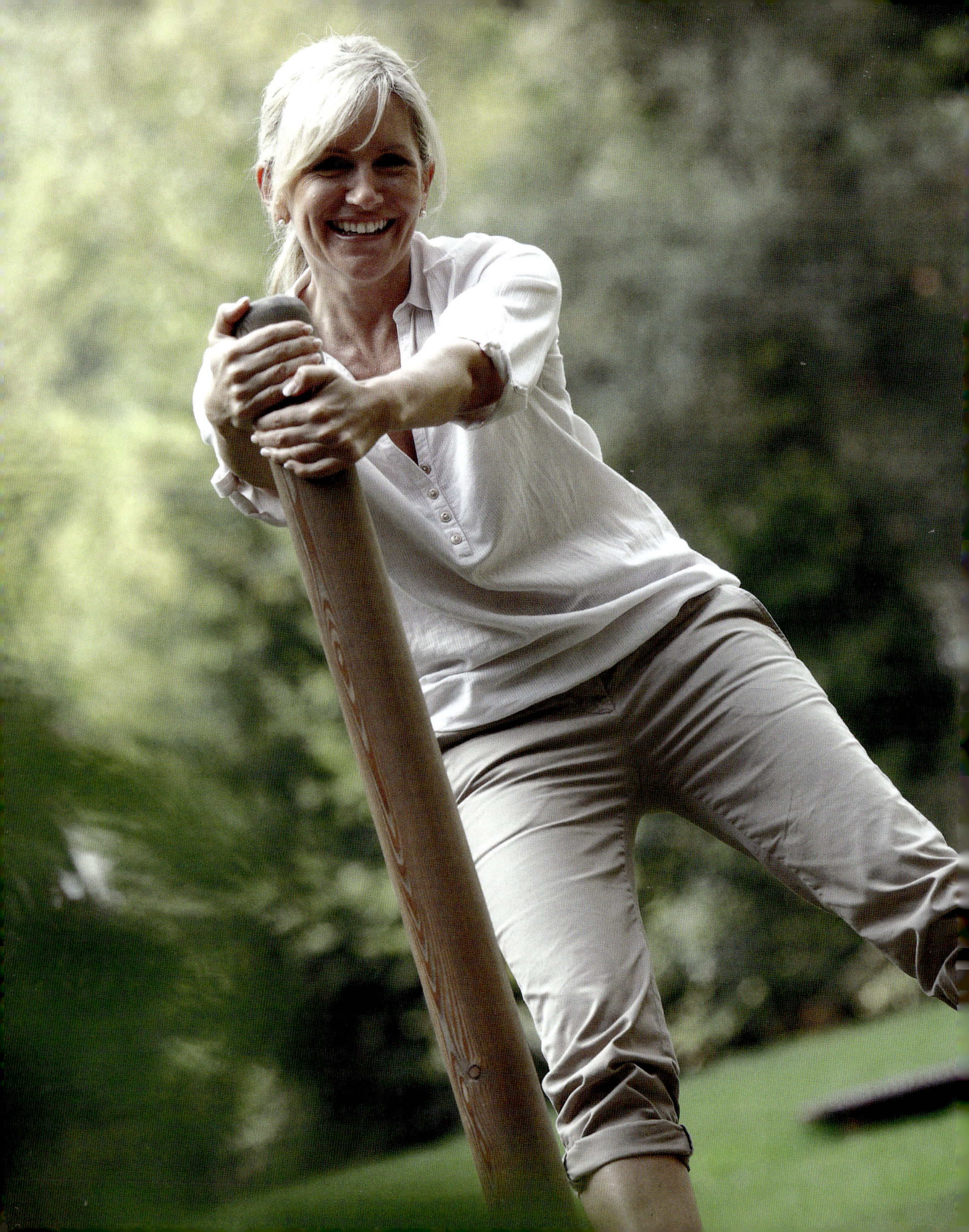

Die Temperamente in der TEM

Das Temperament eines Menschen ergibt sich aus dem grundlegenden **Organisationsprinzip** seines Organismus. Es wird ihm sozusagen in die Wiege gelegt und bestimmt im Grunde ein Leben lang seine physiologischen und psychischen Funktionsprinzipien. Damit kann man das Temperament als Konstante bezeichnen, auch **Genotypus genannt**.

Freilich wirken sich Geschlecht, Alter (Lebensabschnitt), das jeweilige Klima des Landes, in dem man lebt, aber auch Jahreszeit, Monat, ja sogar Tageszeit und selbstverständlich die Lebensweise (Arbeit, Ernährung, Bewegung etc.) auf die aktuelle Befindlichkeit jedes Einzelnen aus.

Die **temperatio** dagegen stellt eine Variable dar, die sich aus der Summe der internen und externen Einflüsse (Reize) ergibt. Auf diese Reize reagiert der Organismus mit Reizadaptionen und damit mit der funktionsgebundenen Verteilung der Säfte (Humores). Man kann also sagen, dass der Organismus im Rahmen seines vorherrschenden Temperamentes und der damit verbundenen Möglichkeiten die bestmögliche temperatio entwickelt, um die Funktionsprinzipien zur Wahrung der Balance erhalten zu können.

Aus diesen Prinzipien ergibt sich die jeweilige **Konstitution**, die den Menschen in seiner Gesamtheit erfasst und beschreibt. Im Lauf der Medizingeschichte haben diverse Experten unterschiedliche Systeme für die jeweiligen Konstitutionstypen entwickelt. Zu ihnen gehören Christoph Wilhelm Hufeland (1762–1836), Bernhard Aschner (1889–1964), Herbert Sheldon (1898–1977), Eduard Grauvogel (1811–1877) und Joachim Broy (1921–2003), der mit einer sehr detaillierten Beschreibung 21 Konstitutionstypen unterschieden hat.

Das grundlegende Bestreben im Leben sollte darin liegen, das gegebene **Temperament zu akzeptieren** und bestmöglich zu stützen. Das, was einen Menschen ausmacht, gilt es primär zu stärken. Dazu ist es aber auch notwendig, die Balancefähigkeit zu unterstützen. Innere und äußere Reize, die auf den Organismus einwirken, können durch eine passende temperatio ausgeglichen werden, allerdings nur im Rahmen der Mischung der Humores. Nicht jeder Mensch kann jeden Reiz adaptieren, es gibt eben Begrenzungen. Damit es nicht zu einer erheblichen Entgleisung kommt, gilt es, die individuellen Veranlagungen in der Lebensgestaltung zu berücksichtigen.

Aus der Konstellation der Säfte und dem resultierenden Temperament bestehen definierte Tendenzen, wohin der Organismus entgleisen kann. Derartige Exzesse bringen das System des Einzelnen in ein Ungleichgewicht, das dann typgerecht wieder ausgeglichen werden muss. Zielführender ist es allerdings, diesen Exzessen weitgehend vorzubeugen.
Die folgenden Kapitel stellen nun die Temperamente eingehender vor und geben Empfehlungen für die einzelnen Lebensbereiche, wie man den Organismus im Gleichgewicht halten kann.

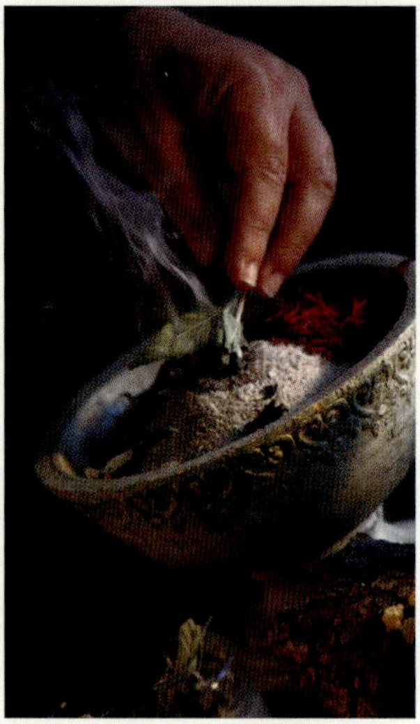

RÄUCHERMISCHUNG EUKRASIA

Unter »eukrasia« versteht man die harmonische Mischung der Säfte sanguis, phlegma, cholera und melancholera. Die Räuchermischung Eukrasia wurde nach alten handschriftlichen Überlieferungen exklusiv für das 1. Zentrum für Traditionelle Europäische Medizin in Bad Kreuzen entwickelt.

Bestandteile 1 Teil Rosenblütenblätter • 1 Teil Zirbe • 1 Teil Lavendel
1 Teil Eisenkraut • 1/2 Teil Styrax • 1/2 Teil Alant

Alle Bestandteile trocknen, in den Mörser geben und durchmischen. In kleinen Mengen auf Räucherkohle verglühen lassen oder in einer Schale über einem Teelicht erhitzen. Diese Räuchermischung bringt unsere Säfte im Organismus in Balance. Sie beruhigt, und trotzdem wird die Aufmerksamkeit erhalten. Die Mischung ist zur Entspannung am Tag oder für eine Abendräucherung gut geeignet.

ÜBERBLICK ÜBER DIE TEMPERAMENTE

TEMPERAMENT	SÄFTE	CHARAKTERISTIKA
Phlegmatiker	Schleim	kalt und auch feucht
Sanguiniker	Blut	feucht und auch warm
Choleriker	Gelbgalle	warm und auch trocken
Melancholiker	Schwarzgalle	trocken und auch kalt

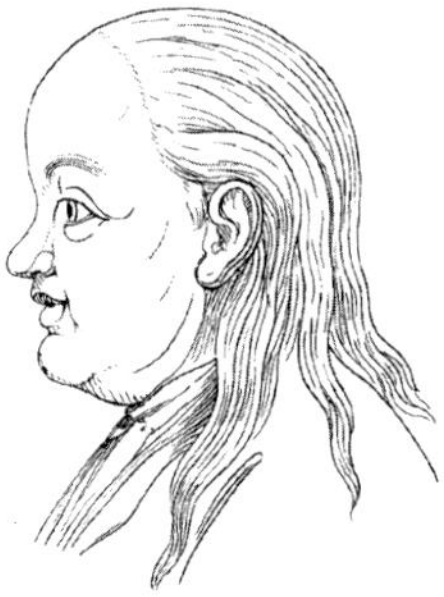

Der Phlegmatiker

Beschreibung des Temperamentes

Das phlegmatische Temperament ist gekennzeichnet durch eine Dominanz des Saftes Phlegma (Schleim). Kälte und Feuchtigkeit charakterisieren dieses Temperament, wobei die **Kälte** im Vordergrund steht. Dadurch ist der lebensnotwendige, dynamische Aspekt beim Phlegmatiker eher schwach ausgeprägt.

Eine deutliche, phlegmatische Dominanz haben Frauen in der **Schwangerschaft** und der **Stillzeit**. Dadurch kann die für die stressige Zeit der Schwangerschaft und der Stillzeit hilfreiche Geduld und Leidensfähigkeit zutage treten und den Alltag etwas vereinfachen. Auch die **morgendliche Übelkeit** in den ersten drei Schwangerschaftsmonaten wird mit einer Zunahme der **Schleimdominanz** begründet. Die **Muttermilch** wird ebenfalls dem Schleim zugeordnet. Auch **Babys** sind in den ersten Monaten sehr phlegmatisch, bis sich das Sanguinische durchsetzt und die Kinder sich bewegend und sehr neugierig die Welt erobern. Das Vorherrschen des phlegmatischen Temperamentes bietet einen Eigenschutz für die Mutter, der notwendig ist, um auch der übermäßigen Dynamik Heranwachsender mit einer gewissen Gelassenheit begegnen zu können.

Die zweite phlegmatische Phase durchleben wir zum Ende des 5. Lebensabschnitts auf Grund der hormonellen Veränderungen im Organismus.

Grundsätzlich werden Menschen im Winter eher phlegmatisch, was sich aus dem Rhythmus der Natur ergibt.

Körpermerkmale

Der gesamte **Habitus** ist rundlich, der **Körperbau** ist stattlich und wirkt massig, fleischig und schwerfällig, zudem besteht eine Tendenz zu Übergewicht. Der Gang ist behäbig und schwer. Die Schultern sind massig und breit, ebenso das Becken. Die **Muskulatur** hat einen weichen Tonus und bildet keine Konturen. Auch die Venen und Sehnen zeichnen sich nicht ab. Die unteren Extremitäten sind infolge von Wassereinlagerungen **(Bindegewebsschwäche)** oft geschwollen, besonders am Abend. Die weiblichen Brüste sind oft groß und fleischig entwickelt. Die **Hände** mit ihren kurzen Fingern erscheinen zwar kräftig, ein Händedruck eines Phlegmatikers ist aber vergleichsweise schwach. Die Hände sind, wie die Füße, kühl-feucht und fühlen sich beim Händedruck eher unangenehm an. Überhaupt ist ein Phlegmatiker sehr kälteempfindlich und liebt daher warme und nicht zu feuchte Gebiete und Jahreszeiten. In Ruhestellung – wie zum Beispiel am Schreibtisch – tritt die Tendenz zu frieren natürlich viel eher ein, weshalb warme Räume mit einem angenehmen Raumklima vom Phlegmatiker bevorzugt werden.

Der **Kopf** ist rundlich mit vollen Wangen und weichen Konturen, ebenso das **Kinn** – es besteht eine gewisse Neigung zum Doppelkinn. Die **Nase** ist kurz aber groß und fleischig, besonders am Nasenansatz. Die Augen sind groß und feucht, eher in die Nähe blickend und meist tief im Kopf liegend. Die Lippen sind voll aber nicht sehr rot, die Unterlippe ist eher dominant. Die **Haut** ist feucht, kühl, weich und blass, und es besteht eine Tendenz zu Hautunreinheiten. Die meist hellen, blonden Haare sind fein, ebenso die Körperbehaarung, die aber zum Schutz vor Feuchtigkeitsverlusten dicht ist.

Das **Blut** ist wässrig, schleimig sowie dünn und fließt in Adern, die sich weich und nachgiebig anfühlen. Der Puls ist eher matt und langsam. Dadurch fällt es dem Phlegmatiker schwer, Nähr- und Klärstrom aktiv zu halten, das Absondern von schlechten Säften funktioniert nur mäßig.

Charakter

Phlegmatisch dominierte Menschen sind zwar eher **distanziert**, trotzdem aber gesellige Typen. Ihre Art kann als bedächtig, ruhig, unerschütterlich – mitunter stur und auch **gleichgültig** beschrieben werden. Sie lieben das Bekannte, das Beständige und ziehen es vor, einmal eingeschlagene Pfade nicht unbedingt verlassen zu müssen. **Veränderungen** im Leben benötigen ein gewisses Maß an Energie, über das dieses Temperament nicht unbedingt verfügt. Seine Zurückhaltung resultiert auch aus einer gewissen Unentschlossenheit. Der Ehrgeiz des Phlegmatikers ist nicht übermäßig ausgeprägt, und man muss ihn eher als **willensschwach** beschreiben. Er verfügt grundsätzlich über einen ausgeprägten Egoismus. Obgleich er sich in Gesellschaft mäßig wohl fühlt, kann er auch sehr gut für sich alleine sein und das auch genießen. Das gebremste Temperament trägt nicht gerade zu einer Steigerung der Wärmeproduktion bei, sodass hier gezielte Motivation helfen kann, mehr Bewegung und Dynamik – körperlich wie mental – in den Tagesablauf zu integrieren.

Phlegmatiker sind sehr zuverlässige Typen, auf sie ist immer Verlass. Zudem kann man sie als loyal bezeichnen. Sie sind auch gute Zuhörer und bieten damit das Gefühl von Sicherheit und Geborgenheit. Oberflächlichkeit liegt ihnen nicht, sie bevorzugen menschlichen Tiefgang.

Stimmungslage

Phlegmatiker haben grundsätzlich eine neutrale bis positive **Grundhaltung** und erfreuen sich auch in ihrer Passivität des Lebens. Es wäre allerdings übertrieben, sie als Stimmungskanonen zu bezeichnen. In Gesellschaft sind sie zurückhaltend, abwartend, tolerierend und damit wirken sie auch **distanziert**, besonders am frühen Morgen und am späteren Abend. Der ziemlich zähe Start in den Tag geht auch mit einer gewissen **Introvertiertheit** einher, was aber nicht aus einer schlechten Laune resultiert, sondern dem längeren Verharren in sich selbst, das ein Phlegmatiker in der Früh benötigt. Und mit dem Einsetzen der Nacht nimmt auch der sowieso schon stärker ausgeprägte parasympathische Teil zu, sodass mit Voranschreiten des Abends der Phlegmatiker sich noch mehr zurückzieht.

Es liegt in seiner Natur, etwas **träger** zu reagieren und eigene Beiträge zu einer Unterhaltung oder Diskussion gut zu überlegen, bevor er sich einbringt. Er ist auch nicht so leicht aus der Ruhe zu bringen und kann sich bei hitzigen Auseinandersetzungen oder bei Provokationen gut beherrschen. Allerdings ist er bis zu einem gewissen Grad durchaus humorvoll und kann manchmal auch über sich selbst lachen.

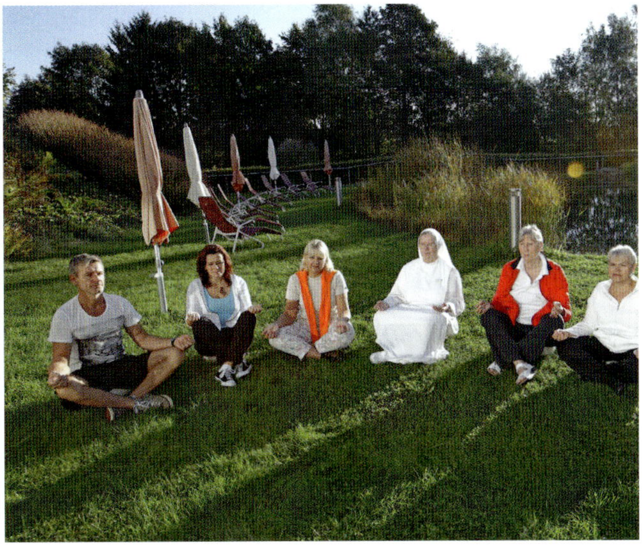

Soziale Kompetenz

Phlegmatiker haben eine gute **soziale Kompetenz**, ziehen es aber vor, eher passiv zu bleiben. Seine Fähigkeit zuhören zu können, seine Diplomatie und seine Ruhe machen ihn zum guten Vermittler. Seine Anwesenheit gibt einer Gruppe eine gewisse stabile Struktur, seine Toleranz trägt zu einem friedvollen Miteinander bei. Ganz besonders ausgeprägt ist der Familiensinn des Phlegmatikers. Als ruhender Pol gibt er Sicherheit und vermittelt Geborgenheit. Im Umgang mit seinen Kindern behält er ob seines Temperamentes meist die notwendige Gelassenheit, kann aber durch seine Art auch einmal brummig wirken.

Mentale Kompetenz

Die Dominanz von Kühle und Feuchtigkeit ermöglicht es dem Phlegmatiker, sich lange auf etwas **konzentrieren** zu können und Dinge sachlich zu betrachten. Beständigkeit steht im Vordergrund, gegebene Vorgaben werden zuverlässig und genau eingehalten, eine übermäßige Eigeninitiative ist aber nicht sehr typisch für ihn. Eine intensive mentale Betätigung bringt Bewegung und Aktivierung, allerdings erschöpfen ihn zu lang andauernde, nächtliche geistige Betätigungen und forcieren dann wieder die Kälte im Organismus. Seine **fehlende Entschlussfreudigkeit** führt auch dazu, dass er eher seltener Entscheidungskompetenzen an den Tag legt und auch in seiner Berufswahl bzw. in der Wahl der beruflichen Position bevorzugt er passive Rollen.

Verdauung

Ein gesunder Phlegmatiker hat eine ganz gute Verdauung, die aber leicht überlastet werden kann. Aus der Sicht der TEM benötigt der Magen, der sich aus dem großen Magen und dem kleinen Magen (Zwölffingerdarm) zusammensetzt, eine enorme **Überwindungsenergie**. Diese ermöglicht es ihm, die Natur der lebendigen Nahrung zu überwinden, damit im Rahmen des Stoffwechsels der Nahrung der eigene Stempel aufgedrückt werden kann. Hier fehlen dem Phlegmatiker oft die notwendigen Kräfte, daher müssen die Speisen sehr verdauungsförderlich zubereitet werden. Folglich können viele Speisen nur sehr schwer verarbeitet werden.

Rohkost und kalte Speisen kühlen den Verdauungstrakt noch mehr ab, sodass der Nahrungsbrei nicht gut aufgeschlüsselt werden kann – davon zeugen **unverdaute Nahrungsreste**. Die Verdauung ist oft **unregelmäßig** mit einem Wechsel zwischen Durchfall und Verstopfung. Begleitet wird das Ganze von nicht selten intensiven **Blähungen**, wenn viele unverdaute Nahrungsbestandteile im Dickdarm bakteriell unter Bildung von Gasen zerlegt werden. **Saures Aufstoßen** ist beim Phlegmatiker auch öfters zu beobachten, ebenso die Gefahr von **Wurm- und Pilzbildungen** im Darm. Die **Stuhlgänge** sind meist weich bis unförmig, mit Schleimbeimischung und von unangenehmem Geruch. Der **Urin** ist klar, zäh bis dick und blass, bei Entgleisungen wird er noch farbloser und dicker mit schleimigen Vermischungen.

Stoffwechsel

Der Stoffwechsel (Metabolismus) ist bei diesem Temperament vom **Aufbaustoffwechsel** (Anabolismus) dominiert. Das heißt, die resorbierte Nahrung wird bestmöglich verwertet, der Ausnutzungsgrad ist sehr hoch, und Nährsubstanz, die nicht sofort benötigt wird, lagert der Phlegmatiker in Form des Phlegmas, oder genauer der Weißschleimes, ab. Phlegma heißt **das Brennbare** und bezog sich in früheren Zeiten auf den brennbaren Teil einer Lampe, nämlich den Talg. In die heute übliche Begrifflichkeit übersetzt bedeutet das, dass besonders der Phlegmatiker hohe Reserven an **Fettgewebe** einlagern kann, auch der Aufbau von Glykogen (Reserveform des Zuckers) in der Leber ist effizient, die Einlagerung von **Glykogen** in die Muskulatur ist naturgemäß abhängig von der muskulären Belastungslage.

Der Stoffwechsel läuft tendenziell **langsam** ab und insbesondere die **Energiebereitstellung** funktioniert nur im unteren und mittleren Belastungsbereich zufriedenstellend. Die am Stoffwechsel vorrangig beteiligten Organe sowie die Gewebe sind nicht selten von Stauungen infolge der stagnierenden »Feuchte« betroffen. Dadurch entstehen **Ablagerungen**, die sich im Laufe der Zeit verdicken können. Durch die fehlende Energie kann das angehäufte Phlegma nicht gut in den Körpersaft Blut (Sanguis) umgebaut werden. Auch die ausscheidungspflichtigen Substanzen können oft nicht ausreichend ausgeleitet werden und lagern sich im Gewebe ab. Um den Stoffwechsel einigermaßen in Schwung zu halten, sind stimulierende Maßnahmen wie Massagen, Bewegung und vor allem warme und gut gegarte Speisen sehr hilfreich. Dabei mangelt es dem Phlegmatiker nicht an **Appetit**, doch der ist meist aus einer Genussfreude heraus zu sehen und nicht so sehr auf Menge. Zudem greift er oft zu wenig förderlichen Lebensmitteln wie Süßem, Milch oder nährenden Kohlenhydraten und wirkt somit der Entwicklung von dynamischen Prozessen entgegen.

Schlaf

Der Schlaf ist **tief und entspannt** – kein Wunder, gehört das Schlafen zu den Lieblingsbeschäftigungen des Phlegmatikers. Er kann schnell und gut einschlafen und auch kurze Erholungspausen schlafend gestalten. Es ist auch nicht schwer, einen schlafenden Phlegmatiker zu entdecken, macht er sich doch oft durch intensives **Schnarchen** bemerkbar. Die Träume kreisen um das Thema Wasser und sind meist friedlicher Natur.

Bei Entgleisungen verstärken sich die thematischen Aspekte Richtung stark fließender Gewässer, Fluten, sumpfartigen Erscheinungen oder Flutkatastrophen.

Entgleisungen

Auf Grund der vorherrschenden Kräfte ergibt sich für den Phlegmatiker eine ganze Reihe von **Schwachpunkten,** die zu Problemen führen können:

- Die Krankheitsverläufe sind meist langsam, schleichend und mit einer starken Tendenz zu **chronischen Krankheitsentwicklungen**.
- Anzeichen von krankhaften **Abweichungen in Richtung Kälte und Feuchtigkeit** sind die noch kühlere und weichere Haut, die sich auf Grund der vermehrten Flüssigkeitseinlagerungen noch glatter anfühlen kann.
- Durch einen **Feuchtigkeitsüberschuss** können sich oft Ödeme bilden, besonders an Beinen und Füßen.
- Auf Grund der fehlenden Dynamik und Wärme kann die vorherrschende **Kälte** weiter an Dominanz gewinnen. Dadurch werden alle Stoffwechselaktivitäten verlangsamt. Damit nimmt auch die Fähigkeit ab, auf Reize zu reagieren, **Reizresistenzen** stellen sich ein, **Nachkrankheiten** können daraus resultieren.
- Ein **Überschuss** des Körpersaftes Phlegma (Schleim) oder auch krankhaft verändertes Phlegma sind charakteristisch für phlegmatische Erkrankungen, dadurch kann es zu einer übermäßigen Entgleisung der Kälte führen. Dadurch fühlt sich der Betroffene müde, träge, schwerfällig. Er klagt dann über **Schläfrigkeit und Schweregefühl** und oft auch über einen dumpfen Kopf sowie über **Appetitlosigkeit**. Die Verdauung, die ohnehin schon eher träge ist, wird noch träger, da das Zuviel an Phlegma zu einem Energiemangel im Magen führen kann.
- Ein Zuviel an Phlegma kann die physiologischen Wirkungen der **Gelbgalle** (Chole) beeinträchtigen, wodurch feuchtigkeitsabhängige Bewegungen im Organismus gehemmt werden.
- Ein Zuviel an Phlegma kann auch zur Verschleimung der **Atemwege** führen.
- Typisch sind Erkrankungen des **Lymphatischen Systems** mit Flüssigkeitsstauungen in den Transitwegen der Flüssigkeitssysteme und Gewebeverstopfungen. Auch die **Ausscheidungsorgane** Haut, Schleimhäute und Nieren können dann verstopfen, die Ausscheidungsfunktionen der Niere sind damit beeinträchtigt – dadurch wiederum können sich Ausfällungen in Form von **Grieß und Steinen** bilden. Die sogenannten »seriösen Häute« wie Gelenke und Schleimbeutel werden in Folge der Überlastungen beeinträchtigt.
- Resultierend sind oft **rheumatische Erkrankungen**, und auch die Entstehung von **Gicht** ist oft zu beobachten.
- Wenn die Arbeitsleistung der Nieren eingeschränkt ist, wird auch die Aufbereitung des Nährstromes beeinträchtigt, da die Niere im finalen Anreicherungsschritt des Körpersaftes Blut (Sanguis) eingebunden ist.
- Grundsätzlich **verstärken sich** phlegmatische Beschwerden in der kalten und feuchten Jahreszeit bzw. bei kalt-feuchtem Wetter.
- Überhaupt mag der Phlegmatiker nichts, was Feuchtigkeit und Kälte beinhaltet – dazu gehören kalte Speisen, kühle und feuchte Umgebungen, kalt-nasses Wetter, der frühe Morgen oder auch der Winter – eine Durchquerung des Ärmelkanals wäre also sicher nichts für dieses Temperament.

Empfehlungen für Phlegmatiker

Es ist für einen Menschen mit einer dominant phlegmatischen Ausrichtung nicht so leicht, im Alltag die Balance zu halten. Wir wollen hier nun Tipps und Anregungen für die Säulen der Gesundheit geben.

Allgemeine Tipps

In allen Lebensbereichen geht es für den Phlegmatiker darum, **ausreichend Wärme** zu bekommen, ein Übermaß an Kälte und Feuchtigkeit zu vermeiden und ein Stagnieren der »Feuchte« im Organismus zu verhindern, sodass die flüssigkeitsbasierenden Systeme wie beispielsweise das Lymphsystem funktionstüchtig bleiben.

Der Phlegmatiker neigt dazu, den Alltag in einer passiven Rolle zu meistern. Er benötigt verstärkt **äußere Reize und Motivationsschübe**, um seine Lebensprozesse einigermaßen bewegt gestalten zu können. Es fällt ihm nicht so schwer, zu vernünftigen Zeiten – also zwischen 22.00 und 23.00 Uhr – zu Bett zu gehen, schwerer wird es schon für ihn, zwischen 05.00 und 07.00 aufzustehen – was aber wichtig ist, um mit ausreichend Zeitpuffer den Stoffwechsel durch **Aktivitäten** in Gang zu bringen.

Bei diesem Typus sind feste Rituale im Rahmen des Tagesrhythmus sinnvoll. An ihnen kann er sich orientieren und sie nötigen ihm ein gewisses Maß an Aktionismus ab. Allerdings ist es hilfreich, immer wieder **Abänderungen** in den Alltag zu bringen, um durch diese veränderliche Reizsetzung dafür zu sorgen, dass nicht jede Anpassungsfähigkeit verloren geht. Auch an den freien Tagen sollte der Phlegmatiker versuchen, Bettruhe und Aufstehen zu den genannten sinnvollen Zeiten zu absolvieren, und nicht dem Impuls nachzugeben, das Bett über 07.00 Uhr hinaus zu hüten – das würde die lethargischen Prozesse unterstützen.

Bewegung erzeugt Wärme und aktiviert die Verdauung und den Stoffwechsel. Daher ist es für den Phlegmatiker sehr hilfreich, im Tagesablauf jede Möglichkeit der **körperlichen Anstrengung** zu nutzen. Ob es der Weg zur Arbeitsstätte ist, ob es Wege innerhalb der Firma sind, ob es das Einkaufen ist: Es bieten sich reichlich Möglichkeiten, den Alltag bewegend zu gestalten. Und insbesondere vor den Mahlzeiten sind solche »artistischen« Einlagen hilfreich, vor allem wenn es darum geht, das Gewicht zu optimieren oder in vernünftigen Grenzen zu halten. Am besten wären flotte Spaziergänge nach den Mahlzeiten, um ein Anlagern der Kalorien einzudämmen.

Da der Phlegmatiker zwar nicht so leicht zu motivieren ist, aber dennoch über ein ganz gutes Verantwortungsgefühl verfügt, wäre es unter Umständen sinnvoll, einen **Hund** anzuschaffen – denn die regelmäßigen Spaziergänge sind damit mindestens dreimal am Tag unvermeidbar. Wenn diese dann noch ziemlich flott und auch noch in jeweils 20 bis 30 Minuten absolviert werden, sind das schon sehr gute Schritte in die richtige Richtung. Allerdings ist gerade bei kalt-feuchtem Wetter eine wirklich gute Kleidung unabdingbar, damit keine Entgleisungen Richtung Kälte und Feuchtigkeit eintreten können.

Das **morgendliche Aufstehen** fällt ihm schwer, doch mit viel frischer Luft lässt sich das sicher gut lösen. Nach den notwendigen Morgenaktivitäten wäre es sinnvoll, **einfache Leibesübungen** am offenen Fenster, am Balkon oder

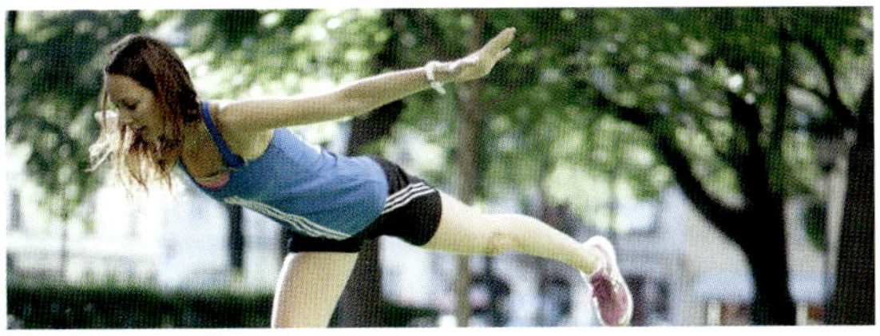
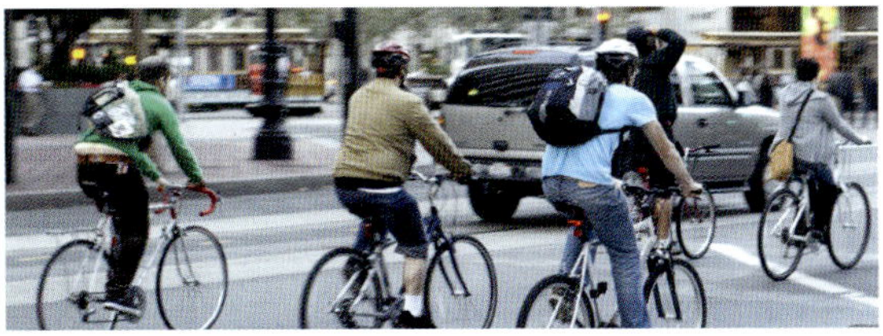

im Garten ins Morgenprogramm aufzunehmen. Daran kann sich der schon erwähnte flotte Morgenspaziergang anschließen, um schließlich ein gutes, aber leichtes Frühstück zu genießen. Nun geht es nach Möglichkeit zu Fuß oder mit dem Rad in die Arbeit, wo zwar die täglichen Aufgaben warten dürfen, nicht aber die vielen Ablenkungen. Mittags sollte sich der Phlegmatiker das Essen durch einen flotten Gang verdienen, sofern es das Zeitfenster erlaubt. Und der Heimweg darf dann den hoffentlich bewegten Abschluss des Arbeitstages darstellen, dem sich rasch noch eine ausgedehnte Bewegungseinheit oder ein gutes **Ganzkörpertraining** anschließen.

Es sind aber nicht nur die körperlichen **Reize**, die dem Phlegmatiker helfen können, sondern auch die mentalen. **Herausforderungen** stellen sozusagen das Salz in der Suppe dar und sollten in vernünftiger Dosis immer wieder im Leben integriert werden, um Stagnationen vorzubeugen. Auch die tagtäglichen Reizmöglichkeiten helfen da schon – lieber ein gutes Buch anstelle von TV, das Pflegen von Hobbys anstelle des Stammtisches, der Aktivurlaub anstelle von All-inclusive – all dies sind kleine, effiziente Möglichkeiten, den Phlegmatiker auf Trab zu halten.

Am wohlsten fühlt sich ein Mensch mit einer kalt-feuchten Ausrichtung naturgemäß im warmen, auslaufenden Frühling, im Sommer und im noch warmen Frühherbst. Mit Zunahme der Kälte im Herbst beginnt die Zeit, in der sich nun vermehrt Unwohlsein einstellt. Der kalt-nasse Winter stellt die Zeit der größten Herausforderung dar, in der man am liebsten in den **Süden** flüchten würde – und es wäre tatsächlich sehr hilfreich, wahrscheinlich jedoch in den meisten Fällen unrealistisch. Aber ein Teil des Urlaubes im Winter in warmen Ländern zu verbringen kann sicher empfohlen werden.

Auch die Lebensräume eines phlegmatischen Menschen sollten die Möglichkeit bieten, Wärme zu spenden und schädliche Feuchtigkeit abzuhalten. Hier ist zum Beispiel ein **warmer Kachelofen** empfehlenswert. Die Räume müssen gut belüftbar sein, um feuchte Brücken zu vermeiden, die Feuchtigkeitseinlagerungen im Mauerwerk verursachen können. Von Vorteil wäre ein **Holzhaus,** das schon auf Grund des Raumklimas Wärme und Geborgenheit vermittelt.

Klimatisierte Großraumbüros, zugige Arbeitsplätze oder Jobs, die einen in die kalte Feuchte des Winters treiben, sind nicht hilfreich und provozieren Kälte- und Feuchtigkeitsentgleisungen.

Im Lebensprozess ist es für den Phlegmatiker wichtig, den Herausforderungen, die das Leben stellt, standzuhalten. Ebenso muss die grundsätzliche **Begeisterungsfähigkeit** gefördert werden, es braucht Dinge, für die er brennen kann. Die Eigenmotivation muss gestärkt werden, denn meist sind es die von außen kommenden Kräfte, die ihn in Bewegung halten. Wenig Bewegung heißt Stagnation und genau das gilt es, so gut wie möglich zu vermeiden.

Bewegung

Bewegung erzeugt **Wärme** und wäre daher für den Phlegmatiker eine wirklich günstige Methode, die dringend notwendige Energie aufzubringen. Doch leider ist die Motivation dazu bei diesem Temperament sehr überschaubar. Um hier sinnvolle Tipps geben zu können, lohnt es sich, thematisch ein wenig auszuholen:

Die Erhöhung des Energiestoffwechsels benötigt beim Phlegmatiker ein gewisses Maß an Zeit und ist oberdrein in Bezug auf die Intensität begrenzt. Daher benötigt der kalt-feuchte Typus eine **lange Anlaufphase,** in der der Sauerstoffumlauf erhöht, die intrazellulären Abläufe beschleunigt und intensiviert sowie die Freisetzung der Energiereserven ermöglicht werden können. Das notwendige, **intensive Aufwärmen** (Warm-up) dient auch der ausreichenden Freisetzung der Gelenksflüssigkeiten zum Schutz der Gelenke. Auch die Muskulatur benötigt eine intensive Aufwärmphase, denn die schwache Ausrichtung des **Bindegewebes** macht die Muskeln verletzungsanfällig. Einmal in Schwung gekommen, kann der Phlegmatiker durchaus sportliche Aktivitäten bzw. intensive Bewegungseinheiten von mittlerer Intensität und längerer Dauer absolvieren.

Geeignet sind hier **flotte Spaziergänge**, Nordic Walking, **Wandern**, Bergwandern, Radfahren, Steppen. Weniger geeignet sind langes Schwimmen, besonders im kalten Wasser, Radfahren bei kalt-nassem Wetter sowie auf sehr freien Flächen bei starkem Wind oder Joggen. Auch **Krafttraining** hat für den Phlegmatiker Sinn, um dem Gewebe Stabilität zu verleihen und mehr stoffwechselaktives Gewebe aufzubauen. Doch hier gilt es ebenso, den Körper durch intensives Aufwärmen gut auf die Belastungen vorzubereiten. Besonders empfehlenswert sind hier **Zirkeltrainings** – da werden Muskeln, Beweglichkeit und Herz-Kreislauf-System gleichermaßen gefördert.

Die koordinativen Fähigkeiten sind bei diesem Typus oft nicht sehr gut ausgebildet, weshalb das technische Training und die Ausbildung des Körperbewusstseins zu empfehlen sind. Geschicklichkeitsübungen, **Beweglichkeitstraining** durch antagonistisches Krafttraining (die einem Muskel entgegenwirkenden Muskeln werden trainiert) und vor allem das Training der **tiefer sitzenden Muskulatur** tragen zu einer enormen Verbesserung der körperlichen Fitness und Beweglichkeit bei.

Der Phlegmatiker zieht Sportarten vor, bei denen auch eine gewisse Passivität typisch ist. Wasserdominate Sportarten wie Segeln sind nicht optimal, denn Wasser ist für den Phlegmatiker nicht gerade sein bevorzugtes Element – es verstärkt auch zu sehr den Feuchteaspekt.

In jedem Fall ist ständige Motivation notwendig, weshalb das Üben in der **Gemeinschaft** sinnvoll ist. Die gesetzten Ziele sollten aber **realistisch** sein und nicht zur Demotivation führen. Ganz wichtig ist es auch, dass die **Kleidung** stets angemessen ist und vor allem vor Erkältungskrankheiten schützt. Windabweisendes, atmungsaktives Material ist zu empfehlen, wenn es draußen ein wenig kühler wird. Training im Regen kann schnell zu **Verschleimungen** im Kopfbereich führen. Damit sich der gewünschte Effekt einstellen kann, ist Regelmäßigkeit sinnvoll. Es dauert eine ganze Weile, bis sich der Organismus auf die Belastung einstellen kann und das Training wirksam wird. Neben dem täglichen, strammen Spazierengehen für 20 bis 30 Minuten sind sportliche **Ausdaueraktivitäten** von 2 x 60 Minuten und **Krafttraining** von 2 x 30 Minuten pro Woche sicher hilfreich.

WYDAÜBUNGEN FÜR DEN PHLEGMATIKER • ÜBUNG 1: DIE BÄRENÜBUNG

Durch diese Übung nimmt die Spannkraft zu und wirkt bei **Lungen-Schleim-Erkrankungen**.

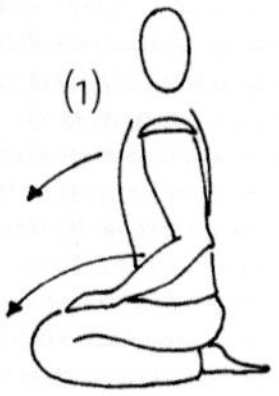

Beschreibung

Die Eingangshaltung des »Bären« ist der Fersensitz (1). Die Wirbelsäule ist aufrecht zu halten. Knie und Füße sollten einander berühren. Die Hände liegen entspannt im Schoß. Während des Einatmens stellen wir uns vor, wie Energie vom Körper aufgesogen wird, die wir während des Ausatmens gleichmäßig in unserem Organismus einfließen lassen. So verharren wir etwa zwei Minuten. Anschließend legen wir die Hände parallel vor uns auf den Boden und wandern mit ihnen nach vorne. Das Gesäß bleibt dabei auf den Fersen (2). Ist die maximale Dehnung erreicht, richten wir uns auf, sodass wir auf Händen und Knien zu stehen kommen (3). Dies ist eine Position der Sammlung und Bewahrung der gewonnenen Kräfte. Mit dem Einatmen bewegen wir uns wieder zur Stellung (1) und richten uns beim Ausatmen auf zur Stellung des Bären (4). In dieser Position verbleiben wir ca. zwei Minuten, bis wir sie mit dem Ausatmen beenden, indem wir die Arme senken und wieder in der Ausgangsstellung (1) ankommen. Die Konzentration während dieser Haltung ist auf Vermehrung von Stärke und Willenskraft gerichtet. Die vorher aufgenommene Lebenskraft wird nun um uns herum, wie ein Kraftfeld, ausgestrahlt. Alle negativen Gedanken verbrennen in dieser Aura, sodass nur die reine Energie zurückbleibt. Nach einer Pause des Nachspürens kann die Übung noch zwei bis drei Mal durchgeführt werden.

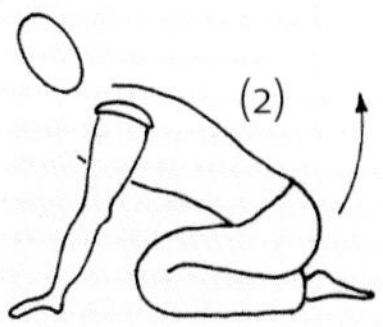

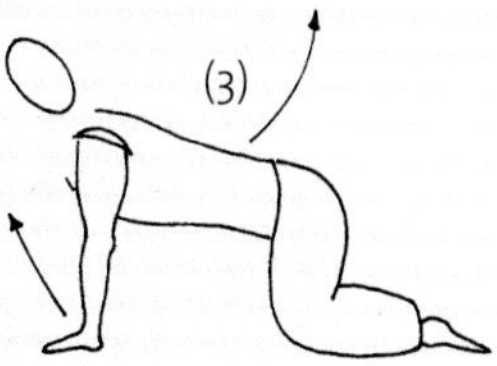

Wirkungsweise

Die Übung hilft, die Nerven zu stärken und uns gegenüber schlechten Einflüssen abzuschirmen. In der aufrechten Haltung werden gestaute Energieflüsse wieder frei, was sich durch eine vertiefte Atmung oder ein Gähnen nach Ausführung der Übung bemerkbar machen kann.

In der Regel spürt man schon während der Übung, wie Lebenswille und Spannkraft zunehmen; lassen Sie sich aber dadurch nicht dazu verleiten, die Übung mehr als dreimal hintereinander durchzuführen. Da sie sehr aktivierend wirkt, nicht vor dem Schlafengehen üben. Früh morgens gibt es aber kaum einen besseren Start in den Tag als die Übung des Bären.

Wird das Wyda-Programm im Freien durchgeführt, verstärkt sich die Wirkung dieser Übung durch die Anwesenheit von Steinen, besser noch Felsen.

Mögliche Fehler

Es ist wichtig, die Konzentration auf lebensbejahende Kräfte zu richten. Ein Fehler kann nur auftreten, wenn wir mit dem Motiv, besonders stark werden zu wollen, in die Übung hineingehen.

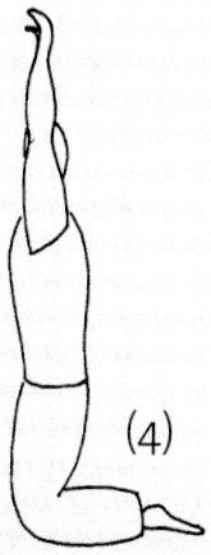

ÜBUNG 2: DURCHDRINGEN DER HARMONIE

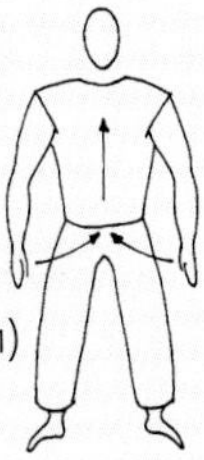
(1)

Diese Übung ist ideal für den harmoniebedürftigen Phlegmatiker und hilft sowohl bei **Lungenerkrankungen** als auch bei rheumatischen Erkrankungen wie **Gicht**. Günstig ist der frühe Morgen – Sonnenaufgang!

Beschreibung

Wir stehen die Beine schulterbreit auseinander, die Arme hängen locker an der Seite herab (1). Nun versuchen wir mental unseren Körper mit Energie zu füllen; jedes Energiezentrum sollte dabei zu spüren sein. Nun heben wir die Hände, vereinigen sie vor dem Vitalfeld zur Druidenfaust und ziehen sie langsam bis zum Mentalfeld nach oben (2). Dabei stellen wir uns vor, wie wir mit der Bewegung die Energiefelder gleichmäßig mischen. Die Bewegung kehren wir nun um; die Druidenfaust bewegt sich also vom Mentalfeld zum Vitalfeld (3).

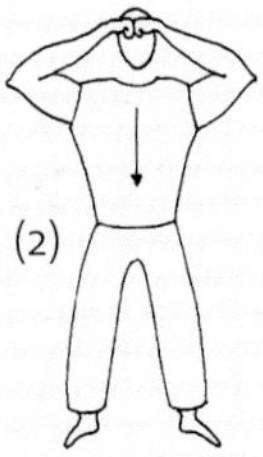
(2)

In einem großen Halbkreis bewegen wir die Arme seitlich nach oben und erheben uns auf die Fußballen (4). Am Punkt der größten Dehnung drehen wir die Handflächen so, dass sie zur Seite zeigen. Wir bleiben einige Sekunden lang stehen und spüren, wie durch die Spannung Energie in Bewegung gerät. Dann kehren wir wieder zu Stellung (1) zurück. Die Bewegung kann bis zu drei Mal wiederholt werden. Es sollte allerdings unbedingt eine weitere Übung folgen.

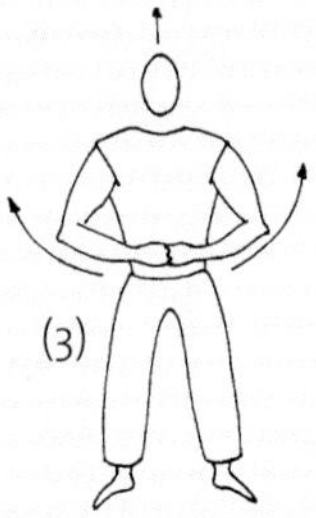
(3)

Wirkungsweise

Diese Übung ist schon zu gleichen Teilen Vereinigungs- und Harmonieübung. Die Energiefelder werden durch Diese Technik tatsächlich »gemischt«, sie durchdringen einander und beginnen, sich direkt zu beeinflussen (indirekt beeinflussen sie sich immer!). Die Vereinigung bewirkt bei vielen Menschen im ersten Moment ein Gefühl der Verwirrung, da in die bereits in sich harmonisierten Energiefelder fremde Energien eindringen. Einerseits wird gerade durch den Harmonierungsanteil der Übung dieser Effekt ausgeglichen und andererseits werden dem Übenden schon kurze Zeit nach der Übung die Zusammenhänge der drei Bereiche klar.

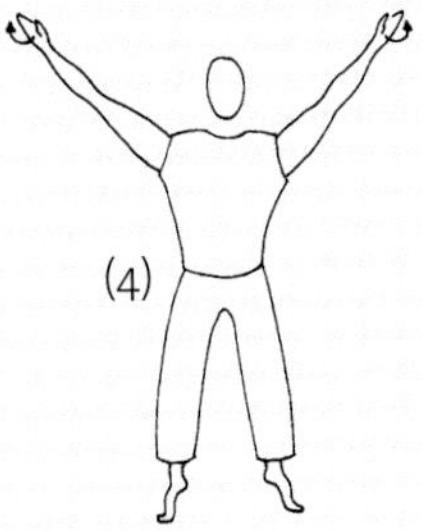
(4)

Verstärker sind hier besonders zu empfehlen. Diese sollten allerdings individuell nach persönlichen Stärken und Schwächen gewählt werden. Die Nähe von Bäumen wirkt in jedem Fall positiv. Als günstigste Tageszeit ist der Sonnenaufgang zu empfehlen.

Mögliche Fehler

Das Vorstellungsbild des »Mischens« darf nicht ausgelassen werden. Das Erheben auf die Fußballen soll gleichmäßig sein, die Drehung der Hände nach außen darf nicht vergessen werden.

ÜBUNG 3: MENTALFELDKONZENTRATION

Diese Übung hilft gegen **Fettleibigkeit** und hat außerdem einen **Kopfbezug** (z.B. bei Ohrenschmerzen). Auch bewirkt diese Übung eine Reinigung des Geistes.

Beschreibung

Wir stehen mit geschlossenen Beinen, die Hände treffen vor dem Mentalfeld zur Druidenfaust zusammen. Die Augen bleiben während der Übung geschlossen. Auch diese Konzentrationsübung ist in drei Positionen möglich. Der Mentalfeldlaut ist »M«. Die Vibration, die dieser Klang erzeugt, sollte im ganzen Körper, zumindest aber im Kopf zu spüren sein.

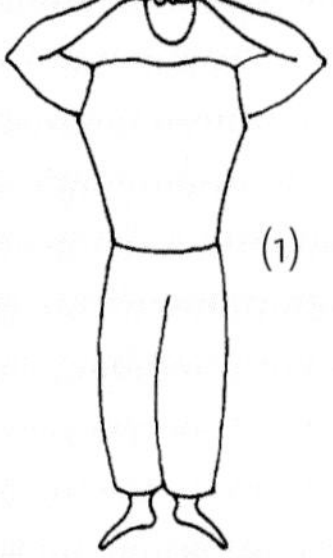

(1)

All unsere Energie lassen wir in die Druidenfaust vor dem Mentalfeld fließen. Es gibt bei dieser Übung kein Konzentrationsobjekt im eigentlichen Sinn, der ganze Kosmos soll zum Inhalt der Gedanken werden. In der Praxis ist dies jedoch für einige Menschen schwierig. Sie können als Konzentrationsobjekt einen Stern annehmen. Wenn die Verbindung erreicht ist, bringt das ein Gefühl gewaltiger Weite und Klarheit mit sich. Die Mentalfeldkonzentration ist schwer zu erreichen und noch schwerer zu halten. Die empfohlene Praxis ist drei bis vier Minuten. Mit zunehmender Praxis wird sich eines Tages bei dieser Übung ein überwältigendes Erlebnis einstellen.

(2)

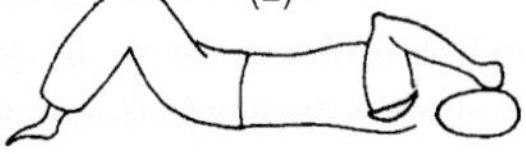

Wirkungsweise

Durch die Sammlung der Gedanken, deren Verstärkung durch den Mentallaut und durch das Aussenden der Energien in den Kosmos tritt schließlich eine Art »Reinigung« der Gedanken ein. Auf der Erlebnisebene ist zunächst für die meisten Menschen wenig Änderung zu spüren. Der Übungseffekt sammelt sich aber und wird dann mit einem Mal überraschend offenbar.
Eine verstärkende Wirkung geht von Metallen (Eisen) aus. Die beste Zeit zum Üben ist die Zeit zwischen Sonnenuntergang und Sonnenaufgang.

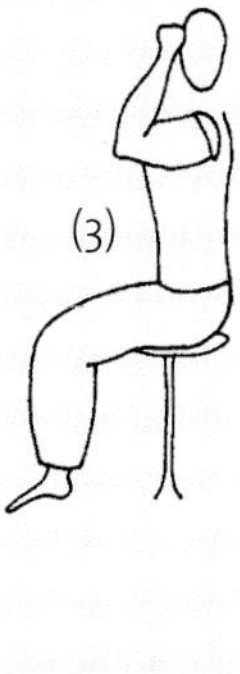

(3)

Mögliche Fehler

Wichtig bei der Körperhaltung sind die geschlossenen Beine. Die Ellenbogen nicht nach vorne fallen lassen, sondern genau zu den Seiten zeigen.
Neben der Konzentration ist das richtige Singen des Mentallautes »M« wichtig. Besonders häufig ist die Vibration nur in der unteren Kopfhälfte zu spüren. Dies deutet auf Verkrampfungen hin, die aufgelöst werden sollten. Bei richtiger Ausführung (die für jeden erreichbar ist) sollte das »M« bis in die Fußsohlen schwingen.

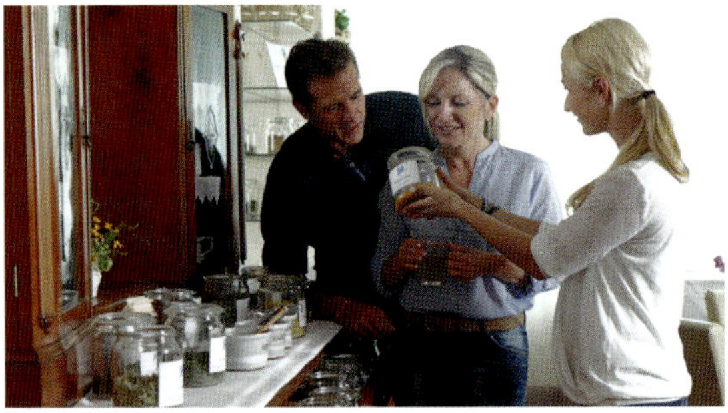

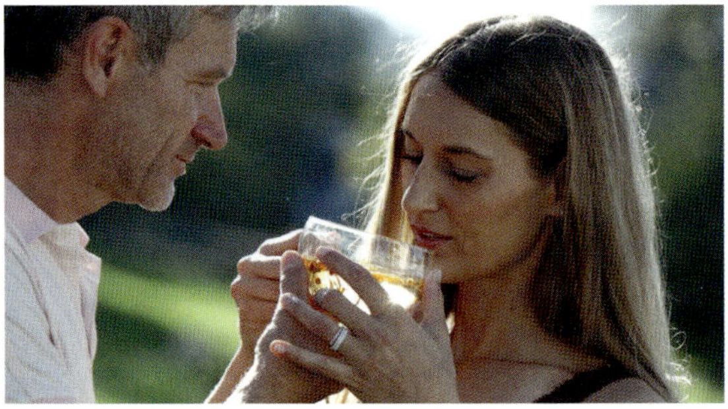

Ernährung

Die Ernährung bereitet dem Phlegmatiker nicht selten Probleme. Oft wird durch unangemessene Ernährung der Organismus nicht sinnvoll unterstützt. Als Orientierung wollen wir hier einige Tipps geben, wie man das Essverhalten optimieren kann:

- Die **Gratwanderung** stellt das Hauptproblem dar. Einerseits muss der kalt-feuchte Typus mit dem versorgt werden, was ihn auszeichnet, andererseits sollte mit Wärme und Trockenheit ein Ausufern in Richtung Kälte und Feuchtigkeit unterbunden werden. Wichtig ist die **Regelmäßigkeit** der Mahlzeiten. Frühstück und Mittagessen sind besonders wichtig, am Abend empfiehlt es sich, eher sparsam zu sein. Nachdem der Phlegmatiker von allen Temperamenten die Nahrung am effizientesten ausnutzt (und damit auch am schnellsten den Überschuss einlagert), ist **grundsätzliches Maßhalten** sehr wichtig. Damit das notwendige Sättigungsgefühl zum richtigen Zeitpunkt eintreten kann, ist es ratsam, in **Ruhe** zu speisen.
- **Zwischenmahlzeiten** und Naschen tragen nur dazu bei, dass der Organismus vermehrt Phlegma (Schleim) ansammelt und damit das Fettgewebe übermäßig angereicht wird. Statt nahrhafter Zwischenmahlzeiten am besten ein Glas frisches, lauwarmes Wasser trinken. Aber Achtung: **Zu viel Trinken** überfeuchtet den Phlegmatiker!
- Die Mahlzeiten sollten tendenziell **warm und gegart** sein, damit die spärliche Wärme im Verdauungstrakt Unterstützung erhält. Kalte Rohkost ist kontraproduktiv, kalte, rohe Getreide nicht verdaubar!
- Die Kost sollte **leicht verdaulich** sein und in Summe nicht zu nährend.
- Nicht sinnvoll sind **Milch** und Milchprodukte.
- Zu reichliche **Kohlenhydratversorgung** ist ebenfalls zu meiden, ganz besonders am Abend.
- Die Kost sollte auch **nicht blähend** sein, denn der empfindliche Verdauungstrakt des Phlegmatikers würde noch mehr entgleisen.
- Beim Getreide verträgt dieser Typus Brot mit **Sauerteig**, aber nicht ofenfrisch, sondern eher zwei Tage alt und dann noch einmal getoastet.

- **Dinkel** ist nur als helles Mehl, also kein Vollkorn, anzuraten. Gut vertragen wird Reis und gut gekochte Polenta – allerdings muss hier die nicht vollständige Proteinsequenz (das Eiweiß bietet beim Mais nicht alle notwendigen Bausteine an) durch tierische Produkte ausgeglichen werden.
- **Hülsenfrüchte** enthalten Stoffe, die erst von der Dickdarmflora abgebaut werden können, was beim empfindlichen Phlegmatiker rasch zu Blähungen führen kann. Falls auf Hülsenfrüchte nicht verzichtet werden soll, passen eher noch lang gekochte und kräftig gewürzte rote Linsen in einer Mittagsmahlzeit.
- Vorsicht ist auch geboten bei sehr **süßen, nährenden Gemüsen** wie Karotte, Pastinak, Haferwurzel, Petersilienwurzel, Süßkartoffel oder Kerbelrübe: Nur in kleinerer Menge und gut gegart genießen. Allerdings muss beachtet werden, dass das Kohlenhydrat Inulin auch für Blähungen sorgen kann, daher Vorsicht bei Topinambur. Artischocke dagegen kann ebenso wie Spargel empfohlen werden.
- Gut vertragen werden **bittere Blattgemüse** und auch gegarte Brennnessel, Barbarakraut oder Brunnenkresse. Auch Stangensellerie oder Stielmus dürfen den Speiseplan öfters beleben.
- **Kürbisgewächse** wie Kürbis, Gurke und Zucchini, aber auch Paprika werden meist nicht vertragen, sie sind schwer verdaulich und zum Teil zu nahrhaft wie der Kürbis.
- Gut verträglich sind die anregenden **Lauchgewächse** – zum Beispiel gedünsteter Lauch mit Thymian zu einem Fleischgericht.
- Auch **Obst** verträgt ein Phlegmatiker besser in gegarter Form. Dabei sind sehr süße Sorten nicht so sinnvoll, gut passen dagegen Hagebutte, Mispel, Preiselbeere, Sanddorn, Ananas oder Grapefruit. Bei den Äpfeln sind eher säuerliche Sorten zu bevorzugen – mit Gewürzen im Ofen gebacken oder püriert als Mus.
- **Fruchtsäfte** sind für den Phlegmatiker in der Regel unpassend, sie kühlen zu sehr und sind oft auch zu zuckerreich, zudem kann gerade bei diesem Typus ein Zuviel an Fruchtzucker zu Blähungen führen.
- **Pilze** sind in der Regel nicht oder nur sehr schlecht verdaulich für den Phlegmatiker.
- Bei den **Schalenfrüchten** (Nüssen, Esskastanien) muss auf Grund des hohen Fettgehaltes auf eine Reduktion geachtet werden. Empfehlenswert sind Kürbiskerne (Eisen), Pinienkerne, Sesam und Pistazien.
- **Fisch** ist vorrangig feucht und kühl. Er ist für den kalten-feucht Typus daher nicht so gut geeignet. Empfehlenswert sind frischer Hering und Sardellen, Meeresfrüchte und Muscheln sollten nicht auf den Speiseplan. Meeresfisch hat einen etwas geringeren Feuchtigkeitsgrad und einen etwas höheren Wärmegrad als Süßwasserfisch.
- Ansonsten sind **tierische Produkte** – sofern sie artgerecht, biologisch produziert wurden – sehr hilfreich für den Phlegmatiker. Ganz besonders gut sind **Huhn**, Rind und Wild mit kräftigen Würzungen. Bei Wild ist das vorherige Beizen günstig, um die Proteinverdauung zu unterstützen (oder, aus der Sicht der TEM, um die fremde Kraft des Tieres zu überwinden, zu denaturieren).

- Schweinefleisch und Kalbfleisch sind zu meiden, sie sind zu feucht! Ebenso fettes Geflügel wie Gans und Ente.
- Beim Zubereiten sind **sanfte Methoden** wie Dünsten, Dämpfen und Pochieren passend, das kräftigende Schmoren ist ebenso anzuraten wie leichtes Braten. Fette oder fettbasierte Zubereitungsarten wie Frittieren oder Überbacken sollten eher gemieden werden.
- Um gut in den Tag zu starten, verträgt ein Phlegmatiker morgens durchaus einen guten **Kaffee** oder einen kräftigen Schwarztee, abends ist ein Glas guten Rotweines meist passend.
- **Kühlende Getränke** und süße Softgetränke sind nicht zu empfehlen, leichte Kräutertees und Wasser sind in Maßen sinnvoll. Getrunken werden kann gut 30 Minuten vor den Mahlzeiten, nicht aber dazu oder direkt danach.
- Für Frauen ist es während der Menstruation ratsam, kühlende Lebensmittel zu meiden, besonders kalte Getränke, das gilt auch für die Zeit der Schwangerschaft und der Stillzeit.

Bei der Auswahl der Lebensmittel sind für einen Phlegmatiker folgende zu empfehlen:

Brennnessel Schon Dioskurides war von der Kraft dieses Krautes überzeugt und unterschied eine wilde Art mit rauen Blättern sowie eine feinere Art. Die Blätter der Brennnessel wirken wärmend und trocknend und schmecken leicht salzig, scharf und herb. Damit unterstützen sie bestens den Stoffwechsel des Phlegmatikers und die **Ausleitung** von Ablagerungen im Bindegewebe. Zudem kann die Brennnessel gegen **Wassereinlagerungen** eingesetzt werden und versorgt den Organismus mit hochwertigem Kalzium, Eisen, Vitamin C und Magnesium. Der hohe Gehalt an **Chlorophyll** unterstützt besonders die Sauerstoffversorgung des **Gehirns**. Als Gewürz sind **Brennnesselsamen**, die etwas weniger warm und trocknend sind, eine echte Bereicherung des Speiseplans: Ein Rinderlungenbraten, sanft gebraten, in Brennnesselsamen gewälzt auf Lauchgemüse – ein Hochgenuss!

Grünkohl Dieses feine Gemüse ist leider im Süden Deutschlands und in Österreich wenig bekannt. Grünkohl punktet mit einem sehr hohen Anteil an Calcium, Eisen und Magnesium und auch an Chlorophyll – damit dient es dem Stoffwechsel im Allgemeinen und dem **Knochenstoffwechsel** im Besonderen. Zudem ist Grünkohl reich an **Vitamin C** – was beim Phlegmatiker besonders wichtig ist zur Stärkung des Immunsystems sowie für den **Aufbau der Bänder, der Sehnen und des Bindegewebe**. Grünkohl schmeckt am besten, wenn er mit etwas Olivenöl geschmort und mit Kümmel, Kreuzkümmel, Pfeffer oder Kubebenpfeffer kräftig abgeschmeckt wird.

Holunder wirkt warm und trocknend und unterstützt zerteilende und **ausleitende Prozesse**. Er wirkt **harntreibend** und stärkt die **Verdauung**. Sein Geschmack ist anfänglich leicht süß, dann eher bitter. Die in den reifen Früchten enthaltenen Pflanzenstoffe festigen die **Kapillare**, der hohe Selengehalt stärt das antioxidative System. Nicht zu vergessen der hohe Gehalt an Vitamin C und an Carotinen, die ebenfalls das **Immunsystem** stützen. Die gegen **Erkältungskrankheiten** vorbeugende Wirkung kommt gerade dem Phlegmatiker sehr entgegen, auch die verstärkte Ausleitung der **Bronchialsekrete**.

Huhn Hühnerbrühe, die mit Wacholder, Ingwer (oder noch besser Galgant), Nelke, Muskat und etwas Pfeffer zubereitet wurde, wärmt, stärkt und regt den **Stoffwechsel** an. Hühnerbrust liefert das für den **Zellstoffwechsel** und das Immunsystem so wichtige Zink und liefert leicht verdauliche Proteine. Am besten werden Speisen vertragen, die ohne die fette Haut zubereitet werden. Eine Hühnerbrust, die auf Thymian gedämpft wurde, Hühnerkeulen, die in Rotwein geschmort wurden oder aber ein Geschnetzeltes mit Fenchelsamen und Stangensellerie. Hühnerfleisch unterstützt die **Gehirnentwicklung**, verhindert einen Überhang an schädlichem Phlegma und verhindert das Stagnieren von Phlegma und senkt damit den **Cholesterinspiegel**, unterbindet eine Eindickung des Phlegmas und beugt damit **Verstopfungen in den Lymphsystemen** und Blutgefäßen vor. Die enthaltene Aminosäure Cystein unterstützt das **Lösen von Schleim.** Wenn man Hühnerfleisch konsumieren möchte, ist natürlich auf beste Bioqualität zu achten, zudem sind eher junge Tiere zu bevorzugen, alte Hennen verstopfen nur das Gewebe.

Knollensellerie Dieses feine Gemüse war schon im alten Ägyptern sehr beliebt – man fand es sogar als Grabbeigabe. Auch das klassische Altertum schätzte den Sellerie sehr, wurden doch sogar die Sieger in Wettkämpfen mit dem Selleriekraut geschmückt. Und Hippokrates empfahl den Sellerie zur **Nervenstärkung**. Logisch, denn diese Knolle entwässert und entspannt. Zudem wirkt er verdauungsfördernd und unterstützt **lymphatische Ausscheidungen**. Der Kalziumgehalt dient zur Knochenstärkung und die Härtung der Zähne. Übrigens sind in den grünen Blättern noch wesentlich höhere Vitamin- und Mineralanteile als in der Knolle, also sollten die aromatischen Blätter immer frisch mitverwendet werden. Aufpassen müssen Allergiker, und Kindern sollte man Sellerie nicht vor dem zweiten Lebensjahr vorsetzen.

Reh Wildfleisch, und hier besonders Rehfleisch, liefert hochwertige Proteine, wichtige Fettsäuren wie die **Omega-3-Fettsäure** und Mineralien wie Eisen, ist dabei aber mager. Damit regt es den **Stoffwechsel** an, erhöht die **Energieproduktion** und ist gebeizt und gewürzt gut verdaulich. **Anregende Gewürze** wie Wacholder, langer Pfeffer, Kubebenpfeffer, Nelke, Rosmarin, Thymian, Lavendel stärken die Verdauung und regen zusätzlich auch den Stoffwechsel an. Ein rosa ge-

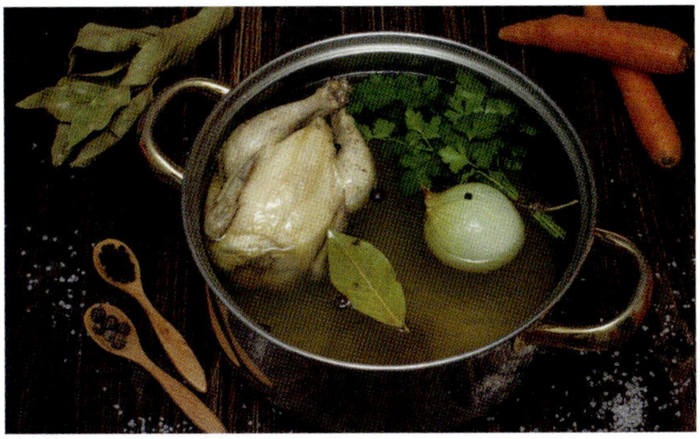

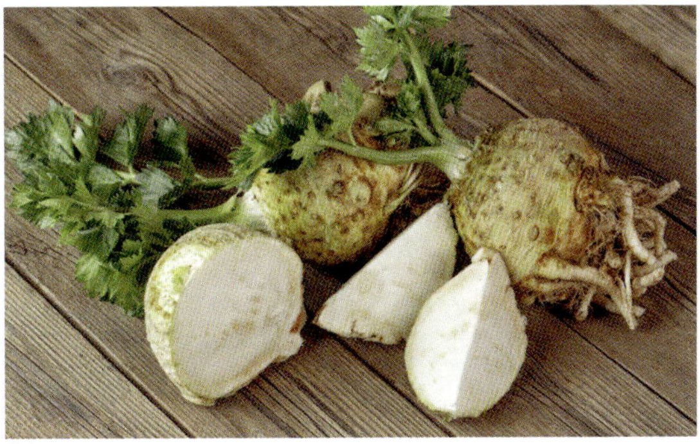

bratenes Rehmedaillon auf geschmortem Grünkohl (nur richtiger Grünkohl, kein Wirsing) ist zu empfehlen, ebenso eine in Rotwein gebeizte und anschließend sanft geschmorte Rehkeule mit gedünstetem schwarzem Rettich.

Reis Obgleich der Ursprung des Reisanbaus in Asien liegt, genießen ihn die Europäer, seit Alexander der Große ihn einst von seinen Eroberungen mitbrachte. Auch heute noch ist Italien ein wichtiger Reisproduzent, besonders für Rundkornreissorten, der Phlegmatiker verträgt aber besser **Langkornreis**. Reis ist in der Regel gut verdaulich. Naturreis enthält reichlich Vitamine, Mineralien und Ballaststoffe, doch nicht jeder Phlegmatiker kommt damit zurecht. Beim Konsum von geschältem Reis muss durch hochwertige Nahrung darauf geachtet werden, dass die Nährstoffdichte insgesamt erhalten bleibt. Der hohe Kaliumanteil unterstützt das Entwässern und das Ausscheiden von Schlacken. Beachtenswert ist auch der hohe Proteingehalt von Reis.

Rindfleisch Dieses Fleisch wirkt trocknend und leicht kühlend. Es stärkt den Organismus und kann dem Phlegmatiker, gut zubereitet, die nötige Energie liefern. Besonders wertvoll sind die Aminosäuren Cystein, Arginin und Glutamin zur Stärkung des **Immunsystems**, das Eisen für die **Blutbildung** und als Teil eines antioxidativen Komplexes, das Zink für das Immunsystem und den Zellstoffwechsel. Lysin fördert den **Knochenaufbau** und stärkt das **Bindegewebe** (zusammen mit Vitamin C – also reichlich Petersilie bei Gerichten mit Rind einbauen). Ein Burgunderbraten mit Gewürzpolenta (mit Gemüsebrühe zubereitet – nicht mit Milch!) und Petersilie wäre also eine wirklich stärkende Kost, die zudem gut verdaulich ist. Allerdings sollte Rindfleisch auf Grund der Purine bei bestehender Gicht eher gemieden werden.

Zitronenschale Voraussetzung ist eine gute Bioqualität! Die Schale der Zitrone, also die frische äußere Schicht der Fruchtwand, unterstützt den Zellstoffwechsel, insbesondere den Nährstrom in die Zelle und den Klärstrom aus der Zelle. Sie ist in der Wirkung warm und trocken. Zitronensaft ist kühl und trocknend, das Fruchtfleisch kühlend und befeuchtend. Zitronensaft kann auf Grund des sauren Geschmacks den Stoffwechsel anregen und helfen, Fettdepots abzubauen, außerdem fördert der saure Geschmack die **Eiweißverdauung**, was beim eher trägen Magen des Phlegmatikers hilfreich ist.

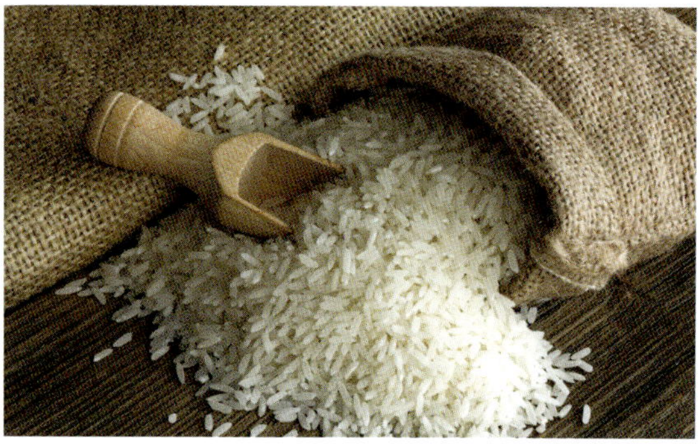

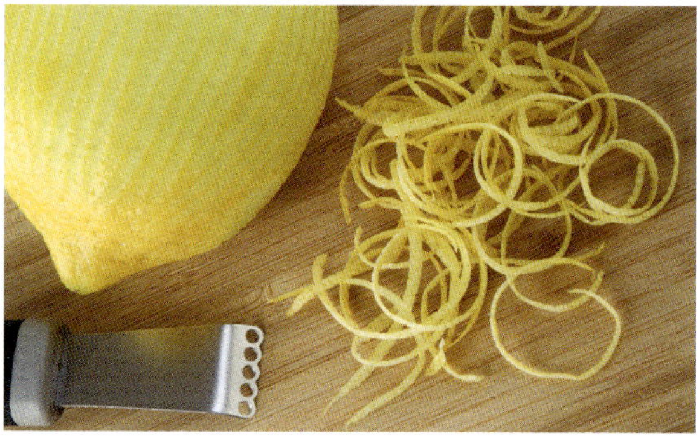

SPEISEPLAN FÜR EINEN TAG IM WINTER

Frühstück

Den Tag mit etwas **Bewegung** an der frischen Luft und einer Tasse **Fencheltee** beginnen! Zum Frühstück eine Scheibe getoastetes, **feines Dinkelbrot** (kein Vollkorn, besser ist eine Sauerteigführung). In der Pfanne rasch eine Eierspeise von zwei Eiern saftig zubereiten und mit frisch gemahlenem Pfeffer, etwas Salz und **Schnittlauch** würzen. Die Eierspeise auf das Brot geben und warm genießen. Dazu passt gut eine Tasse Kaffee ohne Zucker und Milch.

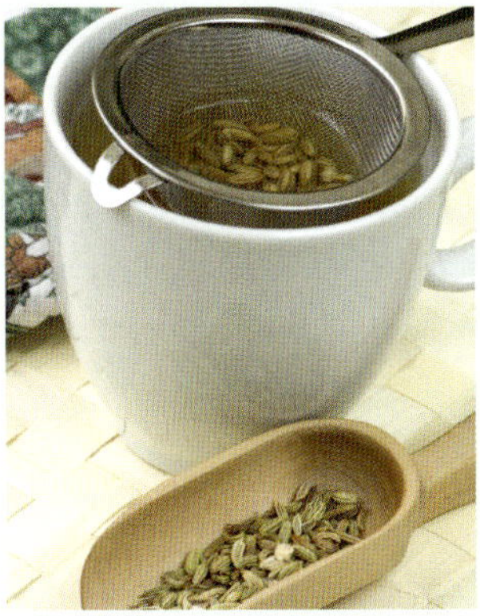

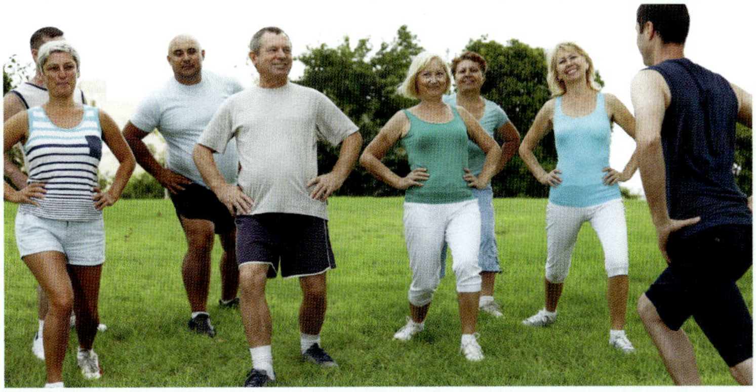

Das Brot liefert leicht verdaulich die notwendigen Kohlenhydrate, die Eierspeise dient der Versorgung mit Protein, Folsäure, Lezithin und Vitamin A, der Schnittlauch mit Vitamin C und aktivierenden Pflanzenstoffen. Das Frühstück ist **anregend und gut bekömmlich**.

Mittagessen

Als Vorspeise eine kleine Tasse **Hühnerbrühe mit Ingwer** zubereitet und nur etwas Petersilie als Einlage reichen. Dann eine dünne Scheibe **Roastbeef** in der Pfanne mit wenig Olivenöl von beiden Seiten anbraten, mit langem Pfeffer (eine besondere Pfefferart, die noch mehr Schärfe und Dynamik bringt – im gut sortierten Gewürzhandel erhältlich), Thymian und etwas Salz würzen und im Ofen bei 80 °C für fünf Minuten nachziehen lassen. Als Beilage gibt es einen **Lauchreis**. Dazu den Lauch in feine Röllchen schneiden, waschen und mit Olivenöl und frischem, gehacktem Thymian anschwitzen. Etwas gehackten Knoblauch zugeben und mit gekochtem Reis vermengen. Mit Muskatblüte (Macis) und etwas Salz abschmecken und das Fleisch darauf anrichten. Den Bratfond darüber träufeln und servieren.

Zum Dessert (ein wenig Süßes darf ja sein, und es verhindert das Naschen!) gibt es ein **warmes Hollersüppchen**. Dazu Holunderbeeren mit Rotwein, Zimtstange, Nelke, Sternanis aufkochen und ziehen lassen. Die Gewürze entfernen, die Suppe mit Honig abschmecken und mit Kartoffelstärke leicht binden. Als Einlage kann man ein **kleines Grießnockerl** zubereiten. Dazu etwas warme Butter in einer Schüssel schaumig schlagen, dann ein Ei einrühren, bis die Masse homogen ist. Nun 75 g Maisgrieß (Polentagrieß), Vanille und 20 g Rohrohrzucker unterrühren. 20 Minuten ruhen lassen. Mit zwei Löffeln 10 gleichmäßige Nocken abstechen, diese in kochendes Wasser geben und 5 Minuten köcheln lassen. Den Topf 5 Minuten vom Herd nehmen und die Nockerln absinken lassen, dann noch einmal aufkochen und die Nockerln in der Suppe anrichten – eines pro Person.

Die Hühnerbrühe (150 ml) **wärmt und regt die Verdauung** an. Das Fleisch liefert wieder wichtige Proteine, Zink, Eisen und Vitamin B12, regt an und ist leicht verdaulich. Der Lauchreis wirkt **anregend** und Wasser ausleitend, zudem regt er den **Zellstoffwechsel** an. Das Dessert darf natürlich nicht groß sein, es befriedigt aber den Bedarf nach Süßem und verhindert so das unkontrollierte Naschen am Nachmittag. Der Holunder regt ebenfalls den Stoffwechsel an, die süßen Nockerln bringen Farbe und sind nahrhaft, ohne übermäßig zu befeuchten.

Abendessen

Die kalten und feuchten Winterabende verlangen nach einem **warmen Abendessen**. Hier könnte man gebratene **Selleriescheiben** mit **Roter Bete** zubereiten. Den geschälten Sellerie in 0,5 cm dicke Scheiben schneiden, halbieren und in leicht gesalzenem Wasser weich kochen. Dann den Sellerie in sehr wenig Olivenöl und etwas Butter mit etwas Bohnenkraut braten. Die Rote Bete im Ofen mit Schale backen, schälen und mit Salz, Kreuzkümmel und gemahlenem Koriander sowie etwas hochwertigem Weißweinessig bepinseln und 20 Minuten ziehen lassen.

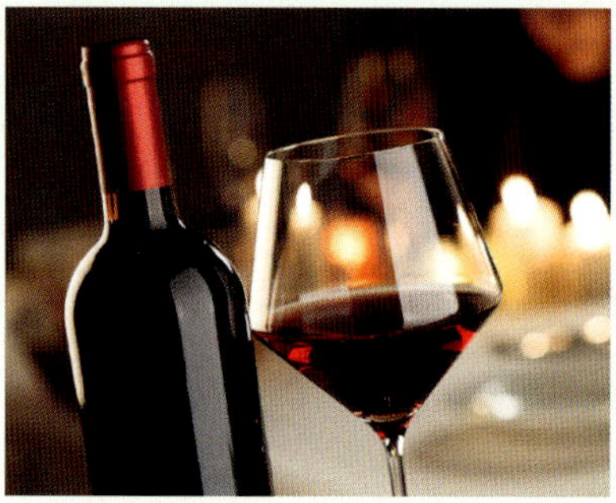

Die Gemüse sind genau richtig für die Abendmahlzeit, denn sie sind, entsprechend zubereitet, gut verdaulich und versorgen den Organismus mit wichtigen Nährstoffen. Die Speise ist leicht süßlich, ohne allzu nährend zu wirken, zudem unterstützen beide Gemüse den Zellstoffwechsel.

Und am Abend darf es ruhig ein Glas **guter Rotwein** sein, bevorzugt ein Burgunder, der mit seinen **Gerbstoffen** milde Anregung bietet für den Verdauungstrakt und noch Wärme bringt.

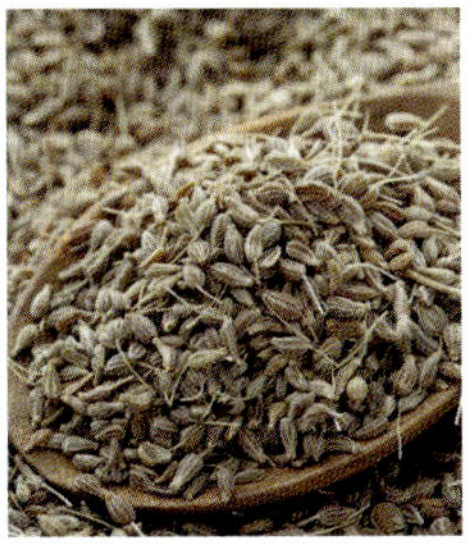
Anis

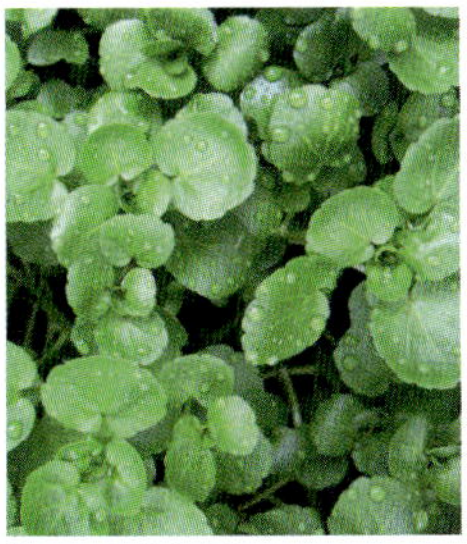
Brunnenkresse

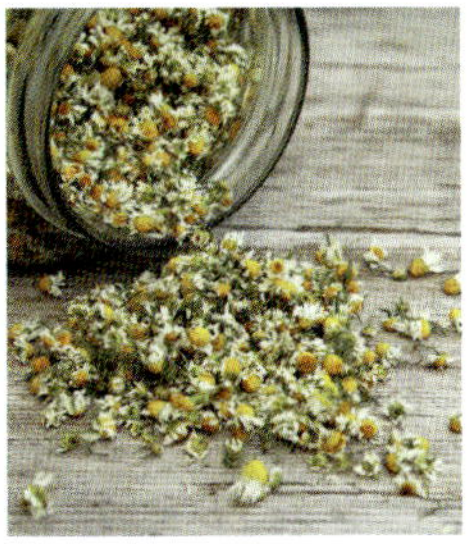
Kamille

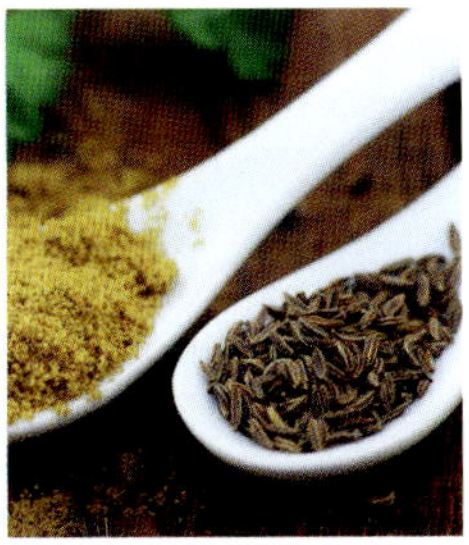
Kümmel

Heilpflanzen

Auch dem Phlegmatiker können viele Heilpflanzen im Alltag gute Dienste zum Erhalt der Gesundheit leisten:

Anis Der wärmende und trocknende Anis mit seinem süßlichen und etwas bitteren Geschmack hilft, die Verdauung zu unterstützen, und dient ganz besonders zur Vermeidung von Blähungen. Er wärmt, leitet kaltes Phlegma aus und beugt damit Verstopfungen durch kaltes rohes Phlegma vor. Als Karminativum (physiotherapeutisches Mittel gegen Blähungen) wirkt er weniger stark als Kümmel oder Fenchelsamen, als Expektorans (Mittel zum Abhusten von Bronchialschleim) ist es genau umgekehrt. Auch wurde bei Anis eine antibakterielle Wirkung nachgewiesen sowie insektizide und fungizide (gegen Pilzbefall) Wirkungen. Als wesentlicher Inhaltsstoff sind hier die ätherischen Öle zu nennen.

Brunnenkresse Dieses Wildkraut wirkt wärmend und trocknend. Die Samen sind dabei noch trockener als die Blätter. Damit kann die Kochung (Bildung und Reifung) von rohem Phlegma gut unterstützt werden und der unbrauchbare rohe Schleim ausgeleitet werden. Der scharfe und bittere Geschmack regt die **Verdauung** und den **Stoffwechsel** an. Die zu den Kreuzblütlern gehörende Brunnenkresse enthält reichlich Senföle, die das **Immunsystem** anregen und die Verdauung optimieren. Zudem liefert sie Eisen, Schwefel (antioxidative Wirkung und Entgiftung), Jod (**Schilddrüsenfunktionen, Grundumsatzsteuerung**), Vitamin C, Gerbstoffe und Bitterstoffe, die beide den **Stoffwechsel anregen**. Brunnenkresse kann in Suppen und Saucen gemixt werden, macht püriert eine Polenta zum Erlebnis und gibt Rindfleischgerichten den rechten Pfiff.

Kamille Die würzig und bitter schmeckende Kamille hat leicht wärmende und trocknende Wirkungen. Sie hilft bei Verstopfungen von Leber, Niere und Milz, wirkt öffnend und auflösend und damit stärkend. Zudem wird sie gerne wegen ihrer entzündungshemmenden Eigenschaften eingesetzt, hier sei vor allem die bekannte Rollkur genannt. Als Basis für die Wirkungen dienen die ätherischen Öle, Pflanzenstoffe sowie Schleimstoff. Aber auch in der Küche hat sie ihren Platz: zum Beispiel als Aromat zum Dämpfen von Huhn oder Kaninchen oder auch als Gemüse.

Kümmel Die Samen des Kümmels werden gerne eingesetzt, da ihre sehr warmen und trocknenden Eigenschaften bestens geeignet sind, um kalte Feuchten aufzulösen und auszuleiten. Der deutlich scharfe Geschmack hat hier einen erheblichen Anteil. Ebenso hilft Kümmel gegen Blähungen, besonders im Brot und bei Kohlgerichten.

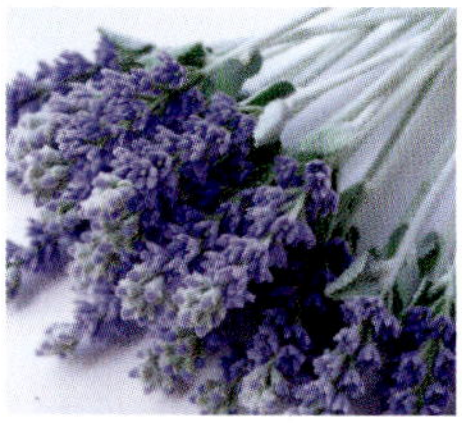
Lavendel

Lavendel Lavendelblüten und Blätter sind wärmend und trocknend mit einem bitter-aromatischen Geschmack. Für den Phlegmatiker ist zusätzlich die **antiseptische und die entzündungshemmende** Wirkung von Bedeutung und kann sehr gut bei **Pilzbefall** und einer schlechten **Bakterienbesetzung** im Darm dienen. Er zerteilt kaltes, rohes Phlegma und wirkt damit öffnend und reinigend. Lavendel kann auch in der Küche bestens verwendet werden. Ein geschmortes Hühnchen, dem Lavendel beigegeben wird, mit gedünsteten kleinen Zwiebeln schmeckt hervorragend und **belebt Körper und Geist**.

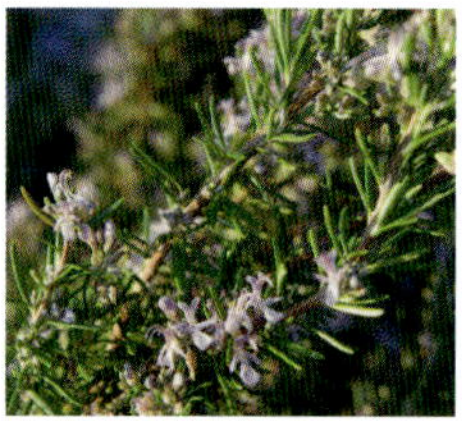
Rosmarin

Rosmarin Auch hier herrschen warme und trocknende Eigenschaften vor, die durch den bitteren und scharfen Geschmack noch unterstützt werden. Rosmarin kann grobe Feuchtigkeiten auflösen und zur Ausleitung bringen. Damit wird die Umwandlung vom Körpersaft Phlegma (Schleim) in den Körpersaft Sanguis (Blut) unterstützt. Als Tee hilft Rosmarin bei Kältezuständen, in Speisen fördert er die Wärme im Verdauungstrakt. Köstlich mit Gemüse, Fleisch, Fisch und auch mit Honig!

Physikalische Hausmittel

Es gibt eine ganze Reihe von Möglichkeiten, die dem Phlegmatiker im Alltag helfen können. Dazu gehören:

- Saunabesuche in einer sehr warmen, aber trockenen Sauna. Dadurch wird der Kreislauf angeregt und Wärme transportiert. Achtung: Dampfbäder sind kontraproduktiv!
- Mitunter kann die Nutzung von Rotlicht sehr gut helfen, besonders wenn es darum geht, Verschleimungen im Kopfbereich zu lösen
- Prima sind auch kalte Waschungen und Abreibungen, auf die der Körper mit verstärkter Wärmebildung reagiert. Dazu gehören auch Kneipp'sche Kniegüsse, nach denen man sofort warme Strümpfe anzieht – damit kann die selbst produzierte Wärme zirkulieren.
- Das trockene Bürsten der Haut fördert die Wärmebildung und das Ausleiten von Schlacken.
- Wärmende Brustwickel oder warme Leberwickel unterstützen die Organtätigkeit und die Verdauung sowie den Leberstoffwechsel.
- Ein Lavendelbad (100 g Lavendel mit 2 l heißem Wasser übergießen, nach 5 Minuten abseihen und ins Bad geben) beugt Einschlafproblemen vor.
- Ein Bad mit Zitronenmelisse bringt das Nervenkostüm wieder ins Gleichgewicht.
- Ein temperaturansteigendes Fußbad von 35–40 °C entspannt ebenfalls.

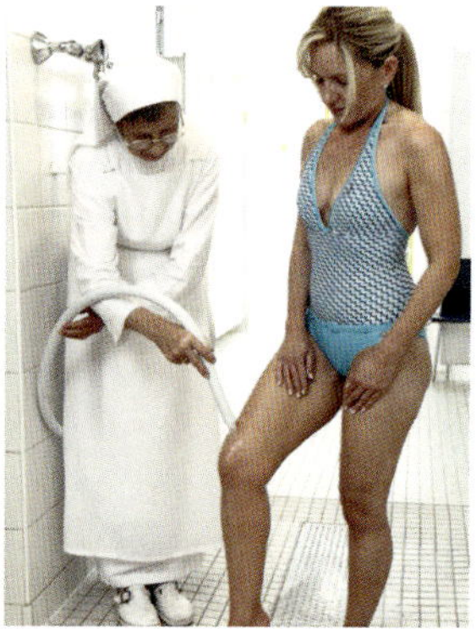

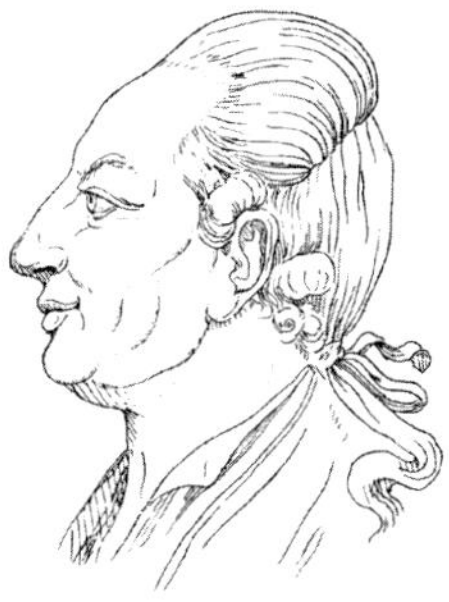

Der Sanguiniker

Beschreibung des Temperamentes

Das sanguinische Temperament zeigt sich durch eine Dominanz des Saftes Sanguis (Blut). Dabei sind die Grundkräfte des Lebens, nämlich die **Feuchtigkeit und die Wärme**, die prägenden Kräfte und die Feuchtigkeit steht im Vordergrund. Obgleich ein Sanguiniker am ehesten ausgeglichen erscheint, kann er dennoch ungesunde Abweichungen in Richtung Feuchte und auch Wärme durch einen unangemessenen Lebensstil provozieren.

Körpermerkmale

Der gesamte **Habitus** weist eine ovale Form auf, ebenso wie der Kopf. Der **Körperbau** ist lang aufgeschossen, zart und schlank, mit wenig Fettansatz, feiner Muskulatur und tendenziell mit ausgewogenen Proportionen. Der **Knochenbau** ist stabil mit kräftigen, gut ausgebildeten Gelenken und feingliedrigen Extremitäten. Schultern und Becken sind als schmal zu bezeichnen. Die **Hände** sind klein und wohl proportioniert, sie sind kräftig, wirken aber auf Grund der schmal zulaufenden Finger sensibel. Der **aufrechte Gang** und die **Leichtigkeit** in den Bewegungen (je nach Konstitution) sind ebenfalls typisch für das vorherrschende sanguinische Prinzip. Es zeichnet sich durch feine, elegante **Gesichtszüge** aus. Die Augenform ist meist rund bis mandelförmig, und die **Augen** sind leicht feucht. Die Lippen sind voll und wohlgeformt, wobei die Oberlippe leicht dominiert. Die **Ohren** sind zart und wirken fein modelliert. Die **Nase** ist eher schmal mit einem zarten Rücken.

Die **Haare** sind voll, von feiner Struktur und tendenziell braun, mitunter auch blond. Männliche Sanguiniker haben nicht selten eine sehr feine, aber ausgeprägte **Körperbehaarung**, die dem Schutz der Feuchtigkeit im Organismus dient.

Die **Haut** ist weich und warm mit einem hellen, rosigen Teint, was sich aus der für den Sanguiniker typischen guten Durchblutung ergibt. Sie erscheint glänzend, leicht feucht und mitunter leicht fettig, was sich auch im Gesicht zeigt.

Das **Blut** ist wohlgefärbt, leichtfließend, gut temperiert und rinnt durch viele feine Adern. Der Puls ist weder zu hart noch zu weich und damit können Nährstrom und Klärstrom mühelos fließen und Absonderungen leicht vonstatten gehen.

Charakter

Menschen mit einer sanguinischen Dominanz haben eine **heitere Grundstimmung**. Sie sind offen, eher extrovertiert und neugierig auf das Leben. Obgleich sich ihr Ehrgeiz in Grenzen hält, verfügen sie über ein gutes Durchsetzungsvermögen ohne allerdings verbissen zu sein. Das Element Luft, welches dem Sanguiniker zugeordnet ist, zeigt sich in der **Leichtigkeit**, mit der er das Leben annimmt – das Glas ist immer halbvoll, nie halbleer. Der spielerische Charakter zeigt sich auch in der Abenteuerlust und der Bereitschaft, **Neues** auszuprobieren. Es fällt ihm leicht, die

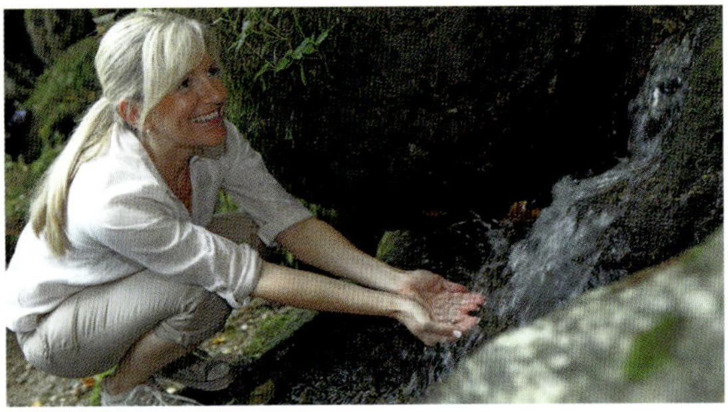

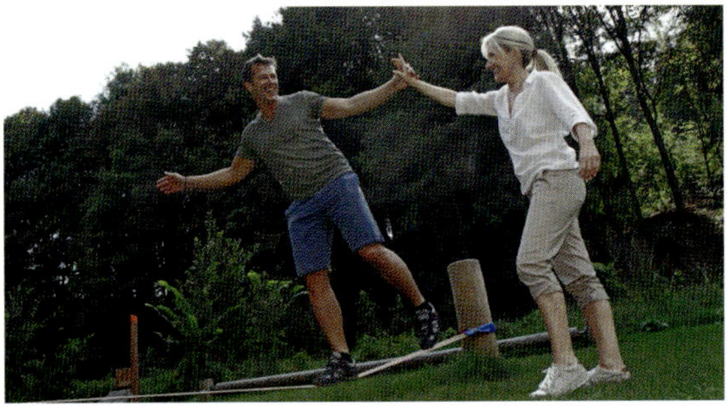

Dinge aus verschiedenen Blickwinkeln zu betrachten und unkonventionelle Wege zu beschreiten. Eine konservative Grundeinstellung kann man ihm wahrlich nicht nachsagen. Er ist eher **unstet** und nicht gerne an zu feste Regeln gebunden, die sein liberales Denken einschränken würden. Mitunter kann man ihn durchaus als **Luftikus** beschreiben, dessen Vorstellungen manchmal etwas abgehoben sind.

Subjektive Eindrücke sind für ihn intensiver als objektive Analysen, es fehlt manchmal an einer distanzierten Nüchternheit und Objektivität. Auch die innere Ruhe ist nicht immer ausreichend gegeben, dazu ist er zu **umtriebig.** Er reagiert leicht auf Reize aller Art – mentale Reize ebenso wie physische oder seelische – ohne sich unbedingt lange darauf einzulassen. Es bedarf schon sehr überzeugender Eindrücke, damit eine intensivere Nachhaltigkeit gegeben ist. Kennzeichnend ist auch sein Sinn für **Ästhetik** in allen Bereichen des Lebens, ebenso seine **Genussfähigkeit**. Ein Mahl beispielsweise muss zelebriert werden, ein nicht stilvoll gedeckter Tisch ist undenkbar und die Speisen sollen alle Sinne intensiv ansprechen.

Seine Eitelkeit ist manchmal nicht zu übersehen, bezieht sich aber meist auf das **Äußere**. Die Kritikfähigkeit lässt etwas zu wünschen übrig, die Reaktionen sind jedoch meist im akzeptablen Rahmen.

Stimmungslage

Sanguiniker haben eine positive, **optimistische Grundeinstellung**, sie sind meist heiter, fröhlich und entspannt. Sie nehmen den Tag mit Freude, so wie er ist, und diese gute Stimmung übertragen sie auch auf ihre Mitmenschen. Psychische Erregungszustände können durchaus auftreten, sind aber in der Regel nur von kurzer Dauer.

Soziale Kompetenz

Man kann hier sicher von einer durchwegs hohen **sozialen Kompetenz** sprechen. Sanguiniker sind grundsätzlich **kontaktfreudig** und kommunikativ, ohne unbedingt im Mittelpunkt stehen zu müssen, und ihre **soziale Anpassungsfähigkeit** zeichnet sie ebenfalls aus. Ihre Gewandtheit und ihre **spielerische** Art, das Leben anzunehmen, verleiht ihnen eine natürliche Autorität. Im Berufsleben bevorzugen Menschen mit einer sanguinischen Dominanz

daher auch flache Hierarchien, in denen **teamorientiert** agiert werden kann. Sie verfügen über einen guten diplomatischen Sinn und sind durchaus in einem sinnvollen Rahmen kompromissbereit.
Im Privatleben kann man sich auf sie gut verlassen, sie sind hilfsbereit und stehen als Freund immer mit Rat und Tat zur Seite. Sie mögen Kinder und haben einen ausgesprochen guten Familiensinn – was sicher auch dadurch begünstigt ist, dass das sanguinische Temperament mit der Dominanz an Feuchtigkeit dem weiblichen Prinzip zuzuordnen ist.

Mentale Kompetenz

Das stupide Lernen und Aufnehmen von Informationen ist nicht seine Stärke. Das spielerische und **praxisbezogene Lernen** liegt ihm wesentlich mehr. Die Konzentrationsfähigkeit über eine längere Zeit ist überschaubar, die Effizienz steigt durch Bewegungselemente und **abwechslungsreiche Lernmethoden** mit einer **bildhaften** Sprache. Das Ausarbeiten von Lösungsmodellen, die Kreativität und Anpassungsfähigkeit voraussetzen, entsprechen seinem Temperament wesentlich mehr als Tätigkeiten, die einem ständig wiederholenden Prozess unterliegen.

Verdauung

Grundsätzlich haben Sanguiniker eine gute, regelmäßige und **unproblematische Verdauung**. Durch übertriebene Völlerei kann sie jedoch aus dem Ruder geraten, und diese Gefahr ist auf Grund der Genussfreude durchaus gegeben. Auch die grundsätzliche Neigung zu **Entzündungen der Schleimhautbereiche** kann den langen, mit Schleimhäuten ausgekleideten Verdauungstrakt in seiner Funktionsfähigkeit beeinträchtigen. Manchmal besteht die Neigung zu einer erhöhten Bildung von Magensäure, was zu Problemen wie Reflux oder Gastritis führen kann.
Auch der übermäßige Genuss von Süßigkeiten und nährenden Speisen kann zu einer erhöhten Feuchtigkeitsbildung im Verdauungstrakt führen und zu viel Wärme binden. Damit sinkt die Verdauungseffizienz, es können sich Stagnationen bilden und den Fluss im Verdauungstrakt sowie die Funktionstüchtigkeit stören. Diese zeigen sich dann vor allem durch enzymatische Trägheiten infolge der Überlastung der enzymbildenden Organe Leber, Milz und Bauchspeicheldrüse.
Der **Stuhlgang** ist meist dunkelbraun, geruchsarm, voluminös mit einer gleichmäßigen, kompakten aber nicht zu festen Konsistenz. Bei entsprechenden Veranlagungen oder einem Übermaß von süßen und nährenden Speisen kann es zu Blähungen kommen. Der Urin ist bei einem angemessenem Ess- und Trinkregime eher gelb, dicklich und reichlich, aber noch in einem tolerablen Bereich.

Stoffwechsel

Der Stoffwechsel (Metabolismus) ist bei einer sinnvollen Lebensführung **ausgewogen**, Aufbaustoffwechsel (Anabolismus) und Abbaustoffwechsel (Katabolismus) stehen im richtigen Verhältnis zueinander und halten den Organismus in der Balance.

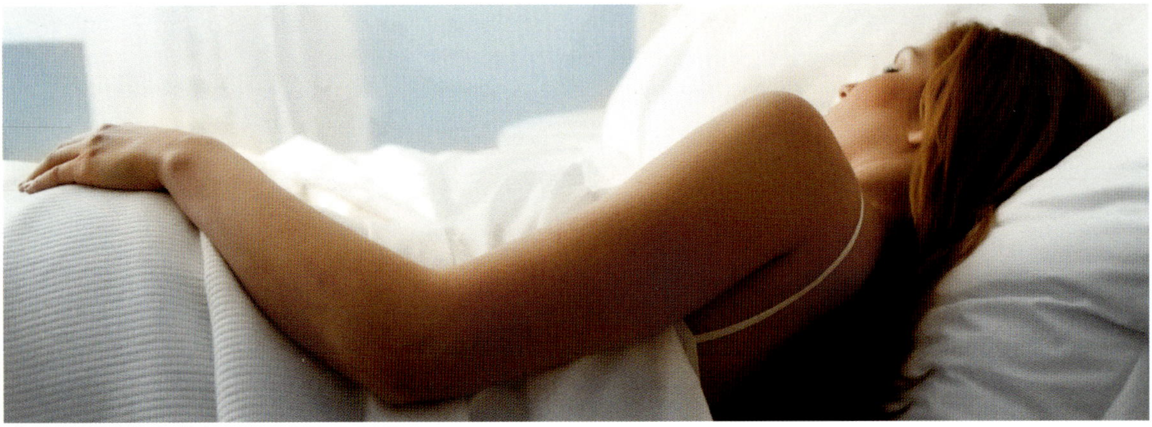

Schlaf

Der Schlaf ist meist **erholsam** aber nicht unbedingt ruhig. Typische Traumbilder handeln von Themen wie Festivitäten, Musik, schönen Dingen, Reisen und führen beim Erwachen manchmal zur Verwirrung.

Entgleisungen

So ausgewogen das Temperament des Sanguinikers erscheint, trotzdem sind auch hier einige Schwachpunkte zu beachten. Die Qualitäten »Wärme« und »Feuchte« können gerade hier auch Basis für schädliche Abweichungen bilden.

- Eine Neigung zu **entzündlichen Prozessen** ist gegeben. Betroffen hiervon sind besonders Herzmuskel und Herzbeutel sowie Feuchtgewebe wie Lymphe und Niere.
- Die hohe Bewegungsamplitude bei Sanguinikern kann auch zu **Gelenksentzündungen** führen.
- Es besteht eine Neigung zu **akuten Krankheitsverläufen**, die allerdings auch schnell wieder abklingen, ebenso zu **fiebrigen Krankheitsverläufen**.
- Die **Schleimhäute** können durch Überforderung angegriffen werden, besonders im gesamten Verdauungstrakt.
- Durch den hohen Blutzudrang ergibt sich eine Menge von Problemfeldern, dazu gehört die **Überempfindlichkeit der Haut** sowie arterielle Blutüberfüllungen (Kongestionen) im Brustbereich mit den betroffenen Organen Lunge, Herz und Bronchien, was infolge des engen Zusammenhanges von Haut und Lunge naheliegend ist.
- Überhaupt ist die **Lunge** beim Sanguiniker auch ein Schwachpunkt – sie ist für die Luftnahrung zuständig. Das, was ein Temperament auszeichnet, muss immer besonders gestärkt werden, ist aber gleichzeitig immer auch der größte Schwachpunkt.

- Zu viel nährendes Blut kann auch **Stoffwechselentgleisungen** nach sich ziehen. Die Folgen sind erhöhte Cholesterinwerte, erhöhte Blutfette, erhöhte Harnsäurewerte mit Gichtfolge und Nierenüberlastungen. Probleme dieser Art sind besonders im Frühling präsent sowie ab dem frühen Greisenalter.
- Im Frühjahr sind **erhöhte Herzaktivitäten** ebenfalls typisch und können zu Überlastungen führen.
- Nicht ausgelebte Emotionen können leicht zu einer **Blutstagnation** in der Leber führen, da diese das primäre Feuchtigkeitsorgan darstellt.
- Durch die sympathikone Prägung (vom Sympathikus kommend – Sympathikus = aktiver Teil des vegetativen Nervensystems) sind übermäßige **Bewegungsauswüchse** nicht unwahrscheinlich. **Unruhe, Nervosität** oder auch Muskelzittern können Symptome sein.
- Gibt der Sanguiniker den kulinarischen Genüssen bei gleichzeitig zu wenig Bewegung zu sehr nach, dann sind **Gewichtsentgleisungen** vorprogrammiert, die sich vorrangig im Bereich Hüfte, Beine und Gesäß bemerkbar machen – auch ein Indiz dafür, dass das sanguinische Prinzip den weiblichen Prinzipien zuzuordnen ist.

Empfehlungen für den Sanguiniker

Wir wollen uns nun damit beschäftigen, wie das Leben zu gestalten ist, damit ein Mensch mit sanguinischer Prägung seine Balance halten und damit seine Gesundheit wahren kann.

Allgemeine Tipps

Es liegt nicht in der Natur des »Luftikus«, sich einem zu strengen Reglement zu unterwerfen, doch damit sich das Temperament entfalten kann, ohne Schaden zu nehmen, ist ein gewisses Maß an **Disziplin** angebracht.

In der Ausbildung sind kreative Impulse sicher wichtig, doch jede berufliche Orientierung benötigt eine solide Basis. Nach dem Motto »zuerst die Pflicht, dann die Kür« muss der Sanguiniker lernen, dass sich Weiterentwicklung nur auf dem Nährboden bestehender Kompetenz bilden kann. Wenngleich die Selbstverwirklichung in der Basedow'schen Pyramide (Pyramide, die die Wichtigkeiten im Leben aufzeigt) den Abschluss bildet, so kann schon der Weg dorthin ungeahnte Kräfte und Ressourcen freisetzen. Leider sind die pädagogischen Kompetenzen nicht immer so hoch, dass kreatives Querdenken dankbar aufgegriffen wird anstelle bei verknöcherten Methoden und Erkenntnissen krampfhaft zu verharren. Dies ist leider eine schon länger andauernde Zeiterscheinung. Das gilt in weiterführendem Maße natürlich auch für das Berufsleben.

Das **Entdecken und Lernen** um der Sache Willen und weil diese Prozesse das Denken fördern – das ist es, was den Sanguiniker fordert und Körper und Seele fit hält. Ein paar Haltegriffe, um die Richtung vorzugeben, reichen oft schon aus, um die Prozesse voranzutreiben und in die richtige Bahn zu lenken.

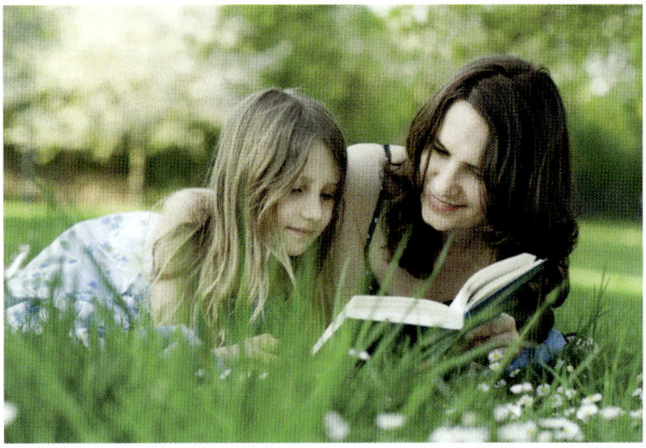

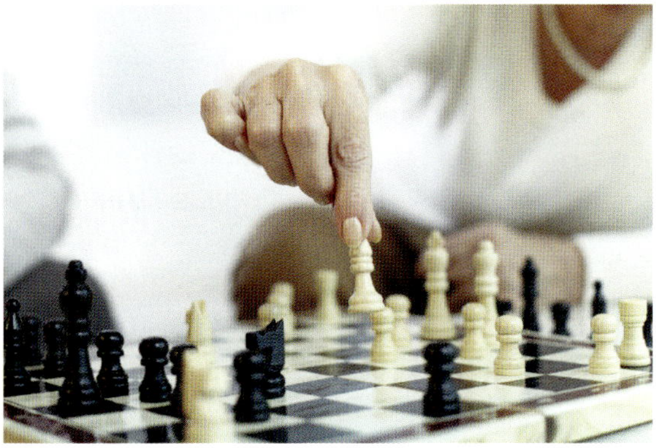

Diätische Ernährungsempfehlungen: Sanguiniker benötigen in der Regel kein Rezeptbuch, sondern nur Stichworte, Ideen, **Impulse zur Orientierung**. Bei vernünftigem Freiraum kann der Sanguiniker sein Körperbewusstsein optimal entwickeln und somit die Rückmeldungen seines Organismus nutzen, um das rechte Maß zu finden.
Grundsätzlich sind **mentale Anregungen** für das Gemüt sehr hilfreich. Dabei können zum Beispiel neue Wissensgebiete über Lesen oder Vorlesungen erschlossen werden. Auch **Schachspielen** fördert das Denken auf allen Ebenen und ist zudem auch entspannend.
Wo viel Dynamik ist, wird eine entsprechende Regeneration benötigt, um ein Zuviel an Feuchtigkeit und Hitze zu vermeiden. Gewisse **Regulatorien** wie feste Essens- und Schlafenszeiten sind da sehr hilfreich. Um im Bild der Humoralmedizin zu bleiben, benötigt das expandierende sanguinische Temperament auch das ordnende und begrenzende melancholische Prinzip – ganz im Sinne des dialektischen Weltbildes.
Eine gute **Übung zur Erdung**, die in der Früh oder am Vormittag praktiziert werden kann: In hüftbreitem Stand die Hände im Brustraum falten, dann einatmend die Hände schulterbreit nach oben strecken, dann ausatmend die Hände parallel nach unten führen und dabei in die Hocke gehen. Die Hände symbolhaft zum Kelch formen und Energie der Erde aufnehmen, dann einatmend langsam aufrichten, die Hände über den Kopf führen und ausatmend die Energie der Erde sanft über das Haupt gleiten lassen. Diese Übung fünf Mal wiederholen.
Der **Frühling** ist die Jahreszeit, die dem Sanguiniker zugeordnet ist. Der Beginn dieser Jahreszeit bringt die Feuchte des Winters mit, die Kälte zieht sich langsam zurück und weicht der beginnenden Wärme. Die Dynamiken des Lebens, die auf den Kräften Wärme und Feuchtigkeit beruhen, werden in der Natur nun deutlich spürbar, alles fängt an zu sprießen und zu wachsen. In dieser Jahreszeit können die Auswüchse beim Sanguiniker sich rascher entwickeln, daher gilt es, einen Hitze- und Feuchtigkeitsüberschuss zu vermeiden, indem die **Lebensweise gemäßigt** abläuft. Wenn die innere Hitze eher stark ausfällt, kann dies schnell zum **Leichtsinn** führen, und eine zu leichte Bekleidung zieht eine Erkältung nach sich.

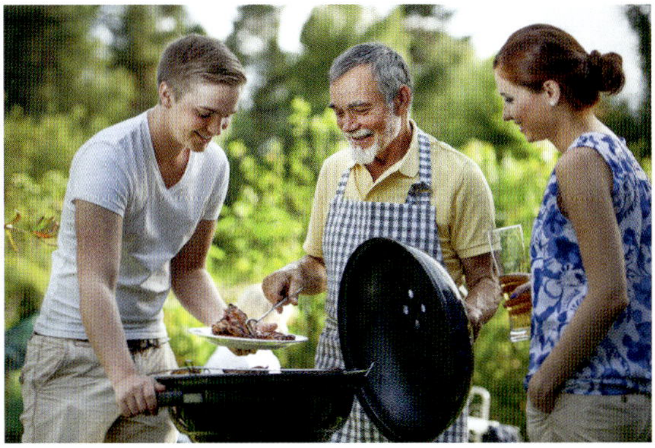 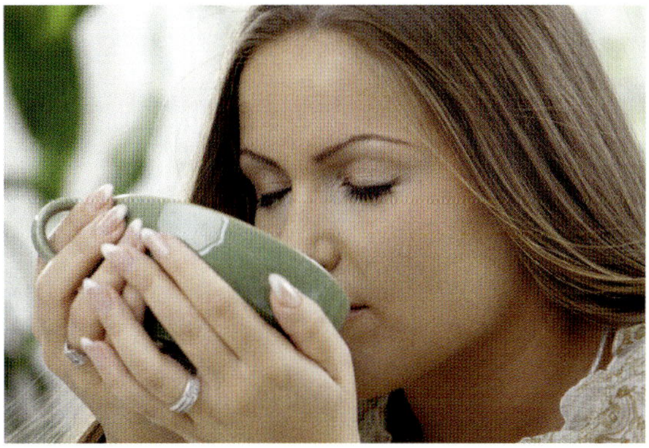

Im **Sommer** kann der Sanguiniker die Hitze durch seinen Feuchtigkeitsstatus gut abfangen, trotzdem sind **zu intensive Betätigungen** in den besonders warmen Zeiten des Tages zu vermeiden. Sommerzeit ist auch **Grillzeit**. Damit sich hier nicht zu sehr das Hüftgold anlegt, sollten zu fette Fleischspezialitäten, Kräuterbutter oder süßliche Cocktails nur sehr sparsam genossen werden, denn all das bringt zu viel Feuchtigkeit mit sich und überlastet den Verdauungstrakt. Hellhäutige, blonde Vertreter müssen aufpassen, um sich nicht zu sehr der Sonne auszusetzen. Sonnenhut und leichte Bedeckung der Haut sind anzuraten.

Der **Herbst** behält die Trockenheit des Sommers, die Wärme weicht jedoch langsam aber sicher der Kälte – dies ist sozusagen die Jahreszeit, die mit Trockenheit und Kälte die Lebenskräfte des Sanguinikers am wenigsten repräsentiert. Hier muss dieser Typus aufpassen, dass er mit einer angepassten Lebensweise Wärme und Feuchtigkeit bewahrt. **Viel Bewegung** an der frischen Luft, das Genießen der herbstlichen Farbenpracht und die vielen herbstlichen Schätze der Natur, die reichlich Immunschutz mitbringen, helfen ihm dabei.

Im **Winter** kann die immer stärker werdende Feuchtigkeit diese Kraft aus der Balance bringen, wenn der Rückzug in die vier Wände mit begleitender Bewegungsarmut und gleichzeitigem Genuss vieler süßer und auch deftiger Verführungen zelebriert werden. Auch hier gilt es, viel frische Luft mit reichlich Bewegung in den Tagesplan zu integrieren. Dabei aber den **Kopfbereich** gut schützen, damit sich das Phlegma nicht zu sehr festsetzen kann und Verschleimungen im Kopf- und Brustbereich zur Folge haben. Und bei der **Ernährung** empfiehlt es sich, schlank unterwegs zu sein, damit der Verdauungstrakt nicht zu stark befeuchtet wird und das Gewicht entgleist. Gerade Glühwein, Kekse und Marzipanleckereien würden dem Sanguiniker besonders gut munden – hier ist Disziplin gefragt.

Bewegung

Sport und Bewegung bieten dem Sanguiniker eine gute Möglichkeit, seinem **Bewegungsdrang** ausgiebig nachzugeben. Mannschaftssportarten – besonders Ballsportarten – sind ihm dabei durchaus angenehm. Der soziale

Kontakt zu Mitspielern oder Mitstreitern ist ihm wichtig und der in **Mannschaftssportarten** notwendige Teamgeist entspricht seinem sozialen Anspruch.

Spaß ist für den Sanguiniker grundsätzlich ein wichtiger Faktor beim Sport, auch wenn er diesen mit einem Leistungsbezug betreibt. Über Siege kann er sich überschwänglich freuen, Niederlagen mag er weniger, nimmt sie aber mit Humor.

Wichtig ist ihm auch **Abwechslung und Vielseitigkeit**. Auch wenn eine Sportart im Focus steht, so liebt er es dennoch, auch andere Sportarten auszuleben, Neues wird gerne ausprobiert.

Je mehr Bewegung und Sport in der **Natur** betrieben werden, umso besser für das Gemüt des Sanguinikers. Vom flotten Spazierengehen bis zum **Ganzkörpertraining** auf dem »Trimm-dich-fit-Pfad« ist alles ratsam. Von den »alten« Sportarten ist dem Sanguiniker das **Reiten** ganz besonders ans Herz zu legen. Pferde können mit ihrer Natur den Sanguiniker in seinem Wesen sehr gut unterstützen. Nicht nur der Sport ist hier wichtig, auch alle Dinge um das Reiten herum wie die Pflege des Pferdes stärken die Gesundheit des Sanguinikers.

Der Hang zu etwas mehr Risiko liegt ihm durchaus im Blut und eine gewisse Unbekümmertheit im Ausüben kann durchaus für gefährliche Situationen sorgen.

Was die **Belastungscharakteristik** angeht, so stehen dem Sanguiniker mit der Präsenz von Wärme und Feuchtigkeit alle Möglichkeiten offen. **Ausdauerbetonung** kann er gut unterstützen, indem nährende Lebensmittel auf dem Speiseplan berücksichtigt werden. Allerdings müssen diese dann auch »abgearbeitet« werden, damit es nicht zu einem Übermaß an Feuchtigkeit im Organismus kommt, der sich dann auch in Form von Übergewicht zeigen kann.

Kraftbetonte Belastungen benötigen mehr Proteine (Eiweiße), hier muss aber sensibel darauf geachtet werden, dass der Protein-Stoffwechsel nicht überlastet wird, nachdem die Veranlagung dazu gegeben wäre. Infolge der intensiven Stoffwechsellage können Proteine im Zeitfenster von ca. 2 Stunden nach der Belastung besonders gut für den **Muskelaufbau** und die Muskelreparaturen genutzt werden. Es hat also einen Sinn, hier vor allem auf die Proteinqualität und weniger auf die Quantität zu achten. Ähnliches gilt auch für Schnellkraftsportarten wie Sprinten und Kraftausdauersportarten wie Rudern.

Im **Spielsport** wie Fußball oder Volleyball werden ebenso nährende und aufbauende Lebensmittel benötigt und auch hier wäre ein Zuviel ungünstig. Das Problem liegt hierbei besonders im Umstand, dass man sich im Mannschaftssport nach dem Training gerne noch trifft. Der Genussmensch Sanguiniker ist gut beraten, bei diesen Zusammenkünften Alkohol zu meiden und auch den kulinarischen Genüssen eher zu widerstehen.

Im Grunde gibt es für den Sanguiniker also sehr viele Optionen und in der Kinder- und Jugendzeit wird er sich gerne und intensiv betätigen. Mit dem Eintritt ins Berufsleben kommen meist andere Prioritäten auf, hier ist es sehr wichtig, dass der Sport und die Bewegung zum **Ausgleich des Alltages** und zur Bewahrung der Fitness weiter eine Rolle spielen. Der **ganz frühe Morgen** ist für den Sanguiniker perfekt, um Übungen aus dem **Wyda** zu machen (es sei denn, die Übung ist nicht für den Morgen geeignet) oder **laufen** zu gehen. Wegen seiner Tendenz zur überschießenden Hitze sind Zeiten mit zu viel Hitze wie Mittag oder früher Nachmittag weniger sinnvoll.

WYDAÜBUNGEN FÜR DEN SANGUINIKER

ÜBUNG 1: PRIMÄRE STÄRKUNG UND HARMONISIERUNG DES EMOTIONALFELDES

Diese Übung stärkt **Lunge und Herz**. Sie **harmonisiert** – und wird morgens gemacht.

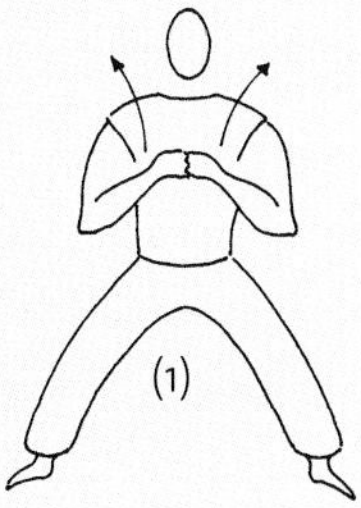
(1)

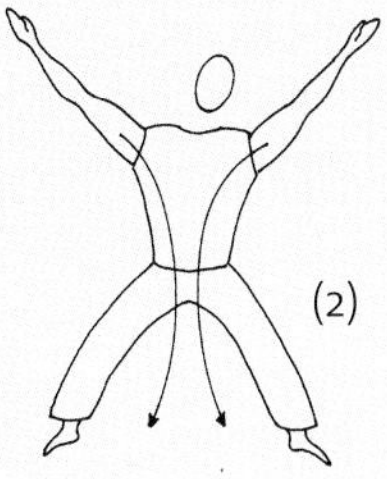
(2)

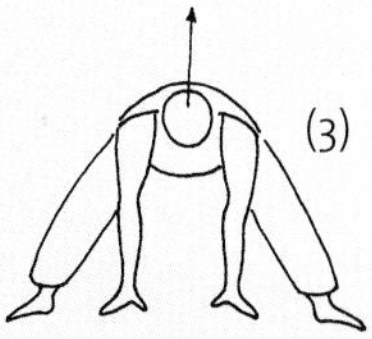
(3)

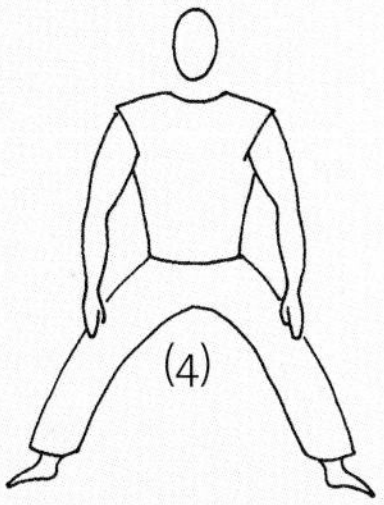
(4)

Beschreibung

Wir stehen mit so weit wie möglich gespreizten Beinen, und die Hände liegen in der Druidenfaust vor dem Emotionalfeld (1). Mit einem Einatmen, in das wir all unsere Lebensfreude legen, heben wir die Arme weit über den Kopf, öffnen die Fäuste und blicken zum Himmel (2). So bleiben wir eine Weile stehen und konzentrieren uns auf Glück, Lebensfreude und Liebe. Mit einem tiefen Ausatmen kehren wir unsere Gefühle um, konzentrieren uns auf alles Negative in uns und drücken es gleichsam in die Erde (3). Dabei müssen die Hände möglichst flach auf dem Boden liegen. In dieser Haltung bleiben wir jedoch nur ganz kurz. Wir richten uns wieder auf, schließen die Augen und bleiben so einige Atemzüge lang stehen (4). Dann wiederholen wir die Übung drei Mal.

Wirkungsweise

Die Übung wirkt auf der Ebene der Gefühle. Durch die Stärkung des Emotionalfeldes werden wir widerstandsfähiger gegenüber emotionalen Verletzungen. Diese Übung ist besonders für den Anfänger, aber auch für emotional instabile Menschen geeignet. Die Übung sollte nur bei besonderen Schwierigkeiten im emotionalen Bereich am Anfang einer Übungsreihe stehen. Normalerweise wird die Übung nach einer Stärkung des Vitalfeldes ausgeführt. Als Zeit eignet sich der Morgen. Sonnenlicht und Blumen können als Verstärkung eingesetzt werden.

Mögliche Fehler

Die Übung ist als Anfängerübung recht einfach, doch haben ältere Personen vielleicht Schwierigkeiten, den Boden zu erreichen. Dies ist aber unbedingt notwendig. Notfalls kann man sich damit behelfen, dass man sich in Stellung (3) auf die Knie niederlässt.

Folgendes sollten Sie beachten:

- In Stellung (2) ist es besonders wichtig, seine Gedanken auf positive Inhalte zu konzentrieren.
- In Stellung (2) liegt der Kopf im Nacken, dennoch muss gleichmäßig weitergeatmet werden.
- In Stellung (3) werden alle Hals- und Nackenmuskeln entspannt, sodass der Kopf locker hängt.
- Möglichst die ganzen Handflächen, mindestens aber die Finger müssen den Boden berühren. Sie können dazu die Knie beugen oder sich sogar auf den Boden setzen.

ÜBUNG 2: PFERDEÜBUNG

Die Pferdeübung aus dem Wyda ist eine Übung zur **Vereinigung der Kräfte**.

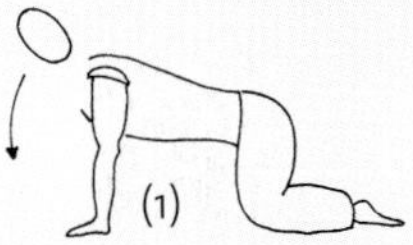
(1)

Beschreibung

Wir stehen auf Knien und Händen, der Kopf ist aufgerichtet (1). Unsere Konzentration richtet sich nun auf die Verbindung zwischen den Körperstellen, die den Boden berühren. Mit dem Ausatmen senken wir den Kopf, bis die Stirn den Boden berührt. Dazu Arme etwas beugen (2). Diese Stellung drei Atemzüge lang halten. Jetzt heben wir den Kopf und strecken dabei gleichzeitig die Beine durch. Die Wirbelsäule muss nun vom Kopf bis zum Kreuzbein eine Gerade bilden (3). Wir halten diese Stellung wieder drei Atemzüge lang. Jetzt heben wir das rechte Bein und den linken Arm (4). Nach zwei Atemzügen senken wir die erhobenen Glieder und wiederholen die Hebung mit dem entgegengesetzten Bein beziehungsweise Arm (5). Nach weiteren zwei Atemzügen kehren wir zur Grundstellung (1) zurück und achten darauf, wie sich unser Körpergefühl verändert hat.

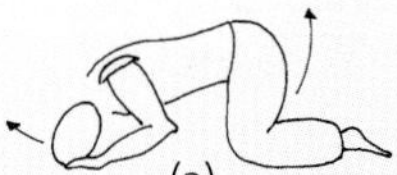
(2)

Wirkungsweise

Die Pferdeübung ist die erste Übung, die man als eine Art Vereinigungsübung bezeichnen kann. Durch sie werden die Kräfte aller drei Felder miteinander verbunden. Die Übung ist besonders für Anfänger geeignet. Der Kraftaufwand, der zu Beginn notwendig scheint, um die Stellungen zu halten, wird bei richtiger Konzentration schon nach einigen weiteren Übungssequenzen schwinden. Die Wirkung dieser Übung sollte schon nach dem ersten Mal zu spüren sein: Der Körper fühlt sich robuster an, eine gewisse Ruhe kehrt ein und das Selbstvertrauen steigt. Diese Übung wird am besten durch eine Kombination aus Wasser, Pflanzen und Metall verstärkt.

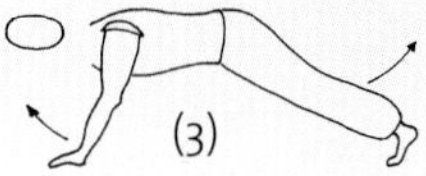
(3)

Mögliche Fehler

Mangelnde Konzentration. Damit sich die Wirkung dieser Übung entfalten kann, ist es notwendig, dass die Gedanken während der Minute der Ausführung gänzlich auf die Bewegung gerichtet werden. Zur richtigen Bewegung gehören auch:

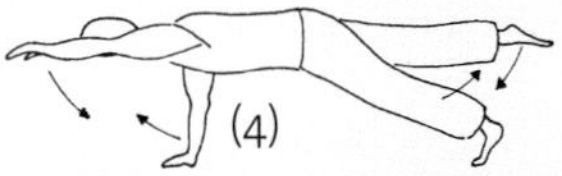
(4)

- Die richtige Haltung des Rückens
- Die richtige Atmung
- Gleichbleibende Geschwindigkeit

Besonders der letzte Punkt ist zu beachten. Gerade beim Heben der Glieder werden oft Atem und Bewegung beschleunigt. Arm und Bein sollten auch keinesfalls auf den Boden zurückfallen, sondern langsam und konzentriert aufgesetzt werden.

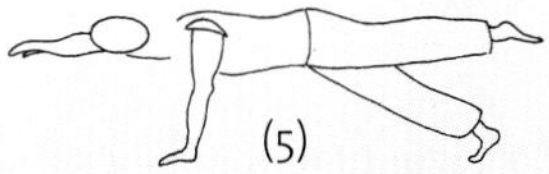
(5)

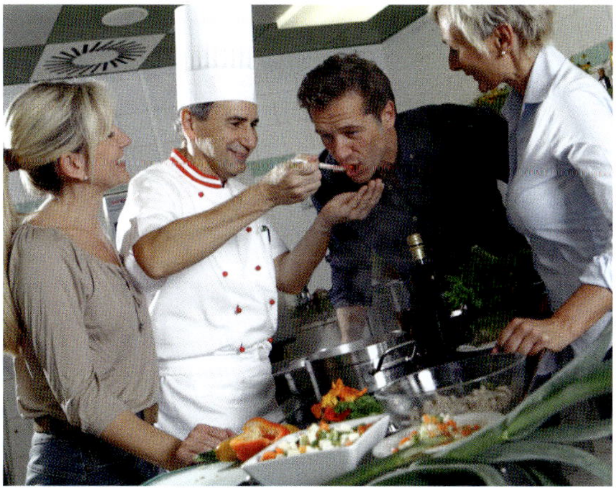

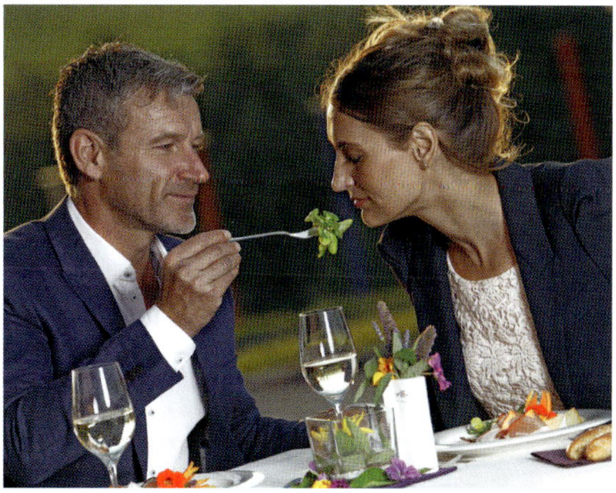

Ernährung

Der Sanguiniker ist, wie schon angesprochen, ein **Genussmensch**. Seine Neigung, oft und viel zu konsumieren, führt dann aber zu einem Zuviel an Feuchtigkeit und damit zur übermäßigen Phlegmabildung. Daher sollten Frühstück, Mittagessen und ein schmales Abendessen ausreichen, den Bedarf zu decken, Zwischenmahlzeiten sind zu meiden, außer in speziellen Lebenssituationen wie Kindheit, Schwangerschaft oder Stillzeit.

Wenn die Ernährung **abwechslungsreich** ist, gibt es eigentlich keine echten Verbote, aber einige Tipps sollten trotzdem berücksichtigt werden:

- Die Verdauung kann durch **Überlastung** leiden, da der Darmtrakt in seinem Tonus erschlaffen könnte. Daher sollte die Kost nicht zu schwer verdaulich sein, insbesondere im Winter und Frühjahr, wenn das Wetter Feuchtigkeit mit sich bringt. Der Verdauungstrakt kann auch überlastet werden, wenn die einzelnen Mahlzeiten **zu viele Komponenten** enthalten, dazu gehören auch Degustationsmenüs (Verkostungsmenüs) mit mehreren Gängen.
- **Kohlenhydrate** befeuchten, ein Zuviel kann hier ungünstig sein, ganz besonders am Abend. Auch sehr **fette Speisen** nähren zu sehr und überfeuchten. Daher sind fette Saucen, fette Süßigkeiten, Mehlspeisen etc. in größerer Menge nicht zuträglich. Im Grunde sind dies ganz nachvollziehbare Empfehlungen, die auch den gängigen Ernährungsempfehlungen entsprechen. Eine Überfeuchtung des Verdauungstraktes führt schlussendlich zu einem Überhang an Phlegma, was unweigerlich **Übergewicht** nach sich zieht. Die Kombination fett & süß ist besonders unglücklich, da die Kohlenhydrate zu einer Eindickung der Fette führen und damit auch für ungünstige Blutwerte verantwortlich sind. Alles zusammen kann Herz-Kreislauf-Problematiken provozieren. Auch zu viel Brot, besonders mit deftigem Belag, ist ungünstig. Grundsätzlich sind Kohlenhydrate mit einer hohen glykämischen Last (Verlaufskurve des Blutzuckerspiegels im Vergleich zum Traubenzucker) nicht empfehlenswert. Inwieweit

Vollkornprodukte vertragen werden, hängt von der Verdauungskompetenz des Einzelnen ab. Wenn Blähungen auftreten oder übermäßige Müdigkeit nach dem Genuss auftritt, dann wäre es gut, Produkte mit einem etwas niedrigeren Vollkornanteil auszuprobieren. Auch ein Übermaß an Obst mit einem hohen Zuckeranteil sollte vermieden werden, zum Beispiel sehr süße Äpfel, Bananen, Feigen, Datteln etc.

- Eine übermäßige **Hitzebildung** schadet dem Sanguiniker, seine schon vorhandene Dynamik würde aus der Bahn geraten und zu einer pathogenen (krankhaften) Übersteigerung führen. Daher sind **scharfe Lebensmittel** nur eingeschränkt sinnvoll. Scharfe Zwiebeln, Knoblauch, Porree, Senf, Kren, scharfe Paprika, Chili, Pfeffer aller Art, Chilipaste, Curry und Ähnliches daher sparsam einsetzen. Auch Gemüse aus der Familie der Kreuzblütler mit einem hohen Anteil an Senfölglycosiden sollten sparsam eingesetzt und mit Salz konsumiert werden. Dazu zählen Rettiche, Radieschen, Mairübe, Herbstrübe, Kresse.
- **Hochprozentiger Alkohol** fördert ebenfalls die Überhitzung, dadurch könnte auch ein Zuviel an Gelbgalle entstehen, was wiederrum zur Bluterhitzung führt. **Süße alkoholische Getränke** wie Liköre dagegen fördern die Überfeuchtung, auch hier sparsam sein. **Kräftige oder süße Weine** nähren zu sehr und sollten nur sparsame Begleiter der Mahlzeiten sein. Im Sommer eignen sich leichte Sommerweine mit Wasser aufgespritzt. Bier sollte auch seltener konsumiert werden, das gilt ganz besonders für kräftige Biere wie Starkbiere.
- **Fleisch** fördert auch die Blutbildung, besonders rotes Fleisch wie Rind und Lamm. Die trocknende Wirkung wird verstärkt durch scharfes Anbraten und scharfe Gewürze. Ein Pfeffersteak, so fein es auch ist, sollte nicht wöchentlich den Speiseplan zieren. Fleischprodukte wie Wurst bringen auch noch das nährende Fett, daher sind dies weniger empfehlenswerte Lebensmittel. Dazu kommt, dass Nitrite hitzige Prozesse im Organismus anregen und zur Zellentartung beitragen können. Das viele **Salz** kann zur Eindickung des Blutes führen und damit Bluthochdruck fördern – etwas, das beim Sanguiniker die schon vorhandene Wärme übersteigert und zur Bluthitze führt.
- Sehr **feuchte tierische** Produkte wie Ferkel, Kalb sind auch nicht günstig, auch Schweinefleisch und fettes Geflügel wie Gans oder Ente sollten nur selten den Speiseplan bereichern. Ebenso sollte Wild nicht zu oft verzehrt werden.
- Wenn tierische Produkte auf dem Speiseplan stehen sollen, dann sind **Huhn und Fisch** sinnvoller – in Bio-Qualität und naturbelassen. Dabei sind besonders Bachforelle, Bachsaibling, Zander und Hecht zu empfehlen, Lachs, Sardine, Wels und Makrele nur selten.
- **Milch**, Topfen oder auch Obers sind ebenso Lebensmittel, die dem Sanguiniker nicht sonderlich gut tun. Die für den Sanguiniker aber so essenzielle (lebensnotwendige) Proteinversorgung darf trotzdem nicht aus den Augen verloren werden, daher sind Hülsenfrüchte in Kombination mit Hirse, Roggen und Reis bestens geeignet, sie sorgen für eine gute **pflanzliche Proteinkombination**. Gedämpfte Hirse-Karottenbällchen auf Fenchel-Tomatengemüse mit Kerbelreis wären ein gutes Beispiel.
- **Gemüse, Salate und Obst** sind – bis auf wenige Ausnahmen – nicht zu nährend oder erhitzend und dürfen oft auf dem Speiseplan stehen.

- Bei den **Schalenfrüchten** sind Walnüsse und Mandeln sinnvoll, ansonsten heißt es auch sparsam sein.
- **Wasser** ist immer gut, es gleicht die physiologischen Verluste aus, hält den Organismus in Schwung und ermöglicht das reibungslose Eliminieren der ausscheidungspflichtigen Stoffe über Haut, Stuhl und Harn.
- Bei den **Zubereitungsarten** sind häufiges Grillen, Frittieren, Braten, Gratinieren, Glasieren und Schmoren nicht sinnvoll. Günstige Zubereitungsarten sind Poelieren, Pochieren, Sautieren, Dämpfen, Naturdünsten, Niedertemperaturgaren und Backen.

Bei der Auswahl der Lebensmittel kann man einem Sanguiniker folgende ganz besonders empfehlen:

Brombeeren enthalten reichlich Gerbsäuren, Gallussäure und Ellagsäure. Diese Gerbstoffe wirken zusammenziehend auf Schleimhäute, was bei Entzündungen hilft. Daher können sie in solchen Fällen gut helfen.

Hirse Mit ihrer trocknenden und kühlenden Qualität kann sie einer zu hohen Entwicklung von Feuchte und Hitze gut entgegenwirken. Sie unterstützt die Reinigung von **Bindegeweben** und Blut von überschüssigen Ansammlungen und unterstützt den Basenhaushalt (wirkt gegen Schärfen – entspricht in etwa den Säuren). Der hohe Mineralgehalt, besonders des in der **Kieselsäure** verankerten Siliziums, stützt den Aufbau der **Bindegewebe**, Sehnen und Knorpel und fördert den **Knochenstoffwechsel**, da Silizium den Calciumeinstrom in die Knochen steuert. Das enthaltene Zink schützt vor Überhitzung, das enthaltene Eisen – auch wenn es im Organismus mit Hilfe von Vitamin C erst zu nutzbarem, zweiwertigem Eisen reduziert werden muss, unterstützt die Blutbildung und ist bei Entzündungen hilfreich.
Die Zubereitungsformen von Hirse sind vielfältig. Das einfache Kochen in Wasser oder Gemüsebrühe bildet die Grundlage. Dann kann sie zum Beispiel kombiniert werden mit Fenchel, Kapern, Thymian oder aber mit einem Quittenkompott vermengt als Dessert dienen.

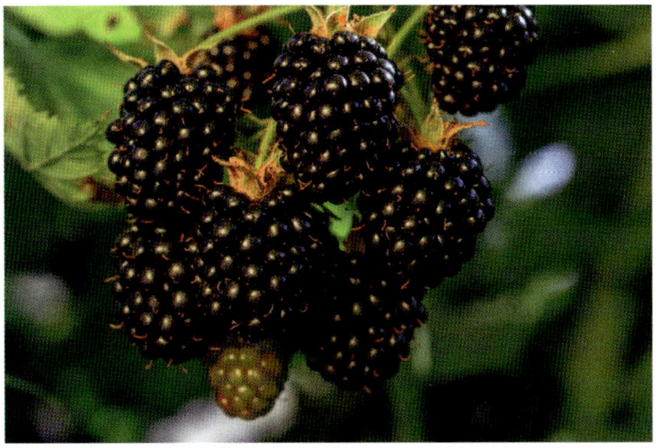

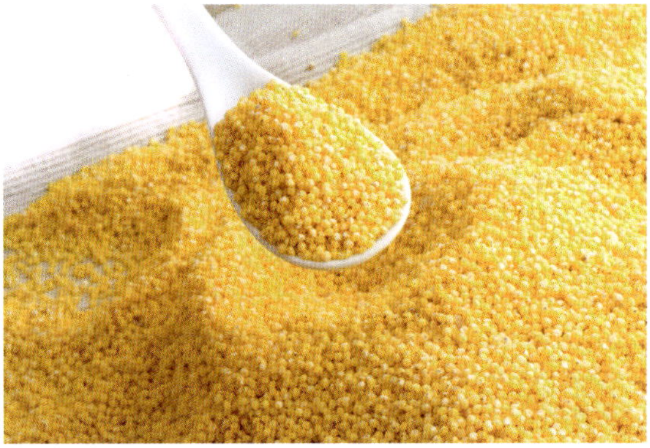

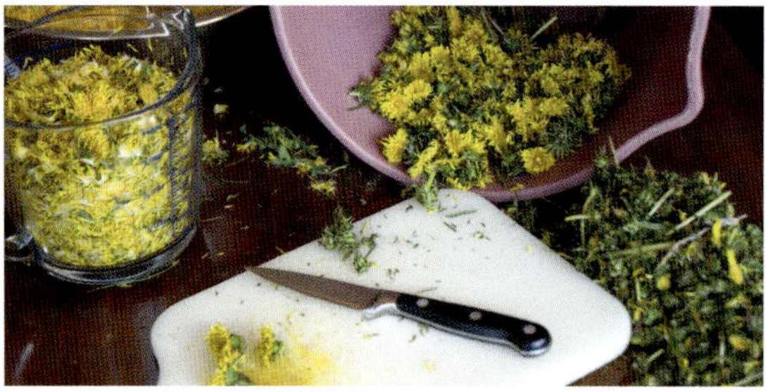

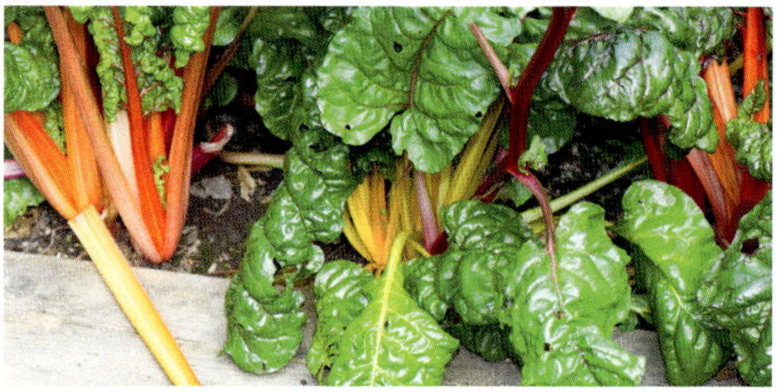

Linsen liefern reichlich wichtige **Proteine und Kohlenhydrate**. Zudem enthalten sie einige B-Vitamine, viel Magnesium für einen guten Energiestoffwechsel, Kalium für den **Wasserhaushalt** und das Säure-Basengleichgewicht sowie die Reizleitungen, Calcium für die Knochen und die muskulären Reize, Eisen, Zink und Phosphor für die Energiebereitstellung. Linsen wirken ausgleichend und **stimmungsaufhellend**, beruhigend sowie **nerven- und blutstärkend**.

Löwenzahn Die kühlende und trocknende Wirkung hält den Sanguiniker in der Balance. Löwenzahn entstaut die Leber und reinigt mild. Verantwortlich für die Wirkung sind unter anderem die enthaltenen Bitterstoffe.

Mangold Dieses Gemüse regt Nieren und Verdauung an und liefert wichtige Bitterstoffe für die Leberregulation.

Roggen Der Roggen ist nur sehr wenig warm und feucht, daher gut geeignet, das sanguinische Temperament zu stützen. Der hohe Mineralgehalt stärkt wie die Hirse den gesamten **Bewegungsapparat**. Zudem stärkt der Roggen die **Blutbildung**.

SPEISEPLAN FÜR EINEN TAG IM FRÜHLING

Frühstück

Roggenbrot, welches mit **Natursauerteig** bereitet wurde und mindestens zwei Tage alt ist, in Scheiben schneiden und toasten. Als Aufstrich Magertopfen mit Steinsalz, Schnittlauch, einem Hauch Macis (Muskatblüte), Zitronenabrieb und etwas Zitronensaft abschmecken und auf das Brot streichen. Als Getränk eignet sich Tee aus **getrockneten Apfelschalen** mit etwas Zitrone.

Das Toasten des Roggenbrotes nimmt Feuchtigkeit, der Natursauerteig sorgt für eine gute Verdaulichkeit. Magertopfen dient zur Meidung von zu viel Fett, der Schnittlauch stimuliert und liefert frisches Vitamin C, die Muskatblüte (Macis) fördert die **Konzentrationsfähigkeit**. Topfen und Roggen bringen hochwertiges Eiweiß. Der Apfelschalentee regt die Verdauung an.

Mittagessen

80 g **Hirse** in 300 ml Gemüsebrühe weich kochen, bis die Flüssigkeit verbraucht ist, dann 3 Eigelb, Steinsalz, gehackte Petersilie, ca. 30 g Braunhirsemehl und eine Spur Paprikapulver einrühren und kurz ruhen lassen. Nun aus der Masse kleine Bällchen formen und diese 15 Minuten in Gemüsebrühe köcheln lassen. Als Beilage **Chicoréeblätter** in Haselnussöl anschwitzen, Himbeeressig und etwas Gemüsebrühe zugeben und 3–4 Minuten in der Pfanne dünsten, dann mit Steinsalz, einer Spur Honig und frisch geschnittenen Basilikumblättern vollenden. Als Getränk eignet sich hier ein sehr leichter Weißwein, aufgespritzt mit Mineralwasser.

Zum Dessert 2 halbsüße **Äpfel** entkernen und mit Nelke und Zimt gespickt im Ofen bei 160 °C 30 Minuten backen. Dann die Gewürze entfernen und die Äpfel sehr fein pürieren. Dieses Püree in einen Naturjoghurt rühren und als Dessert genießen.

Die Vorzüge der Hirse hatten wir schon weiter oben erklärt, die Braunhirse bringt noch mehr Qualität und auch Bindung dazu. Die Petersilie liefert Vitamin C und regt die Nierentätigkeit an. Der Chicorée unterstützt mit seinen Bitterstoffen den **Stoffwechsel**, insbesondere die Leberfunktion, das Basilikum bringt eine subtile Schärfe in die Speise, der Honig steuert die notwendige Süße bei.

Das Dessert bringt nur wenig Süße und schmeckt trotzdem angenehm fruchtig und erfrischend. Der Apfel unterstützt mit seinem Pektin die Verdauung ebenso wie der Naturjoghurt, Nelke und Zimtstange gleichen mit Wärme und Bitterstoffen aus.

Abendessen

In etwas Olivenöl einige Zwiebelwürfelchen anschwitzen und diese dann mit Weißwein ablöschen. Pro Person mit einer Tasse Gemüsebrühe und einer halben Tasse Milch auffüllen und kurz durchkochen lassen. Anschließend mit etwas gekochtem Reis (oder diesen vorher in der Gemüsebrühe mitkochen) und einer großen Handvoll **Vogerlsalat** im Mixer sämig mixen. Mit Steinsalz sowie Muskat abschmecken und mit **gedünsteter Hühnerbrust** servieren.

Der Reis bringt die Konsistenz in die Suppe, ohne zu nährend zu sein. Der Vogerlsalat wird auf diese Weise gut verdaulich und bringt als Baldriangewächs **Entspannung** für den Abend. Das Huhn liefert leicht verdauliches Eiweiß und immunstärkendes Zink.

Ansonsten tagsüber mindestens noch 1,5 Liter Wasser wohltemperiert genießen, am Abend vielleicht mit einer Tasse **Melissentee** den Tag ausklingen lassen.

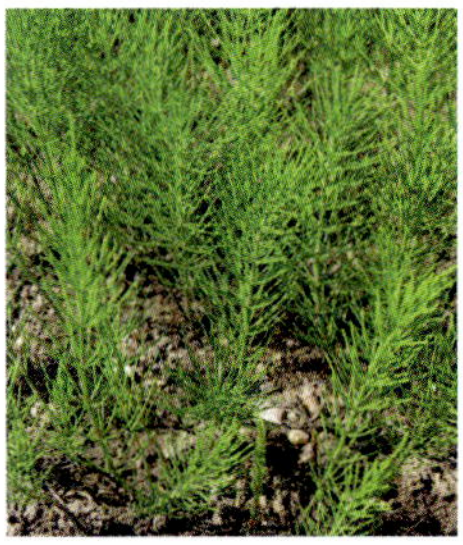

Ackerschachtelhalm

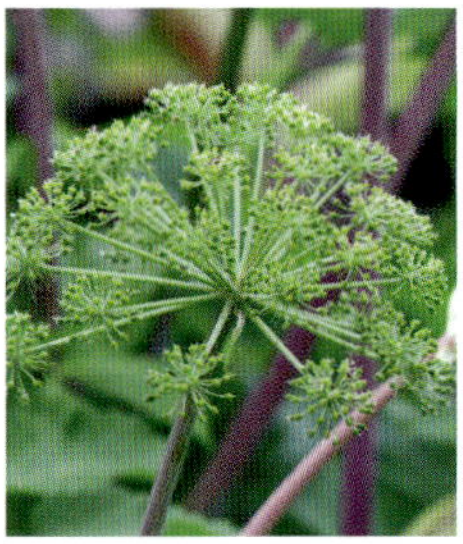

Angelika

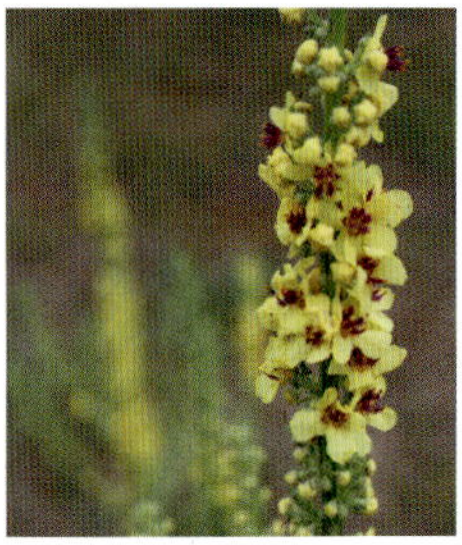

Königskerze

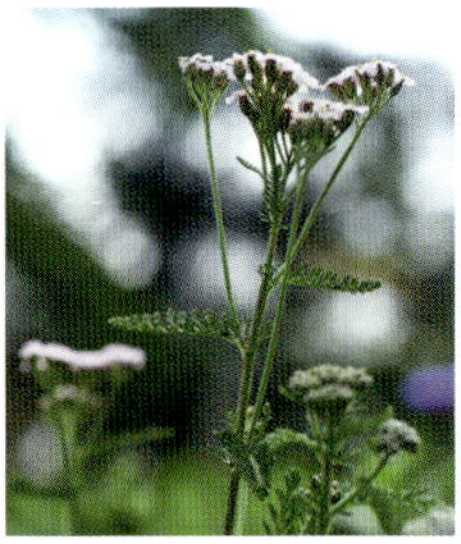

Schafgarbe

Heilpflanzen

Um die Balance im Temperament zu halten, können einige Pflanzen zur Alltagsbewältigung gute Dienste leisten.

Ackerschachtelhalm Ein Tee aus dieser feinen Pflanze stärkt insbesondere das **Bindegewebe** und sorgt damit für eine gute Elastizität auch der Blutgefäße, denn Ackerschachtelhalm liefert reichlich Kieselsäure.

Angelika, oder auch Engelwurz genannt, wirkt stärkend auf die **Verdauung**. Zudem unterstützt sie die Aufnahme und Verwertung der Luft (spiritus vitalis), ist also insgesamt **stoffwechselanregend**. In der Küche kennt man sie kandiert als Dekorationselement auf süßen Bäckereien. Die Wurzeln passen gut in Gemüsegerichte, der Samen ist als Brotgewürz sehr bekömmlich, Blätter und Triebe bereichern in kleinen Mengen (wegen der Bitterstoffe) Salate.

Eibisch Bei Reizungen der Schleimhaut wirkt Eibisch mit seinen Schleimstoffen **reizmildernd**. In der Wurzel sind deutlich mehr Schleimstoffe als in den Blättern, dafür sind sie schwerer löslich. Daher sind in manchen Tees beide Pflanzenteile vertreten.

Königskerze Auch sie mildert Reizungen der **Schleimhäute** infolge der enthaltenen Schleimstoffe und der Saponine.

Melisse (Zitronenmelisse) stärkt mit ihren trocknenden und leicht wärmenden Qualitäten das Nervensystem. Eine Tasse Melissentee am Abend fördert die **Entspannung** und erleichtert das Einschlafen. Im Sommer wirkt ein nicht zu kaltes Wasser mit Melisse und Zitronensaft belebend und **erfrischend** auf den Organismus. Auch in der Küche kann Zitronenmelisse bestens eingesetzt werden. Probieren Sie doch einmal eine gedämpfte Hühnerbrust, gewürzt mit Zitronenschale, Salz und gemahlenem Koriander auf einer Karotten-Melissesauce.

Schafgarbe Auch die Schafgarbe wirkt sich günstig auf die **Gefäße** aus. Zudem wirkt sie ausgleichend, damit den Organismus stützend und die **Balance** erhaltend. Sie passt gut in Teemischungen, ist aber auch in der Küche ein guter Begleiter. In Salaten oder Gemüsegerichten bringt sie einen feinen Geschmack, die Knospen sind eingelegt in Öl eine Delikatesse.

Spitzwegerich Blatt und auch Blüte des Spitzwegerichs wirken reizmildernd und **antibakteriell** infolge der Schleimstoffe und Iridoide (Pflanzenwirkstoff).

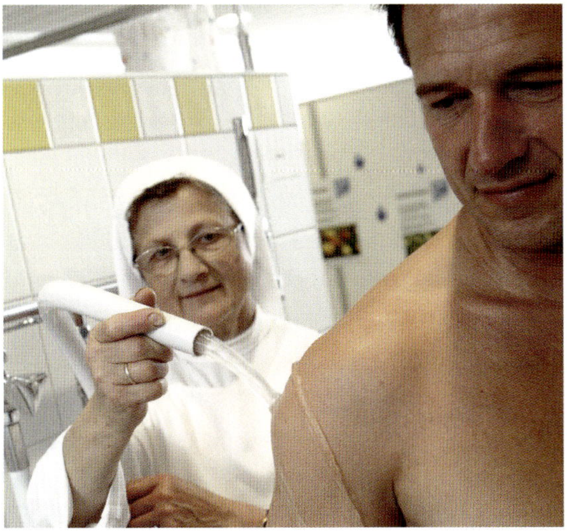

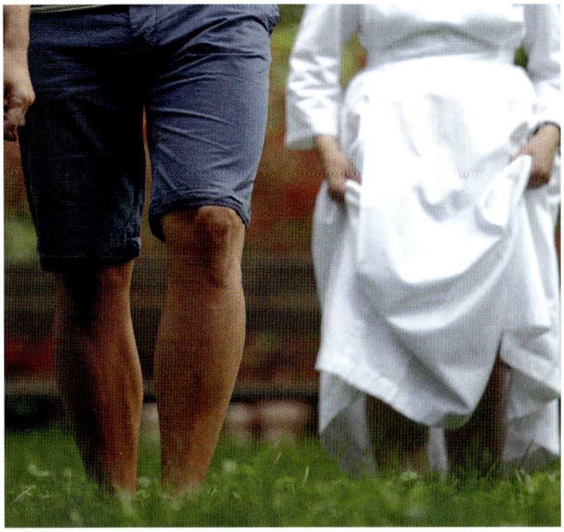

Physikalische Hausmittel

Mit den folgenden Methoden kann das sanguinische Temperament gestützt und Exzesse so leicht vermieden werden:

- Morgendliche **Wechselduschen** bringen den Organismus ordentlich in Schwung. Wichtig ist es, den Wechsel warm zu beginnen und kalt zu beenden. Sanftes Bürsten der Haut beim Duschen stimuliert die Haut und stärkt damit auch die Lunge. Außerdem wird das Gewebe massiert und damit der Hautstoffwechsel angeregt.
- **Kühlende Brustwickel**, um die Atmung zu unterstützen: Dazu ein Leintuch in Wasser tauchen, dem Essig oder Zitrone zugegeben wurde, und den Brustkorb gut einwickeln. Dann mit einem Baumwolltuch umwickeln und ruhen, bis sich die Körpertemperatur auf die Wickel übertragen hat. Der Wickel soll angenehm kühl empfunden werden, nicht zu kalt, damit man nicht beginnt, zu frieren. Anschließend 30–60 Minuten ruhen. **Leberwickel** stärken das Stoffwechselhauptorgan Leber. Dabei wird der Oberbauch gut für 45–60 Minuten nach dem gleichen Prinzip wie beim Brustwickel eingehüllt.
- Das **Treten von Tau oder auch Schnee** stimuliert die Blutzirkulation und führt überschüssige Hitze ab.
- **Einläufe** mit Ringelblumenabsud wirken kühlend und entzündungshemmend auf die Darmschleimhäute. Dazu übergießt man ca. 3 TL Ringelblumenblüten mit 85 °C heißem Wasser, lässt 10 Minuten ziehen und seiht dann ab. Den Auszug dann mit ca. 1 l Wasser verrühren und auf 30 °C abkühlen für den Einlauf.
- Ein geübter TEM-Arzt kann mit gezielten **Aderlässen** für Entlastung an Stellen sorgen, wo Blutandrang Probleme macht.

Der Choleriker

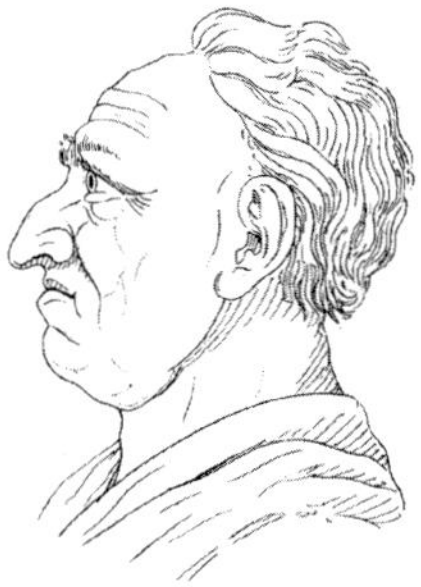

Beschreibung des Temperamentes

Das cholerische Temperament ist gekennzeichnet durch eine Dominanz des Saftes Chole (Gelbgalle). **Hitze und Trockenheit** stehen bei diesem Temperament im Vordergrund, die beim Sanguiniker ausgleichende Feuchtigkeit ist hier eher schwach ausgeprägt. Dadurch wird die Hitze nicht effektiv genug kontrolliert und aufkommende Hitzeüberschüsse führen zu einer noch stärkeren Trockenheit, wodurch im Organismus leicht ein Ungleichgewicht entstehen kann.

Körpermerkmale

Der **Habitus** ebenso wie die Kopfform weisen eine **eckige Grundform** auf. Der **Körperbau** ist schlank und athletisch. Besonders der Oberkörper ist muskulös und kräftig mit breiten Schultern, allerdings kann hier Bewegungsarmut auch zu Übergewicht führen. Das Becken ist schmal. Der **Gang** ist dynamisch, kräftig und nicht unbedingt als leichtfüßig zu beschreiben. Die **Hände** sind groß, breit und kräftig, die Finger eher schlank, der Griff kräftig. Die Venen sind gut sichtbar, ebenso zeichnet sich der Knochenbau gut ab.

Das **Gesicht** ist trocken und rau, mitunter fleckig, von kantiger Struktur mit hohen Wangenknochen und einem markanten **Kinn**. Die **Haut** ist trocken, warm und rau. In Rage nimmt die Gesichtsrötung zu. Die Augenform ist rund und ebenfalls markant, die **Augen** sind trocken, die Augenbrauen sind kräftig und wachsen nicht selten über der Nasenwurzel zusammen. Die **Lippen** sind breit, aber schmal und wirken öfters zusammengekniffen, verbissen. Die **Ohren** sind knorpelig und fühlen sich hart und fest an.

Die **Haare** sind fest, manchmal auch lockig. Der Haarwuchs nimmt mit zunehmendem Alter merklich ab – Geheimratsecken und Glatzenbildung sind bei Männern nicht selten, die Körperbehaarung ist dagegen gut ausgebildet, sowohl bei Frauen als auch bei Männern.

Das **Blut** ist flüssig, subtil und hitzig. Aufgrund der straffen Fasern und der daraus resultierenden engen Porengänge ergibt sich ein schneller und häufiger Puls, der sich hart und kräftig anfühlt.

Charakter

Menschen mit einer cholerischen Dominanz verfügen über eine enorme **Dynamik**. Sie sind **extrovertiert** und voller **Ideen** und Tatendrang. Durch hohe Mengen Androgen entsteht Hitze, die zu einem immensen **Vorwärtsdrang** führt, den der Choleriker in allen Lebenslagen auszuleben versucht. Auch die **persönliche Weiterentwicklung** wird dadurch intensiv vorangetrieben. Um den hohen Ansprüchen, die ein Choleriker an sich stellt, gerecht zu werden, geht er nicht selten bis zu seiner äußersten **Leistungsgrenze**. Sein Energiepotenzial und die manchmal etwas wenig ausgeprägte

Sensibilität führen aber auch oft dazu, dass diese Grenzen überschritten werden. Sogenannte **Workaholics** sind nicht selten Menschen mit einem Übermaß an Hitze. Durch die übertriebene **Arbeitsintensität** und -quantität werden die regulativen Maßnahmen zu wenig gepflegt, und eine **starke innere Unruhe** prägt den Charakter.
Der Choleriker verfügt über eine sehr gute **Vorstellungskraft**, die ihn immer neue Konzepte entwickeln lässt. Mit Mut für Neues geht er manchmal auch riskante Wege. Seine **Entschlussfreudigkeit** und der enorme **Ehrgeiz** tragen dazu bei, dass er Ideen gerne rasch in die Tat umsetzen möchte, mitunter etwas übereilt und nicht immer komplett durchdacht. Cholerische Temperamente wollen oft mit dem Kopf durch die Wand und scheuen auch nicht davor zurück, dies mit einer gewissen **Skrupellosigkeit** durchzuziehen. Geduld und Diplomatie sind sicher nicht die ausgelobten Stärken des Cholerikers, Direktheit und gerade Wege liegen ihm mehr.
Die unkontrollierte Hitze führt zu einem **hormonellen Ungleichgewicht**. Dies wiederum zieht ein übersteigertes Maß an **Aggressivität** und Reizbarkeit nach sich. Wut und Zorn können daraus resultieren, manchmal eine regelrechte Raserei entstehen. Wenn die Dinge nicht in seinem Sinn laufen, macht sich **Unzufriedenheit** breit und die daraus resultierenden emotionalen Ausbrüche sind dann der Grund, warum die Bezeichnung »Choleriker« im Volksmund als Schimpfwort gebraucht wird. Cholerische Menschen haben ein **eigenes Weltbild**, und es fällt ihnen schwer zu verstehen, dass ihre Sichtweise nicht von jedermann geteilt wird. Diese typischen heftigen Reaktionen kommen rasch und unvermittelt, klingen aber auch genauso schnell wieder ab. Allerdings merkt sich der Organismus diese Ausbrüche – sowohl physisch als auch psychisch, was zu krankhaften Manifestationen führen kann. In späteren Jahren kann daraus eine deutliche Neigung zur **Verbitterung** führen. Auch ein gewisses Maß an **Neid und Gier** kann sich entwickeln und den Charakter nachhaltig prägen.
Der Grat, auf dem sich ein Choleriker zwischen den positiven und den negativen Auswirkungen seines Temperamentes bewegt, ist oft schmal und macht es schwierig, einen solchen Menschen zu greifen und zu begreifen.

Stimmungslage

Choleriker zeichnen sich oft durch deutliche **Stimmungsschwankungen** aus. Von himmelhoch jauchzend bis zutiefst frustriert und **zornig** reicht die Bandbreite, auf dem sich das Stimmungsbarometer in kurzer Zeit bewegen kann. Dieser Typus ist schnell für etwas zu begeistern, genauso schnell kann eine solche Verfassung aber ins Gegenteil umschlagen. Die Gefühlsschwankungen machen sowohl ihm selbst als auch seinen Mitmenschen das Leben schwer. Es ist auch nicht leicht auszuloten, in welche Richtung der aktuelle Gemütszustand zu deuten ist. Das macht einen Choleriker oft unrund, was die emotionalen Schwankungen noch verstärken kann, und die Mitmenschen tun sich im Umgang mit dem cholerischen Temperament einfach schwer.

Soziale Kompetenz

Cholerisch dominierte Menschen sind durchaus als **kontaktfreudig** und gesellig zu beschreiben, aber es liegt ihnen im Blut, gerne im **Mittelpunkt** stehen zu wollen. Einmal in Schwung gekommen, ist ihre Redseligkeit kaum zu stoppen

und wird als mühsam bis unangenehm empfunden. In einem Team geben sie gerne den Takt an und sie sind wenig kompetent, sich in andere hineinversetzen zu können. Choleriker setzen voraus, dass ihre Mitmenschen das von ihnen vorgegebene Tempo halten können. Über ihre Sichtweise wollen sie selten diskutieren, die **Kompromissbereitschaft** ist nur wenig ausgeprägt.
Beruflich bevorzugen sie eine spitze Hierarchie, in der die vorgegebene Marschroute **dynamisch** umzusetzen ist. Als ausgewiesene **Alphatiere** sehen sie sich gerne in der Führungsposition. Ob dies in einem Unternehmen langfristig immer zielführend ist, hängt auch von der Branche ab, sozial verträglich ist es häufig nicht.
Im Privatleben ändert sich ein Choleriker natürlich auch nicht, daher ist ein Zusammenleben zumindest von Spannungen geprägt. Allerdings kann ein starker weiblicher Gegenpol durchaus die fehlenden Kräfte ausgleichen und somit zu einer gewissen Entspannung beitragen.

Mentale Kompetenz

Es liegt in seinem Naturell, sich auf mehrere Dinge gleichzeitig **konzentrieren** zu können. Mit seinen klaren Vorstellungen kann er Aspekte in seinem Sinn gut selektieren und zielorientiert umsetzen. Die **Auffassungsgabe** ist meist sehr gut, allerdings entwickelt er häufig mit einem gewissen Maß an Informationen eigene Vorstellungen von Wertigkeiten.

Verdauung

Choleriker verfügen über eine ganz gute **Verdauungskraft**, aber das Verdauungssystem ist sehr empfindlich und leidet unter der Hitze und der Trockenheit. Die Tendenz zu spastischen Zuständen der Muskulatur wirkt sich auf die Darmmuskulatur aus, dadurch sind **Durchfälle** möglich. Andererseits können aus der Trockenheit auch spastische **Verstopfungen** resultieren. Das wird durch nur mäßiges Trinken noch verstärkt, insbesondere in den heißen trockenen Phasen des Jahres. Dadurch, dass der Choleriker zu hastigem und vor allem **unregelmäßigem Essen** neigt, kann sich die Verdauung nicht gut einstellen. Zudem ist der Verdauungstrakt öfters gereizt – zum einen auf Grund reizender Speisen mit scharfen Gewürzen, zum anderen durch eine übermäßige Absonderung **scharfer Gelbgalle**. Dadurch leidet nicht nur die reine Verdauungsleistung, sondern auch viele andere Prozesse, die im Verdauungstrakt ablaufen, wie zum Beispiel die Funktion des wichtigen Serotonins, eines Hormons, das im menschlichen Organismus zum Großteil im Darm aufgebaut wird und dort lokalisiert ist. Auch besteht – wie beim Sanguiniker – auf Grund der Hitze eine überhöhte **Entzündungsneigung**, die vor allem auch die gastrointestinalen Schleimhäute betrifft.
Die übermäßige Bildung von Säure beeinträchtigt auch den Magen und durch das häufige Sodbrennen auch die Speiseröhre und den Mund. Daraus resultiert die Neigung zu **gastritischen Erkrankungen** hier ebenso wie die Verätzung der Schleimhäute mit entsprechenden Krankheitsbildern. Auch die emotionale Ausrichtung des Cholerikers kann zur Reizung des Verdauungssystems beitragen. Dazu zählen dann neben dem eigentlichen Verdauungstrakt auch die Organe, die die Verdauung enzymatisch steuern, vor allem die **Leber und die Galle**.

Der Stuhlgang ist **unregelmäßig**, mitunter häufig oder aber erschwert durch die Trockenheit. Der Stuhl ist dann hart und trocken, ein weicher Stuhlgang wirkt krümelig. Die Farbe ist eher hell mit einem Stich ins Gelbliche, der Geruch ist unangenehm, stinkend. Infolge des Säureüberschusses kommt es häufig vor, dass der Anus rot und entzündlich wird und brennt. Der **Urin** ist gelb bis dunkelgelb und nicht selten durch ausscheidungspflichtige Substanzen getrübt. Dadurch kann es zu einem Brennen des Urins kommen.
Ein cholerisch doninierter Mensch tut also gut daran, über eine sinnvolle Lebensweise die Verdauung zu pflegen und die Probleme im Verdauungstrakt in Grenzen zu halten – doch davon später mehr.

Stoffwechsel

Der Stoffwechsel (Metabolismus) ist bei diesem Temperament vom **Abbaustoffwechsel** (Katabolismus) dominiert. Durch die unregelmäßigen Mahlzeiten entstehen nicht selten **Heißhungerattacken**, die nicht immer sinnvoll kompensiert werden. Rasches, schnell verfügbares Fast Food steht häufig auf dem Speiseplan und trägt nicht unbedingt zu einer gesunden Ernährung mit einer hohen Nährstoffdichte bei. Dadurch kann die Präsenz von wichtigen Mikronährstoffen suboptimal ausfallen, was sich wiederum auf die Stoffwechsellage auswirkt. **Übersäuerungen im Gewebe** sind die Folge und durch möglicherweise nicht ausreichend präsente basische Nährstoffkomponenten (in erster Linie Gemüse und Kräuter) wird das Problem noch verstärkt. Außerdem werden die Ausscheidungsorgane **Haut und Schleimhäute** durch den gelbgalligen Überschuss in ihrer Arbeit auch noch eingeschränkt. Wenn der Stoffwechsel entgleist, kann es auch in den Zellen zu Problemen kommen. Die **Energiebereitstellung** kann unter der Übersäuerung leiden, der Atmungsstoffwechsel in einen Gärungsstoffwechsel kippen. Dadurch können auch Bestandteile der Zelle geschädigt werden, Zellentartungen können die Folge sein. Die muskuläre Leistungsfähigkeit leidet schließlich

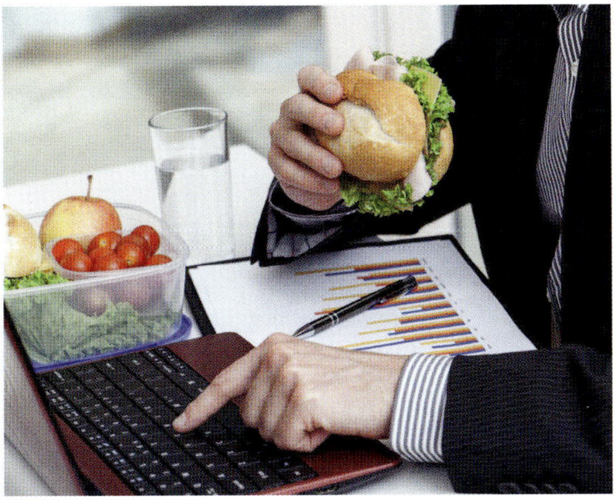

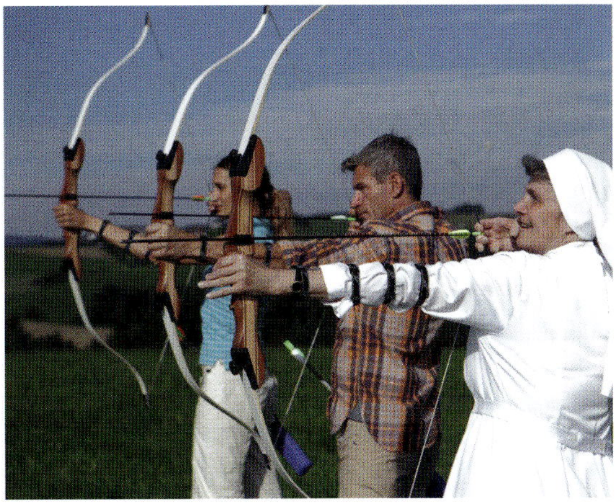

ebenso wie die Leistungskompetenz des Gehirns, welches ja auf eine optimale Glukose- und Sauerstoffversorgung über das Blut angewiesen ist.

Schlaf

Der Schlaf ist meist sehr **unruhig** und nicht optimal erholsam. Die dynamische Lebensführung lässt oft den notwendigen Ausgleich vermissen, die Anspannung wird in Tageszeiten mit hineingenommen, die eigentlich der Ruhe, Entspannung und Regeneration zugedacht sind. Das führt zu **Einschlafproblemen** die dann nicht selten mit Alkohol kompensiert werden. Dies wiederrum kann den so wichtigen Rhythmus der REM- und der Non-REM-Phasen mit der Folge so verschieben, dass die Regenerationsqualität des Schlafes nicht gegeben ist. **REM** steht für »Rapid Eye Movement« wegen der heftigen Augenbewegungen in diesen Schlafphasen, **Non-REM** für jene ohne oder mit nur sehr subtilen Augenbewegungen. Die REM-Phasen machen ab dem Erwachsenenalter etwa ein Drittel (ca. drei Stunden) des Schlafes aus und sind zum Ende des Schlafes verstärkt. In dieser Zeit wird am intensivsten geträumt, Blutdruck und Puls steigen an. Bei einem Entzug des REM-Schlafs steigt das triebhafte Verhalten an, was sich in Hungergefühl, aggressivem Verhalten, sexuellen Impulsen, Gedächtnisproblemen zeigen kann. Auch die Stressbewältigungskompetenz ist an den REM-Schlaf gebunden. Mit der sogenannten REM-Latenz wird die Zeit zwischen dem Einschlafen und dem Beginn der ersten REM-Phase bezeichnet. Diese liegt bei den meisten Erwachsenen bei etwa 90 Minuten.

Ist die REM-Latenz nun stark verkürzt, so spricht man von einem vorzeitigen REM-Schlaf. Dieses Phänomen zieht Schlafstörungen nach sich. Ein cholerisch dominierter Typ, der infolge der etwas unsteten Lebensweise solche REM-Phasen-Verkürzungen oder -Verschiebungen provoziert, würde damit natürlich Öl ins Feuer gießen – im wahrsten Sinn des Wortes. Die **Träume** des Cholerikers handeln von Themen rund um das Feuer, von Auseinandersetzungen wie Streit, Krieg, Kampf, von aggressiven Emotionen wie Zorn, Wut, Hass und von gelben Dingen, der Farbe des Cholerikers.

Entgleisungen

Die fehlende Feuchte und die damit verbundene Trockenheit sowie die Hitze ziehen eine ganze Reihe von Problemfeldern nach sich. Dabei ist es vor allem eine zu starke Ausprägung der Hitze und daraus resultierend auch der Trockenheit, die hier zu den typischen Entgleisungen führen können.

- Typisch sind bei Krankheiten akute, mit **Entzündungen** einhergehende Abläufe die auf einen Überschuss an Gelbgalle zurückgehen. Auch die Krankheitsverläufe sind heftig und aggressiv. Die Trockenheit führt dabei zu einer **Reizverschlimmerung**, da durch die fehlende Feuchte Problemzonen wie Gelenke oder Schleimhäute, die auf ausreichend Feuchtigkeit angewiesen sind, noch stärker belastet werden. Ebenso besteht eine Neigung zu **akuten und fiebrigen** Krankheitsverläufen vor.

- Durch die Trockenheit besteht eine Neigung zur Ausbildung von **Steinen**, die in Nieren, Galle und Blase zu Koliken führen kann.
- Muskulär neigt der Choleriker zu einem hohen Tonus und damit auch zur **Verspannungsproblemen**.
- **Stress** ist bei diesem Temperament ein großes Thema. Durch die intensive Lebensführung und die hohe Erwartungshaltung an sich und die Mitmenschen besteht reichlich Stresspotenzial. Damit herrscht auch erhöhte Gefahr für Bluthochdruck, Herzinfarkt und Schlaganfall. Durch die Stressreaktionen des Organismus sind Entgleisungen bei Blutzuckerwerten und Blutfettwerten wahrscheinlich.
- Menschen, die im Leben den biologisch ungünstigen Stress (Dysstress) provozieren, entwickeln auch ein typisches **Konsumationsverhalten**. Entweder wird durch Essen und Naschen kompensiert (Stressesser) oder aber Essen wird verweigert (Stresshungerer), die Kompensation erfolgt dann spät abends. In beiden Fällen ist der Griff zu fetten und süßen Speisen typisch, bei Cholerikern auch noch in Richtung **stark gewürzter** Speisen. Auf Dauer werden damit viele Probleme provoziert. Die intensiven Gewürze (Paprikachips, Würsteln mit viel Senf) treiben die Trockenheit und die Hitze intensiv an. Zu viel süße Lebensmittel in Verbindung mit Trockenheit führen zu einer Eindickung von Phlegma, das letztlich nicht vernünftig im Körper agieren kann.
- **Leber** und **Galle** sind Organe, die beim Choleriker typischerweise besonders in Mitleidenschaft gezogen werden. Physische Belastungen, aber auch emotionale Prägungen durch **Wut** und **Zorn** schlagen sich intensiv auf Leber und Galle nieder.
- Auch beim Choleriker ist die auf **Aktivität** ausgerichtete (Sympathikone) Prägung gegeben, allerdings bedingt durch eine recht schwache Ausrichtung der passiven (parasympathikotonen) Anteile des vegetativen Nervensystems. Damit sind Unruhe, Rastlosigkeit, etc. vorprogrammiert. Wenn durch die dominante Gelbgalle die Reserven des Phlegmas aufgebraucht werden, sind Erschöpfung und schließlich **Burnout** die Folge (Ausgebranntsein – Feuer verzehrt die lebensnotwendige Feuchtigkeit!).
- Die abführenden **Blutgefäße** sind oft überlastet, die Venenwände können dem Druck nicht standhalten, Venenprobleme wie Krampfadern sind die Folge.
- Im Sommer und zu den **heißen Phasen** des Tages verschlechtern sich die Probleme beim Choleriker heftig, die Hitze macht ihm wahrlich zu schaffen. Allerdings friert er bei kaltem Wetter auch nicht so schnell, was manchmal durch Leichtsinn dazu führt, dass die Kleidung trotz Kälte nicht angepasst ist und Erkältungskrankheiten auftreten können. Wenig Kleidungsschutz kann auch durch Wind zu Problemen in der Muskulatur führen – das cholerische Temperament hat dann »Zug« bekommen.
- Ein **übersteigerter Abbaustoffwechsel** (Katabolismus) kann zur übermäßigen Gewichtsabnahme bis hin zur Magersucht führen – der Choleriker übertreibt in jeder Hinsicht. Auch die Fettdepots und **Schutzmäntel um die Nerven** können schlussendlich abgebaut werden, der sowieso schon aufbrausende Typus wird dann noch dünnhäutiger.

Empfehlungen für den Choleriker

Was kann ein Choleriker tun, um sein Temperament in der Balance zu halten? Dazu wollen wir nun einige Tipps geben. Die grundsätzliche Ausrichtung hat zum Ziel die Hitze im Zaum zu halten und die Feuchtigkeit zu stärken. Tendenziell sind milde Methoden zu bevorzugen, da der Choleriker rasch und intensiv auf Anwendungen reagiert und überschießende Reaktionen auftreten können.

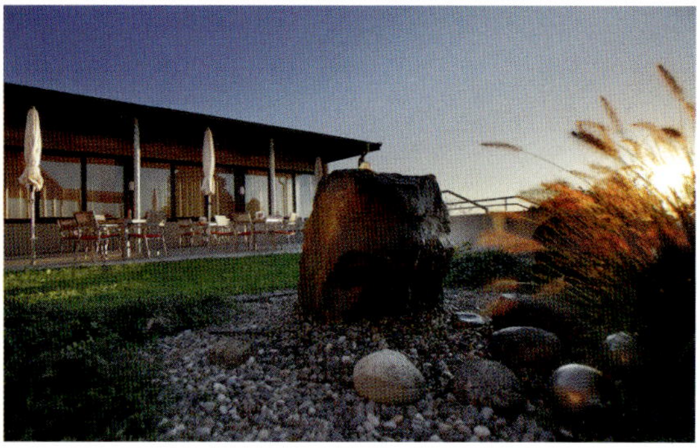

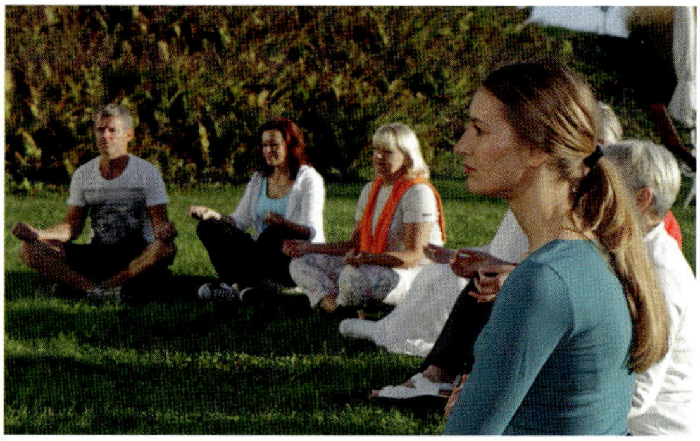

Allgemeine Tipps

Der enormen Dynamik des Cholerikers mit all seinen herausfordernden und oft schädigenden Folgen kann nur mit einer sinnvollen **Lebensweise** begegnet werden. Dabei steht vor allem die Notwendigkeit im Vordergrund, die **entspannenden** und **regenerativen** Aspekte zu beachten. Der **Schlaf** ist die beste Möglichkeit, den Organismus wieder in die Balance zu bringen. Dabei wäre es empfehlenswert, auf jeden Fall deutlich vor Mittnacht ins Bett zu gehen, am besten zwischen 22.00 und 23.00 Uhr, und gute sieben Stunden zu schlafen. Die Phase vor dem Schlafen sollte gezielt genutzt werden, wieder herunterzukommen, den Schlaf sozusagen **einzuleiten**. Ein ausgedehnter Abendspaziergang an der frischen feuchten Luft wäre hier optimal. Ein gutes Buch (keine Krimis oder hochwissenschaftliche Lektüre), ein Spieleabend, nette Unterhaltung mit der Familie oder Freunden – all dies begünstigt einen erholsamen Schlaf. Auch eine gute **Meditation** wäre zu empfehlen, um die notwendige Ruhe zu erreichen, aus der man in den Schlaf sinken kann.

Der Tagesablauf braucht einige **Fixpunkte**, um ein Ausufern der Aktivitäten zu unterbinden. **Regelmäßige Mahlzeiten** sind hier ein probates Mittel. Man beginnt damit, das Frühstück im Sitzen und ohne ablenkende Lektüre zu genießen. Morgendliche **Rituale** können helfen, den Tag mit der inneren Ruhe anzugehen. Auch hier sind Meditationen oder Atemübungen gute Möglichkeiten, um Stress vorzubeugen. **Verspannungen**, unter denen der stressgeplagte Choleriker besonders leidet, kann er ebenfalls mit bestimmten Atemübungen beikommen.

EINE KURZE, ABER EFFEKTIVE ATEMÜBUNG ZUR STRESSVORBEUGUNG

Das Atmen in gleichmäßigen Atemzügen vollziehen, dann über den linken Nasenflügel einatmen und dabei das rechte Nasenloch zuhalten, über den rechten Nasenflügel ausatmen und den linken Nasenflügel zuhalten. Den Atem dabei nicht anhalten, sondern gleichmäßig weiteratmen. Die Übung 2–3 Minuten durchhalten.

EINE GUTE ATEMÜBUNG GEGEN VERSPANNUNGEN

Einatmen und dabei beide Arme senkrecht nach oben heben. Beim Ausatmen erst den rechten Arm, dann den linken Arm senken und den Kopf nach vorne nicken – alles während eines Ausatmens. Diese Übung 10–15 Mal wiederholen.
Wenn man merkt, dass sich die Emotionen aufstauen, ist es sinnvoll, einmal kräftig **durchzuatmen**, die Situation zu reflektieren und erst dann zu reagieren. Es ist zwar am Anfang ein wenig schwierig, dem Impuls, heftig zu reagieren, entgegenzuwirken, aber mit etwas Übung gelingt es immer öfter.

Ein weiterer Aspekt liegt im Umgang mit Stress-Situationen. Hier kann die kognitive (bewusste, mental gesteuerte) **Stressbewältigung** helfen, wobei es darum geht, wie man eine Situation bewertet. Wenn man beispielsweise im Auto sitzt und im Stau nicht weiterkommt, hat es gar keinen Sinn, mit Wut zu reagieren. Es ist wesentlich besser, das Positive zu sehen und die Dinge anzunehmen, wie sie sind.

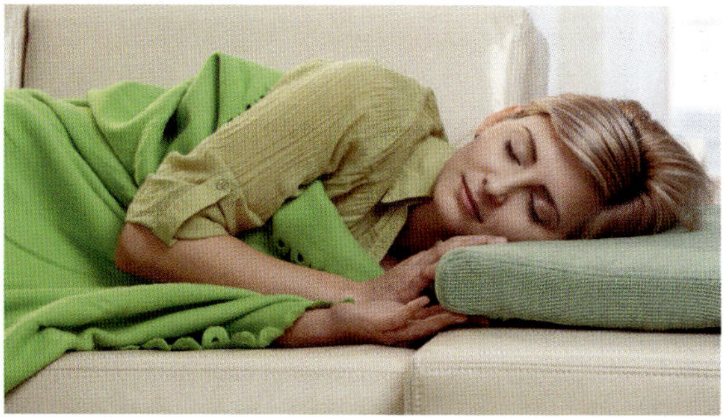

Das **Mittagessen** bietet eine weitere Gelegenheit für eine vernünftige Pause. Dabei ist es ratsam, sich Zeit zu nehmen, die passenden Speisen auszuwählen und ohne Ablenkung zu genießen. Geschäftliche Besprechungen oder das gleichzeitige Arbeiten am Computer sind da wenig hilfreich. Zumal gerade die Mittagszeit – die Zeit der größten Hitze – für einen Choleriker eine Herausforderung bedeutet. Gerade für das cholerische Temperament wäre das entspannende **Powernapping** nach dem Essen sehr gut geeignet. Diese 20 Minuten Superschlaf fördern die Konzentrationsfähigkeit und geben dem Organismus Gelegenheit, die Anspannung der ersten Tageshälfte zu verarbeiten.
Das Einläuten des Abends bietet die Möglichkeit, die Dynamik des Tages langsam zu reduzieren. Bewegung an der frischen Luft hilft da bestens, und ein leichtes Abendessen kann den Tag gut abrunden.

Die freien Tage sind sehr wichtig für den **Ausgleich** und sollten unbedingt auch als solche genutzt werden. Ohne Handy und Laptop, sondern bei langen Wanderungen kann der Organismus die notwendigen Ressourcen bewahren. Auch Urlaube sind wichtig und sollten arbeitsfrei genossen werden. Hier würden sich ruhige Destinationen anbieten, bei denen Stille und Natur im Vordergrund stehen und nicht Nachtleben und All-inclusive. Das intensive Empfinden eines Naturerlebnisses bietet die beste Möglichkeit, sich zu erden und Prioritäten im Leben zu relativieren.

Wer den Alltag sehr intensiv gestaltet und die Arbeit auch noch nach Hause trägt, wird den sozialen Status erheblich damit belasten. **Freundschaftspflege** – nicht Arbeitsbekanntschaften – ist notwendig, um Abstand vom Alltag zu bekommen und die Lebensfreude zu erhalten. Erfolg und Selbstverwirklichung können schnell zur **Lebensfessel** werden. Und ein **familiäres Umfeld** benötigt die gleiche Aufmerksamkeit wie der Job – das muss auch oder gerade ein Choleriker verstehen.

Im Umgang mit Menschen ist es hilfreich, sich mehr in **Demut** zu üben und nicht immer im Mittelpunkt stehen zu wollen. Auch im beruflichen Umgang ist **Nachsicht** oft zielführender als Einschüchterungen. Die Qualität eines Arbeitsplatzes ist in erster Linie in der geringen Fluktuation von Mitarbeitern ersichtlich und nicht an Erfolgszahlen.

Dass das Rauchen sehr gesundheitsschädlich ist, steht sicher außer Frage. Das trocknende und hitzige Prinzip des Rauchens belastet aber den Choleriker noch stärker als die anderen Temperamente und verstärkt die grundlegenden Risikofaktoren wie Herzinfarkt oder Schlaganfall enorm.

Der **Sommer** ist die Jahreszeit, die von den Kräften her dem Choleriker entspricht, dominiert von Hitze und Trockenheit. In dieser Jahreszeit ist die Gefahr von Entgleisungen besonders hoch, daher muss unbedingt auf eine ausreichende **Befeuchtung** des Organismus geachtet werden. Auch der Aufenthalt in zu viel Sonne trocknet den Choleriker aus und schädigt ihn. Daher eher schattige Plätze nutzen, Sport nicht in der Hitze betreiben und die Haut gut schützen mit **Cremes** und leichter Bekleidung. Sonnenhut unbedingt nutzen!

Der **Herbst** trägt die Trockenheit des Sommers weiter, daher ist auch hier eine gute Befeuchtung sehr wichtig. **Wind**, der im Herbst häufiger vorkommt, trocknet ebenfalls aus, daher auch hier gut mittels Kleidung schützen. Und auch wenn es dem Choleriker selten kalt wird, erkälten kann er sich doch. Gerade die herbstliche Sonne kann trügerisch sein und zu unpassend leichter Bekleidung verführen, also Vorsicht!

Der feuchte und kühle **Winter** stellt sozusagen den Gegenpart zum trockenen und heißen Choleriker dar. Gerade der **Kopf**, der beim Choleriker oft wenig behaart ist, muss in der kalten Jahreszeit gut geschützt sein, um Kälte und Nässe abzuhalten. Deftige Winterkost, besonders Gans, Ente & Co sprechen den Choleriker an, können aber rasch zu hitzigen Prozessen führen. Daher ist es wichtig, nur selten zu solchen Speisen zu greifen. Die Neigung des Cholerikers, zu wenig zu trinken, erweist sich gerade im Herbst und im Winter als fatal. Flüssigkeiten wie warme Tees, heiße klare Suppen und warme, befeuchtende Nahrung sind also sehr hilfreich und daher unbedingt zu beachten.

Im **Frühling** kommt langsam die Wärme zurück, die Feuchtigkeit nimmt bis zum Sommer langsam ab. Wie im Herbst kann die Kälteunempfindlichkeit zu Leichtsinn führen, dem sollte mit vernünftiger warmer Kleidung vorgebeugt werden.

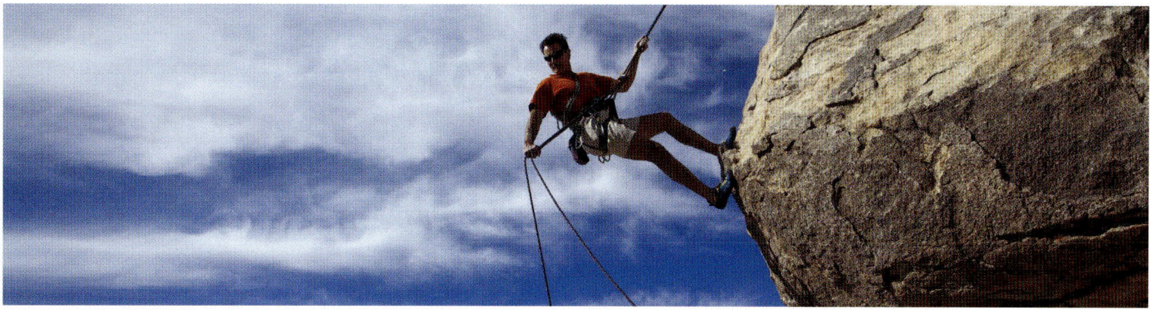

Bewegung

Bewegung ist auch für den Choleriker ein wichtiges Element zur Erhaltung seiner Gesundheit. Gemäß seinem Temperament neigt er zur Ausübung sehr intensiver Sportarten wie Kampfsport, Rugby, Klettern, Marathon. Dabei liegt es ihm im Blut, bei jedem Training den **Wettkampfcharakter** zu sehen, und in den Wettkämpfen an sich geht er bis an seine Grenzen. Übertreibung schadet aber seiner Gesundheit, und da er oft auf erste Warnzeichen nicht hört, sind schwerere **Verletzungen** oder **organische Schädigungen** nicht ausgeschlossen. Es empfiehlt sich daher, in diesem Punkt eine bessere **Körpersensibilisierung** zu erlernen und die sportlichen Aktivitäten, wenn sie intensiver ausgelegt sind, ärztlich begleiten zu lassen. Bei Ballsportarten wie Fußball oder Handball, aber auch Tennis kann das cholerische Temperament leicht durchbrechen. Um dem vorzubeugen, ist die Zusammenarbeit mit einem **Mentaltrainer** hilfreich. Die **Mittagszeit** und der frühe Nachmittag sind für sportliche Aktivitäten eines Cholerikers nicht zu empfehlen. Früh morgens mit sehr guter vorangegangener Mobilisation – aufwärmen mit vielen belastungsfreien Bewegungen, da die Gelenke erst Feuchtigkeit aufbauen müssen – oder der frühe Abend sind da besser geeignet. Je mehr Bewegung an der frischen Luft gemacht wird umso besser. Und bei höherer Luftfeuchtigkeit umso erfreulicher. Gemäßigte Ausdauersportarten zum Steigern der Fitness und zum Stärken des **Geistes** sind genau die richtigen. Wenn die Trockenheit bei einem Menschen stark im Vordergrund steht, ist die Intensität beim Sport eher gering zu halten.
Um Muskelverspannungen und Muskelverkürzungen durch einseitige Belastungen vorzubeugen, sind antagonistische (gegenläufige, entgegengesetzte) Übungen sehr ratsam. Das sogenannte **aktive Dehnen**, also die Belastung des muskulären Gegenspielers zur Erhaltung der Beweglichkeit, sollte bei allen sportlichen Aktivitäten geübt werden. Auch die koordinativen Übungen helfen, das Körperbewusstsein zu erhöhen und zu starker Verspannung vorzubeugen. Und es wäre sinnvoll, sich am Sanguiniker zu orientieren und vor allem den **Spaß** in der Bewegung zu sehen.
Nachdem es für einen cholerischen Menschen in der Natur liegt, immer gewinnen zu wollen, werden oft alle Möglichkeiten gesucht, dies durch »Hilfsmittel« zu gewährleisten. Um keine gesundheitlichen Schäden davonzutragen, sollte der Choleriker nicht nur den momentanen Erfolg im Auge zu haben, sondern vorausschauend zu handeln. So manche stimulierenden Mittel entpuppen sich auf Dauer als gesundheitsschädlich, wird doch die eine oder andere

sportliche Leistung höher eingeschätzt, als sie eigentlich ist. Der Mehrbedarf an Aminosäuren und anderen Nährstoffen existiert eher nur in der Einbildung. Es hat also seinen Sinn, die sportlichen Betätigungen durch eine ausgewogene, nährstoffreiche und naturnahe Ernährung zu unterstützen und nicht schnelle Kompensationslösungen zu suchen. Übrigens gab es auch in **Europa** eine hoch entwickelte **Kampfkunst** – mit der Hand und mit der Waffe. Und auch in unserer Kultur wurden diese Künste auf höchstem Niveau betrieben und von meditativen Übungen begleitet. Wer also gerne eine solche Sportart betreiben möchte, muss nicht unbedingt ostasiatische Kampfsportarten ausüben. Viele Übungen entsprechen eher unserem Körperbau und sind nicht auf die Knochen- und Bandstrukturen von Asiaten ausgelegt. Die europäische **Schwertkunst**, das Bogenschießen und das Reiten sind Beispiele dafür und können zur körperlichen und mentalen Ertüchtigung sehr gut geübt werden. Auch die sozialen Aspekte dieser Künste helfen dem Choleriker in seinem sozialen Verhalten.

FÜR DEN CHOLERIKER GEEIGNETE WYDAÜBUNGEN

ÜBUNG 1: BERUHIGUNG DES GEISTES

Diese Übung bringt **Ruhe**. Sie behandelt sogar verschiedene Unruhezustände zu verschiedenen Tageszeiten. Als Wydaanfänger sollte man unbedingt mit Verstärkern bei dieser Übung arbeiten. Für die Beruhigung des Geistes wäre fließendes Wasser geeignet, das zu einem ausgetrockneten Wesen wie dem Choleriker am besten passt.

Beschreibung

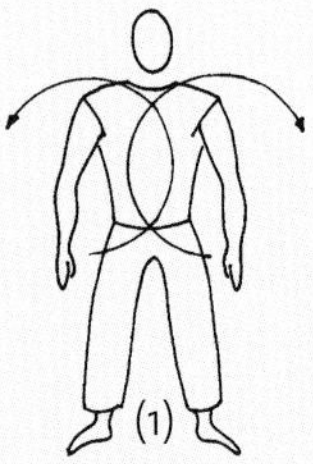

Wir stehen aufrecht und stellen die Beine etwa schulterbreit auseinander und halten die Arme seitlich vom Körper, ohne ihn jedoch zu berühren. Die Handrücken weisen nach vorn (1). Die Gedanken sollten bei dieser Übung auf keinem bestimmten Objekt oder Problem ruhen, sondern einfach treiben, wohin sie wollen.

Beim Einatmen kreisen beide Arme nach innen, sodass sie sich vor der Brust kreuzen. Die Kreisbewegung wird weitergeführt, bis die Arme in nahezu der gleichen Position sind wie zuvor. Während des Kreisens werden auch die Hände gedreht, am Ende der Bewegung zeigen also die Handflächen nach vorn (2).

Nun werden die Arme gehoben und dann leicht gebeugt, sodass wir nun auf unsere Handflächen blicken. Während wir die Arme heben, drücken wir uns langsam mit den Füßen nach oben, bis wir nur noch auf den Zehenballen stehen (3).

In dieser Position schließen wir die Augen und warten, bis die Gedanken zur Ruhe kommen. Ohne die Augen zu öffnen, sinken wir dann langsam wieder in Position (1) zurück und spüren der Übung noch einige Zeit nach.

Wirkungsweise

Für das Erreichen der Harmonie ist eine gewisse Ruhe unbedingt erforderlich. Die Wirkung dieser Übung ist besonders geeignet, diese Grundvoraussetzung zu schaffen. Über die genau ausgewogene Spannung, die durch das Aufrichten auf die Ballen und die Haltung der Arme erzeugt wird, werden die Energien in bestimmte Bahnen gelenkt, die der Ruhe förderlich sind.

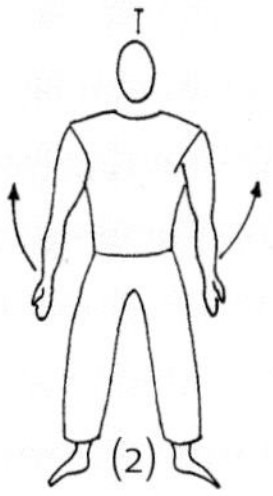

Die Übung hat auch großen diagnostischen Wert, da innerhalb kürzester Zeit unruhige Körperteile offensichtlich werden, das heißt, es werden diejenigen Stellen erkennbar, die in besonderem Maß der harmonischen Energie bedürfen, weil sie entweder noch nicht ausreichend in die Übungen einbezogen wurden oder weil sie krank sind.

Die Übung hat eine besondere Wirkung zu folgenden vier Tageszeiten: Mittag, Mitternacht, Sonnenaufgang und Sonnenuntergang. Jede dieser Tageszeiten bringt andere energetische Wirkungen mit sich und wirkt ausgleichend auf folgende Unruhen:

- Mittag – bedrückende Gedanken
- Mitternacht – übermäßiges, zwanghaftes analytisches Denken
- Morgen – körperliche Unruhe
- Abend – gefühlsmäßige Unruhe

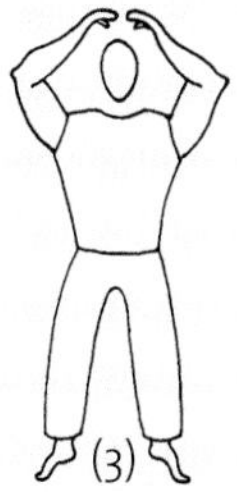

Als verstärkender Faktor wirkt fließendes Wasser. Ruhiges Wasser ist hier nutzlos. Diese verstärkende Wirkung ist besonders dem Anfänger zu empfehlen, der Fortgeschrittene sollte sich jedoch ab und zu sogar absichtlich einer unruhigen Situation aussetzen, um sich von seinem Fortschritt und der Wirkung dieser Übung zu überzeugen.

Mögliche Fehler

Äußere Fehler sind bei dieser Übung kaum möglich. Nur beim Aufrichten auf die Zehenballen sollte darauf geachtet werden, dass der Fuß nicht umknickt, was den Fußgelenken schaden könnte. Wichtig ist bei dieser Übung der innere Zustand, denn Gedanken sollten nicht festgehalten werden. Nicht bei jedem tritt sofort und immer Ruhe ein, aber es sollte zumindest der Versuch gemacht werden, die Gedanken frei laufen zu lassen.

ÜBUNG 2: PRIMÄRE STÄRKUNG UND HARMONISIERUNG DES MENTALFELDES

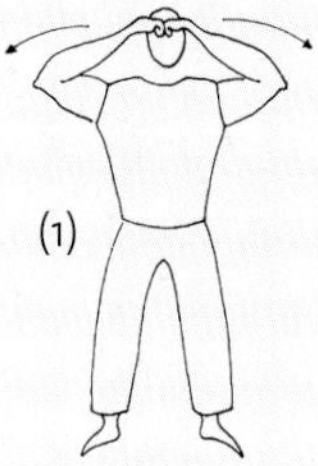
(1)

Diese Übung wirkt gegen **übermäßigen und krankmachenden Stress**. Genauso kann sie gegen Kopfschmerzen helfen – da hat der Choleriker sicherlich von Zeit zu Zeit damit zu kämpfen (Leberkopfschmerz bevor die »Galle hochkommt«).

Beschreibung

In der Grundstellung stehen wir mit leicht gegrätschten Beinen und halten die Hände, zur Druidenfaust geschlossen, vor das Mentalfeld (1). Wir stellen uns ein helles Licht vor, das unseren gesamten Schädel ausfüllt, sich immer mehr ausbreitet und alles einzuhüllen scheint.

Wenn das Gefühl eintritt, dass man an einer Grenze angelangt ist, lösen wir die Hände, breiten die Arme aus, legen den Kopf in den Nacken und rufen laut die Silbe »TO« aus (2). Das »O« halten wir so lange, bis alle Luft verbraucht ist.

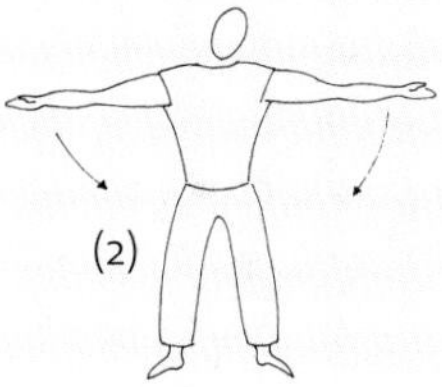
(2)

Nun senken wir die Arme, atmen ein und drücken die Hände in Richtung Erde. Gleichzeitig senken wir den Kopf, bis das Kinn die Brust berührt, und sprechen den Laut »HA« (3).

Jetzt heben wir die Arme seitlich vom Körper bis in Schulterhöhe, richten den Kopf wieder auf und drehen den Rumpf nach links. Während der Drehung summen wir »M« bis die Drehung zum Stillstand kommt (4). Danach drehen wir auf dieselbe Art nach rechts (5). Schließlich kommen wir wieder in die Grundstellung (1) zurück. Die Übung sollte zwei Mal ausgeführt werden.

Wirkungsweise

Durch die Übung sollen die mentalen Vorgänge angesprochen werden. Die Stärkung des Mentalfeldes bewirkt eine größere Geschwindigkeit der Denkvorgänge, während die Harmonisierung größere Klarheit schafft. Es ergibt sich also eine deutliche Steigerung der geistigen Kapazität.

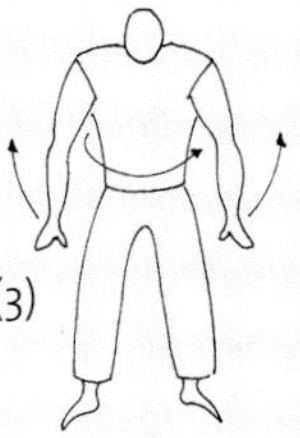
(3)

Die Energielaute, die in dieser Übung angewendet werden, sind ein wichtiger Bestandteil und sollten keinesfalls ausgelassen werden. Durch die Vibrationen, welche die Laute auslösen, werden Organe angeregt und bestimmte Emotionen angesprochen.

Diese Übung ist grundlegend für die Entwicklung des Mentalfeldes. Der Anfänger sollte sie bald in sein tägliches Programm aufnehmen, bis er weiterführende Übungen ausführen kann. Bei besonderen Problemen mentaler Art ist diese Übung oft von erstaunlicher, jedoch leider nur kurzfristiger Wirkung.

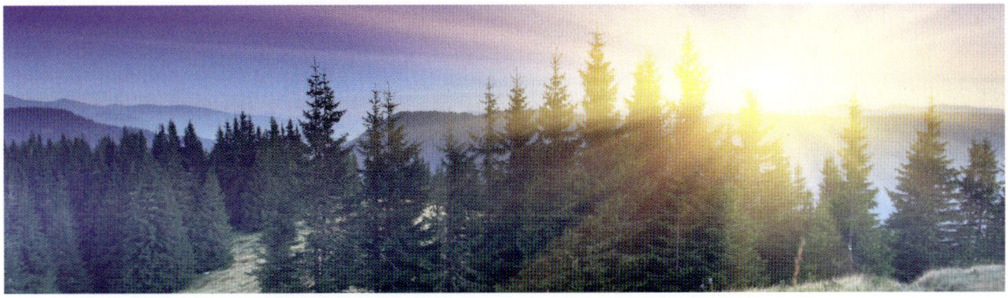

Es gibt zwei Tageszeiten, an denen die Übung besondere Kraft entfaltet: Sonnenaufgang und Sonnenuntergang. Die Wirkung kann weiter durch Kristalle (Edelsteine) am Abend oder Erde am Morgen verstärkt werden.

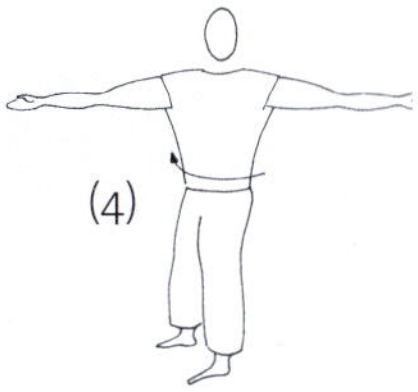

(4)

Mögliche Fehler

Diese Übung besitzt, obwohl sie gerade für Anfänger zu empfehlen ist, einige Komplexität, die viele Fehlerquellen mit sich bringt. Viele Fehler sind vermeidbar, wenn man die Beschreibung aufmerksam liest und die entsprechenden Skizzen genau betrachtet. Einige Punkte verdienen aber besondere Beachtung:

- Die Bewegungen des Kopfes in den Nacken und dann von dieser Stellung aus auf die Brust müssen langsam und vorsichtig ausgeführt werden. Bei plötzlichen starken Bewegungen besteht die Gefahr einer Zerrung der Halsmuskulatur und sogar einer nicht mehr behebbaren Schädigung der Halswirbel. Es gilt also hier besonders der Grundsatz der langsamen und fließenden Bewegung.
- Die eben genannte Gefahr besteht auch bei den darauffolgenden seitlichen Verdrehungen. Hier sollte keine Gewalt angewendet werden, den Rumpf nur soweit drehen, wie dies ohne größere Anstrengung möglich ist.

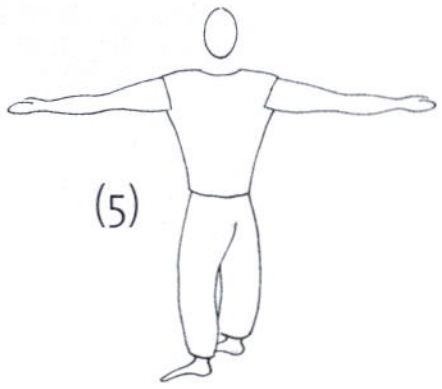

(5)

- Als dritter Punkt sollte noch einmal die Bedeutung der Klangsilben hervorgehoben werden. Ohne sie verliert die Übung einen großen Teil ihrer Wirkung. Werden die Laute jedoch nur unvollständig und leise hervorgebracht, wird die Übung nicht nur abgeschwächt, sondern gänzlich sinnlos, ja sogar schädlich. Das Leisehalten der Töne kann nämlich nur durch eine Verspannung erreicht werden, die dem Sinn des Wyda gänzlich entgegensteht.

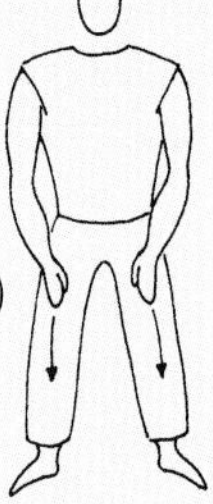
(1)

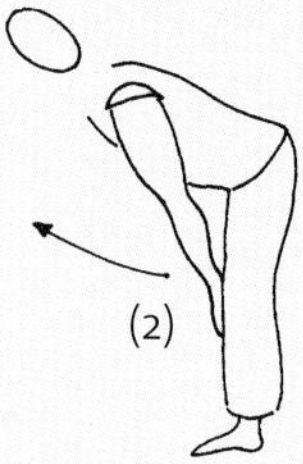
(2)

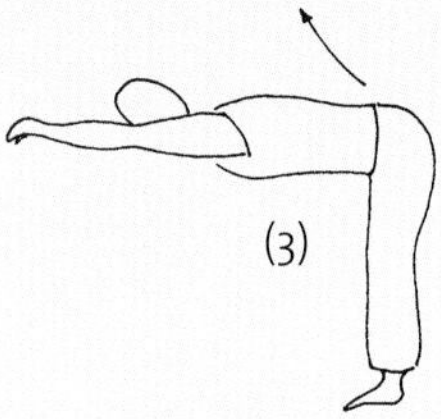
(3)

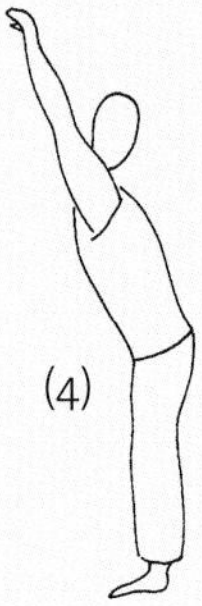
(4)

ÜBUNG 3: HIRSCHÜBUNG

Eine gute Übung, um unharmonischen Dampf abzulassen – sie wirkt **gegen Übererregung**. Auch hier kann fließendes Wasser als Verstärker eingesetzt werden – der Anfänger sollte das sogar tun.

Beste Tageszeit ist im Frühling und Sommer um 3.00 Uhr morgens – also zu einem Zeitpunkt, an dem der lebergeplagte Cholerikergeist sowieso aufwacht, weil ihn seine Blase zum Aufstehen zwingt. Im Herbst und im Winter ist 23.00 Uhr als Übungszeit gut geeignet.

Beschreibung

Wir stehen gerade, die Füße etwa schulterbreit auseinander, die Hände flach auf den Oberschenkeln (1). Die Gedanken konzentrieren sich besonders auf triebhafte Gefühle und unsere Sexualität. Die Konzentration sollte gehalten werden, bis diese Gefühle so stark werden, dass ein Ablassen dieser Stauung notwendig erscheint.

Nach einigen schnellen aber tiefen Atemzügen gleiten wir dann mit den Händen an den Beinen hinab bis kurz unter die Knie (2).

Ohne Unterbrechung lösen wir nun die Hände von den Beinen, heben sie und beugen gleichzeitig etwas die Hüfte, sodass der Rumpf mit den Beinen einen Winkel von 90° bildet (3). Diese Stellung halten wir kurz und werden uns nochmals unserer Triebe bewusst.

Jetzt richten wir uns nahezu vollständig auf (aber eine leichte Beugung nach vorne bleibt bestehen), legen den Kopf in den Nacken, strecken die Arme aus und spreizen die Finger (4). Auf dem Höhepunkt dieser Streckung legen wir all unsere Kraft in eine lauten Schrei, mit dem wir die angestaute Spannung lösen. Es ist von essenzieller Bedeutung für den Erfolg der Übung, dass dieser Schrei nicht aus der Kehle, sondern aus dem Bauch kommt (es darf also kein Kratzen im Hals spürbar werden!). Nach dem Schrei lassen wir die Arme sinken und kommen wieder in die Ausgangsstellung (1) zurück.

Die Hirschübung sollte so oft wiederholt werden, bis sich bei der Konzentration kaum noch triebhafte Gefühle aufstauen. (Dies kann bei besonderen Problemen auf diesem Gebiet allerdings zu lange dauern, man sollte also höchstens acht Wiederholungen durchführen und dann zu einer anderen Übung übergehen.)

Wirkungsweise

Die Hirschübung hat zwei Hauptwirkungen, die sich auf den ersten Blick zu widersprechen scheinen. Einerseits wirkt sie stark triebreduzierend, sie hilft also, Triebe wie Hunger, Aggression und auch den Sexualtrieb zu beherrschen. Für Geistesarbeiter oder Meditierende ist dies also eine durchaus zu empfehlende Technik, um ablenkende Gefühle unter Kontrolle zu halten.

Auf der anderen Seite wirkt diese Übung gerade auf die angesprochenen Bereiche fördernd. Die Energien werden nämlich nicht einfach unterdrückt, abgeleitet oder neutralisiert, sondern vielmehr positiv kanalisiert, sodass sie nunmehr dem willentlichen Einsatz zur Verfügung stehen. Im gesundheitlichen Bereich hilft die Hirschübung besonders bei Problemen, die einerseits durch Überanstrengung, andererseits aber auch durch die Unfähigkeit zu handeln charakterisiert sind (etwa Ejaculatio praecox – vorzeitiger Samenerguss während des Geschlechtsakts).

Es sollte hier auch noch angemerkt werden, dass gerade die Hirschübung sehr genau ausgeführt werden sollte, da sie unter Umständen auch negative Auswirkungen haben kann. Dies gilt vor allem für den Schrei, also die Ableitung der emotionalen Stauungen. Wenn der Stau nicht angemessen abgeleitet wird, können in der Folge die angesprochenen Probleme verstärkt auftreten.

Mögliche Fehler

Leider ist bei dieser sehr wirkungsvollen Übung auch die Liste der möglichen Fehler besonders groß.

Die wichtigste Fehlerquelle wurde bereits erwähnt: Es ist unbedingt darauf zu achten, den Schrei mit voller Kraft und aus dem Bauch kommen zu lassen, um die angestaute Energie zu verteilen. Es ist natürlich oft nicht möglich, mitten in der Nacht laute Schreie auszustoßen, aber es muss gerade bei dieser Übung betont werden, dass sie besser gar nicht als falsch ausgeübt werden sollte.

Beim Aufrichten sind oft zwei weitere Fehler zu beobachten. Es ist wichtig, während des Ausrichtens den Rücken gerade zu lassen und keinen runden Rücken zu machen. Besonders bei bereits bestehenden Bandscheibenschäden kann die Bewegung sonst zu Schmerzen führen! Ein weiterer Punkt ist die Atmung. Da die Bewegung doch mit einer gewissen Anstrengung verbunden ist, wird oft der Atem angehalten, der Atem sollte aber während der Bewegung ruhig und gleichmäßig bleiben.

Als letzter Punkt soll noch einmal erwähnt werden, dass bei der Hirschübung Pflanzen keine positive Wirkung entfalten. Die Übung auf einer blühenden Wiese oder im Wald (nicht auf der Wiese oder dem Waldboden selbst, aber durchaus auf einem Felsen, einer kahlen Stelle oder in einem Bachbett stehend) durchzuführen, kann also nicht empfohlen werden.

Trotz all dieser Schwierigkeiten ist die Hirschübung eine der stärksten Übungen.

Ernährung

Das cholerische Temperament kommt auch oder gerade beim Essen zu tragen. Daraus entsteht eine ganze Reihe von Problemen, daher sind die folgenden Ernährungstipps sicher sinnvoll:

- Die Verdauung ist von Haus aus sehr empfindlich, daher sind **regelmäßige** Mahlzeiten äußerst wichtig, **Zwischenmahlzeiten** außer in besonderen Lebenssituationen unnötig und belastend. Das Speisen in Ruhe und mit Genuss hilft, Spannungen abzubauen und die Verdauung zu stärken.
- Ganz elementar ist das **Kauen**, denn im Mund wird die Basis für eine vernünftige Verdauung gelegt. Neben der mechanischen Zerkleinerung finden auch enzymatische Abbauprozesse statt, es erfolgt eine erste Desinfizierung, und das Immunsystem wird gestützt. Gutes und bedächtiges Kauen entlastet auch den Magen und erlaubt ein bewusstes Speisen. Damit wird auch die Sensibilisierung erhöht und man spürt früher, welche Speisen das beim Choleriker öfter vorkommende Sodbrennen verursachen. Außerdem beugt das langsame Essen und ausgiebige Kauen der Völlerei vor. Eine gute Übung dafür besteht darin, das **Besteck** nach jedem Bissen aus der Hand zu legen – für manchen Choleriker zugegebenermaßen eine Herausforderung, doch Übung macht den Meister.
- Choleriker lieben **Fleisch** und ein kompletter Verzicht würde wohl strikt abgelehnt werden. Es könnte sich daraus sogar ein Abbau körpereigener Proteine ergeben, wenn der Eiweißbedarf nicht genügend abgedeckt wird. Aber

SAIBLINGSFILET IN FOLIE GEDÜNSTET MIT PESTORISOTTO

ZUTATEN Saibling 4 Saiblingsfilets mit Haut • Natursalz, Koriander gemahlen • 360 g Wurzelwerk (Karotte, Lauch, Pastinak), in feine Streifen geschnitten • 6 cl Riesing • Pesto 2 g unraffiniertes Salz • 10 g Pinienkerne, geröstet • 10 g Knoblauch, fein gehackt • 20 g Basilikum, fein gehackt • 20 g Peccorino, frisch gerieben • 20 g Parmesan, frisch gerieben • 40 ml Olivenöl • Risotto • 20 g Schalotten, gewürfelt • 10 g Olivenöl • 40 g Risottoreis • 20 ml Weißwein • 150 ml Gemüsebrühe

ZUBEREITUNG Die **Filets** entgräten und mit Salz und Koriander würzen. Auf 4 Stück Pergamentpapier die **Wurzelgemüse** jeweils als längliches Häufchen anrichten, den Fisch darauf legen, Weißwein angießen und die Folien zu Päckchen verschließen. Auf ein Blech legen und im Ofen bei 140 °C ca. 6 Minuten dünsten. Für das **Pesto** (unbedingt mit Pinienkernen zubereiten, das hilft dem Choleriker) das Basilikum mit dem Salz, dem Knoblauch und den Pinienkernen im Mörser verreiben. Das Olivenöl langsam einrühren und zum Schluss den Käse zugeben und abschmecken. Für das **Risotto** die Schalotten goldgelb anschwitzen, den Reis zugeben und weiterschwitzen. Nun mit dem Weißwein ablöschen und mit heißer Brühe angießen; immer so viel Brühe nachgießen, dass der Reis bedeckt ist und langsam fertig kochen; zum Schluss das Pesto unterheben und sofort anrichten.

SELLERIESCHNITZEL MIT HAUSGEMACHTEM KETCHUP UND PORREE

ZUTATEN Sellerieschnitzel 1 Sellerieknolle, geschält • 1 Zitrone, Saft und Abrieb • 1 EL Buchweizenmehl • 1 Ei • 6 EL Toast, glutenfrei, frisch gerieben • 2 EL Kräuter, gehackt • Natursalz • Koriander • 2 EL Olivenöl • Ketchup 400 g Kirschtomaten, geschnitten • 1 Lorbeerblatt • 2 g Pfefferkörner • 1 Gewürznelke • 1 g Koriander • 1/2 Sternanis • 100 g Zwiebeln, gewürfelt • 40 ml Weißweinessig • Senfpulver • Paprika • Macis • Honig • Natursalz • Thymian • Liebstöckel

ZUBEREITUNG Die Sellerieschеiben in leicht gesalzenem Wasser mit Zitronensaft 8–10 Minuten bissfest kochen. Abtrocknen und mit Mehl, Ei und einer Mischung aus Toast, Kräutern und Gewürzen panieren. Die Schnitzel in einer Pfanne mit Olivenöl von beiden Seiten 3 Minuten goldgelb braten. Für das Tomatenketchup die Tomaten, Essig, angeschwitzte Zwiebeln, Kräuter, Gewürzsäckchen, Honig, Senfpulver 30 Minuten kochen. Gewürzsäckchen entfernen, die Masse pürieren, passieren und einkochen, bei Bedarf nachbinden.

ein starkes Einschränken ist oft notwendig, da Fleisch und vor allem **Fleischprodukte** wie auch Salz und scharfe Gewürze das Nebennierensystem und die Schilddrüse überreizen und damit auch der Stoffwechsel nachhaltig beeinträchtigt wird. **Rotes Fleisch** wie Rind und insbesondere Wild sind da besonders schädigend und sollten nur sehr sparsam den Speiseplan bereichern.

- Wenn Fleisch, dann sind **Huhn**, Wachtel, Ziegenkitz, mageres Schweinefleisch oder **Kalbfleisch** geeignet – allerdings sind auch ethische Aspekte zu berücksichtigen. Ganz wichtig ist es, bei Tieren nicht nur auf biologische Aufzucht zu achten, sondern nur Fleisch zu konsumieren, das auch stressfrei geschlachtet wurde. Nur so wird gewährleistet, dass die für den Menschen schädlichen Stresshormone ausbleiben. Dies trifft ganz besonders auf Schweinefleisch zu, da dieses Tier im Stoffwechsel dem Menschen fast ident ist und somit auch die tierischen Hormone beim Menschen anschlagen.
- Günstiger im Bereich der tierischen Proteinlieferanten sind heimische **Fische** wie Forelle oder Saibling, sofern sie aus Biozucht oder Wildfang stammen, beim im Vergleich zu anderen Fischen eher **trockenen Zander** und der fettigen und damit **hitzigen Sardelle** ist ein wenig Zurückhaltung geboten.
- Wichtig ist das Meiden sehr **fetter** tierischer Produkte, weil deren Konsum ebenfalls zu Entgleisungen führt – und bei Bewegungsmangel auch zu Übergewicht. Es sind oft die **klassischen Kombinationen**, die den Choleriker aus der Bahn werfen: Fleisch, scharfe Gewürze, fette, heiße Zubereitungsart, deftige, erhitzende Beilagen wie Bratkartoffeln. Hier gilt es, sinnvolle Alternativen zu finden, die trotzdem dem kulinarischen Anspruch genügen. Fette Geflügel wie Gans oder Ente befeuchten und können im Winter in überschaubaren Mengen bei einem hitzigen Magen helfen.

- Die **pflanzliche Proteinversorgung** lässt sich optimal gestalten, wenn typgerechte Getreide und Hülsenfrüchte kombiniert werden. Bohnen und Erbsen sowie Weizen, Dinkel, Roggen, Gerste oder Reis sind sehr gut geeignet. Eine Reis-Karottenschnitte auf Erbsenpüree, ein Bohneneintopf mit Graupen und Kürbis oder aber ein Sellerie-Sesamschnitzel mit Oliven und Tomatenkompott sind einige Beispiele dafür, wie man diese Vorgaben gut umsetzen könnte.
- Auch der **Hafer** ist in überschaubarer Menge für den Choleriker geeignet. Er wirkt zwar dynamisch, aber er bringt befeuchtende Schleime und stärkt das Nervensystem – eine Eigenschaft, die dem cholerischen Temperament sehr helfen kann. Als Haferschleimsuppe, als Hafer-Gemüselaibchen oder als Hafer-Zitronencreme lässt er sich im Speiseplan einbauen
- Salate, besonders **Vogerlsalat** und Häuptelsalat, kühlen, befeuchten und beruhigen. Daher darf in den warmen Monaten das Mittagessen stets mit einem Salat begleitet werden, wenn dieser 20 Minuten vorher mit einer Marinade gut gesäuert wurde.
- **Gemüse und Obst** sind – bis auf wenige Ausnahmen – nicht trocknend oder erhitzend und dürfen oft auf dem Speiseplan stehen. Kühlendes und wasserreiches Gemüse sind zum Beispiel die Gurke (unbedingt schälen und mit viel Dill verspeisen) und die Wassermelone. Früchte mit viel Feuchtigkeit und Fruchtsäuren wirken ebenfalls angenehm kühlend auf das System. Zitrusfrüchte, Beeren, Pfirsiche, Himbeeren, Ribiseln (Johannisbeeren) und Melonen sind nur einige der gut geeigneten Sorten.
- **Schalenfrüchte** wie Pistazien, Pinienkerne, Kürbiskerne, Walnüsse oder Cashewnüsse sind ebenfalls gute Quellen für Eiweiß und auch für lebensnotwendige Fettsäuren und Mineralien wie Zink, Eisen, Kalium und Magnesium. Damit kann der Zellstoffwechsel optimiert, das Säure-Basen-System unterstützt und die Bildung wichtiger körpereigener Hormone gewährleistet werden.
- Scharfe und reizende **Gewürze** eher meiden, dafür mit milden Kräutern und Wildkräutern würzen.
- Günstige **Zubereitungsarten** sind Poelieren, Pochieren, Sautieren, Dämpfen, Naturdünsten und Niedertemperaturgaren. Wie beim Sanguiniker sind Zubereitungen wie häufiges Grillen, Frittieren, Braten und Schmoren nicht sinnvoll.
- Der Choleriker braucht viel Feuchtigkeit, daher ist über den ganzen Tag verteilt das **Trinken** nicht zu vergessen. Wasser ist hier am sinnvollsten, im Sommer kann etwas Kohlensäure den kühlenden Effekt unterstützen. Die Zugabe von Essig oder Zitrone tut gerade dem Choleriker sehr gut. Allerdings sollte das Wasser gerade bei Hitze nicht kalt sein, da es zu einem Schock auf den Organismus kommen kann. Befeuchtend wirken auch Gerstenwasser, Hafermilch oder Reismilch. **Alkohol** in größerer Menge ist ungünstig, besonders starke Getränke wie Starkbier, schwere Weine oder sogar Spirituosen (wirken sehr trocknend) sind abzulehnen. Leichte, gespritzte Weine, alkoholfreies Bier (liefert auch die ausgleichenden Östrogene, aber hier nicht zu viel!) sind geeigneter. Kaffee und schwarzer Tee wirken ebenso reizend auf Schleimhäute und das Gemüt wie reiner Kakao oder Produkte daraus, daher hier nur wenig konsumieren.

Bei der Auswahl der Lebensmittel kann man einem Choleriker folgende ganz besonders empfehlen:

Artischocke Zugegeben, sie zu verarbeiten ist arbeitsaufwendig, und es bleibt zum Schluss nur wenig übrig – aber das Wenige hat es in sich. Die reichlich enthaltenen Ballaststoffe optimieren die Verdauung, Kalium, Calcium, Magnesium und Vitamin C sind ebenso enthalten. Der Clou aber sind die Bitterstoffe, die Galle und Leber sehr gut unterstützen. Sie finden wir vor allem in den Blättern, die nach dem Kochen in eine Essig-Öl-Marinade getunkt eine tolle Ouvertüre für ein Mittagsmahl darstellen. Und die Böden bzw. die Artischockenherzen können gekocht oder in Olivenöl sautiert für sich alleine oder als Salat, Fischbeilage oder zusammen genossen werden. Besonders bekömmlich ist zum Beispiel ein Gericht aus geschmorten Artischockenherzen mit Püree von Roter Rübe und Borretschöl.

Birne Saftige Früchte beleben den Stoffwechsel, unterstützen die Verdauung und kühlen. Die Gerbsäuren helfen bei Entzündungen durch die zusammenziehende (adstringierende) Wirkung auf die befallenen Schleimhäute. Zudem liefert sie Vitamin C zur Immunstärkung und reichlich Kalium. Saftreiche und säuerliche Sorten wären Bristol Cross, Frühe von Trévoux, Gute Luise, Guyot, Hortensia, Köstliche von Charneu, Triomphe de Vienne, Verdi oder Vereinsdechantsbirne.

Bohne Auch Bohnen sind hervorragende Lieferanten von Proteinen und langkettigen Kohlenhydraten sowie von Calcium, Kalium, Magnesium, B1, B6, Niacin und Vitamin C. Sie sollen aber frisch verarbeitet werden.

Dinkel Mit seinen ausgewogenen Eigenschaften ist Dinkel für den Choleriker ein sehr proteinhaltiges und mit günstigen Kohlenhydraten aufwartendes Lebensmittel. Zudem hat Dinkel eine festsitzende Spelz und ist somit viel weniger umweltbelastet als andere Getreide. Liegt eine eher schwache Verdauung vor, dann sollte Dinkel nicht in der Vollkornversion verarbeitet werden. Von der Wirkung bringt er auch eine gewisse schleimige Feuchtigkeit mit sowie reichlich Mineralien wie Magnesium und Kalium und nervenstärkende Vitamine wie B1 und Niacin. Dinkel kann gut im Ganzen gekocht werden in Gemüsebrühe oder Wasser und dann abwechslungsreich kombiniert mit Gemüse und Kräutern den Tisch bereichern. Zucchini gefüllt mit gekochtem Dinkel und Erbsen auf einem warmen Tomatengelee wäre eine feine Sommerspeise.

Erbse Die Erbsen müssen am besten frisch verarbeitet werden, damit sie ihre kühlende und befeuchtende Eigenschaft ausspielen können. Getrocknete Varianten wirken auch trocknend, was gerade beim Choleriker kontraproduktiv wäre. Erbsen liefern hochwertiges Eiweiß, hier vor allem auch Aminosäuren für den Serotoninaufbau und damit für das Wohlfühlen. Außerdem wirken sie nervenstärkend und unterstützen den Knochenstoffwechsel. Nicht zu vergessen bei den grünen Sorten das für die Sauerstoffversorgung wichtige Chlorophyll. Zu beachten ist, dass alle Hülsenfrüchte gut gegart werden müssen, damit schädliche Stoffe abgebaut werden und sie gut verdaulich sind. Die anfängliche Zugabe von Essig oder Salz ist ungünstig, zum Schluss jedoch sinnvoll. Gewürze zur Verhinderung von Blähungen wie Anis, Fenchel, Dill, Thymian, Bohnenkraut oder Ingwer können je nach Konstitution hilfreich sein und sollten mitgekocht werden.

Grapefruit (Pampelmuse) Die feine Verbindung von Säure, Süße und Bitterstoffen verleiht der Grapefruit ihr unvergleichliches Aroma. Wichtig wäre es, wie bei allen Zitrusfrüchten, auch die weißen Schalenanteile mitzuessen, da sie das wichtige Rutin (früher Vitamin P) enthalten, das die Membrandurchlässigkeit der Zellen optimiert. Damit stärkt es auch die Kapillare im Venensystem.

Grünkern Dieser in der Milchreife geerntete und über Buchenholz getrocknete Dinkel ist etwas wärmer, aber nährstoffreich und kann ebenso verarbeitet werden.

Gurke Dieses Gemüse kühlt und befeuchtet intensiv, sollte aber zur besseren Verdaulichkeit geschält und unbedingt mit reichlich gehacktem Dillkraut verzehrt werden. Gurken sind regelrechte Rehydrationskünstler (Rückführung von Wasser) die auch verlorene Mineralien wie Kalium, Magnesium, Eisen, Calcium rückführen.

Portulak Lange Zeit war dieses Gemüse in Europa auf den Speiseplänen sehr präsent, heutzutage muss man schon suchen, bis man ihn auf dem Markt findet. Schade, denn Portulak ist als kühlendes und befeuchtendes Gemüse eine wohlschmeckende Bereicherung jeden Menüs. Besonders bei Schleimhautreizungen hilft Portulak.

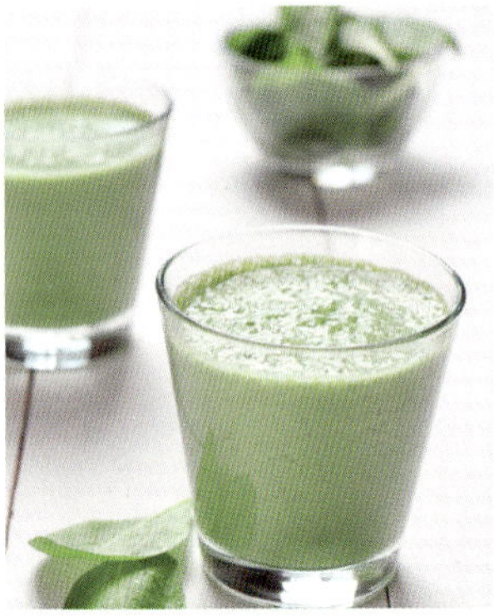

PORTULAK-SMOOTHIE

Zutaten 200 g Portulak • 200 g Äpfel (ausgewogen in Süße und Säure wie Idared, Holsteiner Cox, Gravenstener, Topas, Goldparmäne, Cox Orange) • 280 g griechisches Naturjoghurt • Abrieb und Saft 1/2 sizilianischen Biozitrone • etwas Honig und Natursalz

Zubereitung Den gewaschenen Portulak mit den geviertelten, entkernten Äpfeln, dem Joghurt und der Zitrone sehr fein mixen, anschließend abschmecken und als sommerliche Vorspeise oder als Erfrischungsgetränk servieren.

Vogerlsalat Schon im Märchen über das Mädchen mit den langen Haaren, das den Namen Rapunzel erhält, benannt nach der Bezeichnung des Feldsalats, der für die Mutter während der Schwangerschaft ihr bevorzugtes Lebensmittel war, werden die stimmungsaufhellenden Vorzüge des in Österreich sogenannten Vogerlsalats in den Focus gestellt – was bei der Verwandtschaft zum Baldrian nicht verwundert. Ausgesprochen viel Kalium stärkt den Säure-Basen-Haushalt und die Reizleitungen sowie den Wasserhaushalt. Zudem wirkt es reizmildernd und stressvorbeugend durch reichlich Vitamin C.

Zitrone Die Zitrone ist für den Choleriker besonders hilfreich. Die kühlende Wirkung und die Feuchte des Fruchtfleisches wirken erfrischend und regulierend auf die Galle. Der Stoffwechsel, besonders der Fettstoffwechsel, wird angeregt, die Aufnahme des Eisens ermöglicht und damit die Zellatmung optimiert sowie die Membrandurchlässigkeit durch das Rutin (Pflanzenbegeleitstoff) geregelt. Außerdem liefern die Schalenbestandteile auch noch regulativ wichtige Bitterstoffe. Und zu guter Letzt wirkt auch noch das Vitamin C auf das Immunsystem, als Zellschutz und zur Stressprophylaxe. Die besten Zitronen kommen aus Sizilien und können im Ganzen genussvoll verspeist werden.

SPEISEPLAN FÜR EINEN TAG IM SOMMER

Frühstück

Am Vortag 70 g Rundkornreis mit etwas Zitronenabrieb von einer Biozitrone in 250 ml Wasser kochen. Am Morgen den Reis anwärmen und einen frischen Pfirsich klein geschnitten zugeben. Gehackte Melisse, eine Spur Honig, ein Löffel Obers und einige Kürbiskerne zugeben – fertig ist der Früchtereis. Als Getränk bietet sich Tee aus Hagebutten und Zitrone an.

Der Reis befeuchtet gut und ist gerade am Morgen gut verträglich, Obers unterstützt dies noch. Der Pfirsich befeuchtet, kräftigt das Herz und stärkt die Bindegewebe. Der Honig unterstützt die Gewebebefeuchtung, die Melisse entspannt und gibt der Speise eine schöne Farbnote und die Kürbiskerne liefern Omega-Fettsäuren, Eisen, Magnesium und Eiweiß.

Mittagessen

Ein Forellenfilet in einem Dampfgarer oder im Dämpfeinsatz auf Dillblüten legen, leicht salzen, mit gemahlenem Koriander würzen und saftig 4–5 Minuten dämpfen. Eine Salatgurke schälen, halbieren, entkernen und in dünne Scheiben schneiden. Diese dann in etwas Olivenöl anschwitzen, einen Schuss Obers zugeben und mit Salz und gehacktem Dill würzen. Dazu gedämpfte und mit gemahlener Muskatblüte (Macis) und etwas Natursalz gewürzte Kartoffeln sowie Kopfsalat mit Olivenöl-Limetten-Dressing reichen, diese allerdings vor Genuss 30 Minuten ziehen lassen.

Zum Dessert könnte man Melonensüppchen mit Limettenjoghurt anbieten. Für das Süppchen 250 g Wassermelone durch ein Sieb streichen, das Püree dann mit 1,5 Blatt eingeweichter und vorsichtig warm aufgelöster Gelatine leicht binden und mit Granatapfelsaft abrunden. 150 g Naturjoghurt mit Abrieb und Saft von einer Limette, etwas Honig und gehackter Zitronenverbene vermischen. Mit 2,5 Blatt Gelatine binden und 50 ml geschlagenes Obers unterheben. Die Masse in kalt ausgespülten Förmchen oder Tassen im Kühlschrank stocken lassen und gestürzt in dem Süppchen anrichten.

Die Forelle bietet leicht verdauliches Eiweiß und hochwertige Fettsäuren und wirkt zudem leicht warm, aber kühlend. Die Gurke kühlt und befeuchtet und die Kartoffeln wirken ausgleichend auf den Organismus. Der Salat befeuchtet, und das Dessert bringt Erfrischung mit wenigen Kalorien.

Abendessen

Wenn es im Sommer recht warm ist, ist für die letzte Mahlzeit des Tages ein gutes Roggenbrot aus Natursauerteig mit einem Tomatenaufstrich zu empfehlen. Dazu fettarmen Frischkäse mit getrockneten, in Olivenöl eingelegten Tomaten sehr fein pürieren – ca. 1 Teil Tomaten auf 2 Teile Frischkäse – und mit Thymian und hellem Balsamico abschmecken. Das Brot mit Gänseblümchen belegen und dazu einen leichten Weißwein mit Wasser aufgespritzt genießen.

Das Roggenbrot befeuchtet etwas und wirkt leicht warm, passt also bestens abends für den Choleriker. Der Frischkäse ergänzt das Eiweiß des Roggens, die Tomaten bringen die Süße, Zellschutzstoffe (Lykopin, das durch das feine Mixen gut zugänglich wird) und Feuchtigkeit (durch das Marinieren in Öl) sowie reichlich Kalium. Die Gänseblümchen wirken leicht kühlend – besonders auf die Leber – und entkrampfend.

Zusätzlich empfehlenswert ist tagsüber mindestens 2 Liter wohltemperiertes Wasser zu genießen, am besten abwechselnd mit Apfelessig oder Zitrone.

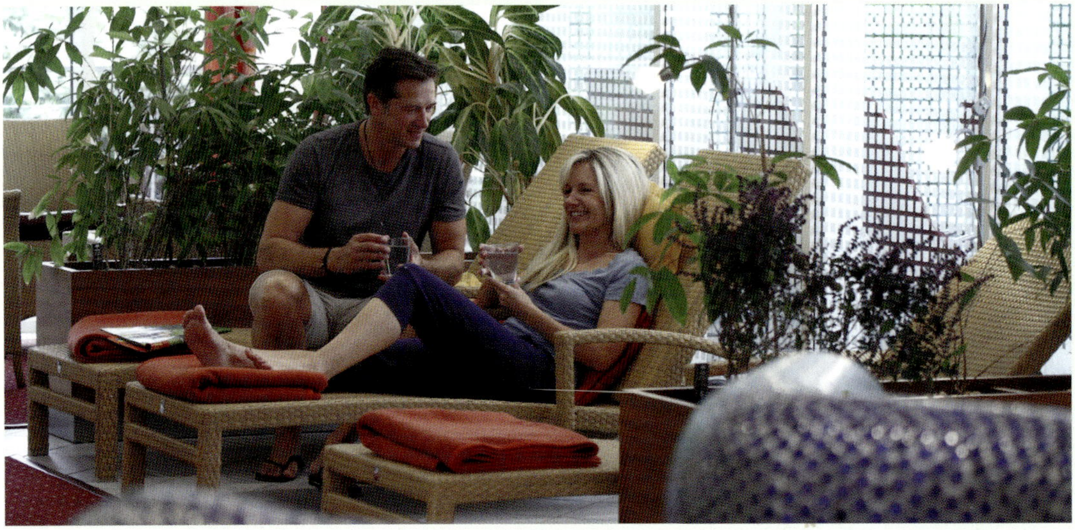

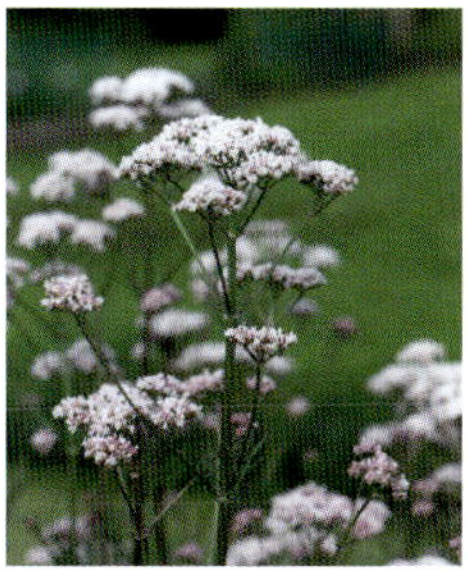
Baldrian

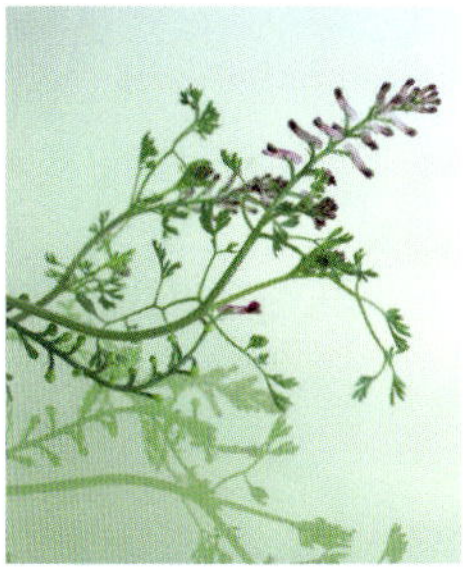
Erdrauch

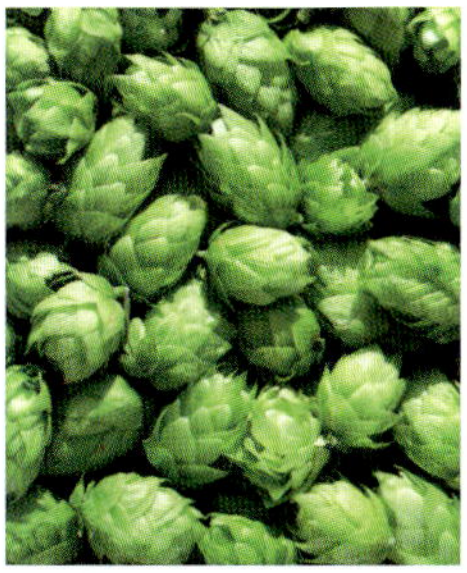
Hopfen

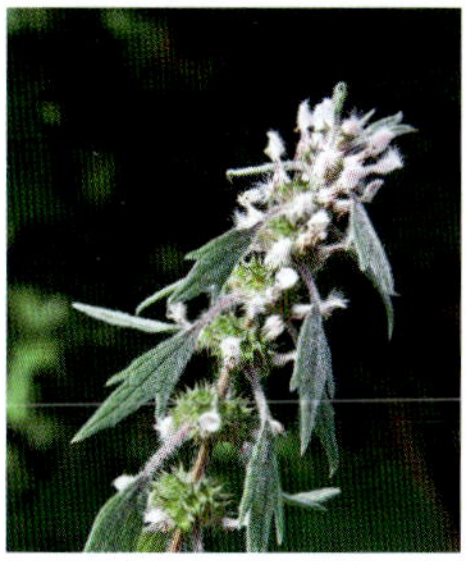
Herzgespann

Heilpflanzen

Um die Balance im Temperament zu halten, können einige Pflanzen im Alltagsgebrauch gute Dienste leisten.

Baldrian Die Baldrianwurzel wirkt beruhigend und krampflösend und kann bei Spannungszuständen, Ängsten, Unruhe oder Erschöpfung gut eingesetzt werden. In niedriger Dosierung hilft er bei Nervosität (besonders gemeinsam mit Melisse) und trägt damit zu einer Leistungssteigerung bei. Höher dosiert (in Kombination mit Hopfen) kann er abends als Einschlafhilfe fungieren. In Kombination mit Weißdorn ist er sehr unterstützend bei nervösen Herzbeschwerden. Rezept: Die zerkleinerte Baldrianwurzel (1 TL pro Tasse) 2 Stunden kalt ziehen lassen, dann abgedeckt ca. 10 Minuten kochen und anschließend eine Nacht kühl stellen. Den abgeseihten Sud abends kurz vor dem Schlafengehen mit etwas Honig und Zitrone genießen.

Erdrauch Der bittere Erdrauch reinigt das Blut und die Säfte von fehlerhaften Stoffen, die den Stoffwechsel behindern. Auf den Unterleib wirkt er stärkend und löst Stauungen in der Pfortader. Damit werden Leber und Galle entlastet. Die Gallenflüssigkeit wird in Fluss gehalten und dient damit als Vorbeugung gegen Steinbildungen. Auch bei krampfartigen Beschwerden in der Gallenblase, den Gallewegen oder dem Magen-Darm-Trakt (Gastrointestinaltrakt) kann Erdrauch gut helfen. Erdrauch wird verabreicht als Tee, als Frischpflanzensaft, als Tinktur oder aber als Fertigarznei.

Hopfen Der Hopfen versorgt den Choleriker mit leber- und gallewirksamen Bitterstoffen (die Leber wird gekühlt), die zudem die Magensaftsekretion anregen. Die Gerbstoffe wirken entzündungshemmend, die Flavonoide zellschützend. Hopfen wirkt darüber hinaus beruhigend auf den Magen. Als Einschlafhilfe wird er seit Jahrtausenden erfolgreich eingesetzt (zum Beispiel als Kissenfüllung oder als Tee), mitunter wird ihm auch eine Dämpfung sexueller Regungen nachgesagt. Ein alkoholfreies Bier tut gerade im Sommer oft gut, um nervöse Unruhe etwas abzubauen.

Herzgespann Diese Pflanze enthält Iridoide, Bitterstoffe, Flavonoide, Terpene und ätherisches Öl. Herzgespannkraut wirkt entspannend bei Nervenstörungen und Herzbeschwerden und damit mild beruhigend.

Koriander Die Korianderkörner haben eine sekundär kühlende und leicht trocknende Wirkung und unterstützen durch ihren entspannenden Einfluss insbesondere die Verdauung.

Löwenzahn Die Wurzel enthält Bitterstoffe, Flavonoide, Carotinoide, Sterole und Inulin. Löwenzahn unterstützt den Gallefluss und kühlt die Leber. Bekannt ist auch seine Wirkung bei chronisch-rheumatischen Erkrankungen und bei degenerativen Gelenkserkrankungen. Zudem kann er bei Stauungen in der Pfortader helfen. Löwenzahnsalat hilft natürlich ebenso, wenngleich nicht so intensiv, aber als Teil eines frischen Salates oder gedünsteten Blattgemüses ist er dem Choleriker sehr willkommen.

Melisse Wie beim Sanguiniker wirken die Gerbstoffe und ätherischen Öle entspannend. Besonders bei nervösen Magenproblemen und bei Gallebeschwerden hilft ein Melissentee, der auch das Einschlafen sanft fördert.

Rose, besonders Kohl-Rose, wirkt auf Grund ihrer ätherischen Öle **harmonisierend** und kann die hitzigen Zustände ausgleichen.

Physikalische Hausmittel

Es gibt einige Möglichkeiten, das cholerische Temperament zu stützen und Entgleisungen zu vermeiden. Einige Anwendungen gleichen jenen für den Sanguiniker, trotzdem seien sie noch einmal angeführt.

- Das sanfte **Einreiben** der Haut mit Tüchern, die mit Melisse, Kamille oder Holunder erwärmt wurden, stimuliert die Entgiftung über die Haut und befeuchtet diese.
- Morgendliche **Wechselduschen** bringen den Organismus ordentlich in Schwung. Wichtig ist es, warm zu beginnen und kalt zu enden, dann aber rasch bekleiden.
- Kühlende **Brustwickel** helfen, die Atmung zu unterstützen. Ein Leintuch in Wasser tauchen, dem Essig oder Zitrone zugegeben wurde, und den Brustkorb gut einwickeln. Mit einem Baumwolltuch umwickeln und ruhen, bis sich die Körpertemperatur auf den Wickel übertragen hat. Der Wickel soll angenehm kühl sein, aber nicht zu kalt, um nicht zu frieren. Anschließend 30–60 Minuten ruhen. **Leberwickel** sind gut, um das Stoffwechselhauptorgan Leber zu stärken. Dabei wird der Oberbauch für gut 45–60 Minuten nach dem gleichen Prinzip wie beim Brustwickel eingehüllt.
- Einläufe mit Ringelblumenabsud wirken kühlend und entzündungshemmend auf die Darmschleimhäute. Dazu übergießt man ca. 3 TL Ringelblumenblüten mit 85 °C heißem Wasser, lässt 10 Minuten ziehen und seiht dann ab. Den Auszug dann mit ca. 1 l Wasser verrühren und auf 30 °C abkühlen für den Einlauf.
- Auch ein entspannendes Melissenbad am Abend ist für den Choleriker empfehlenswert.

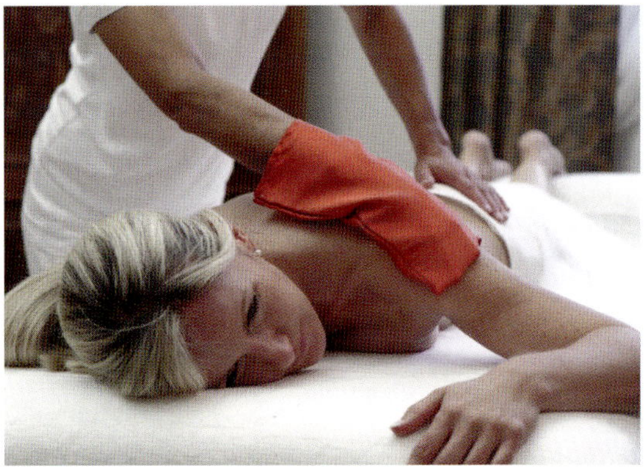

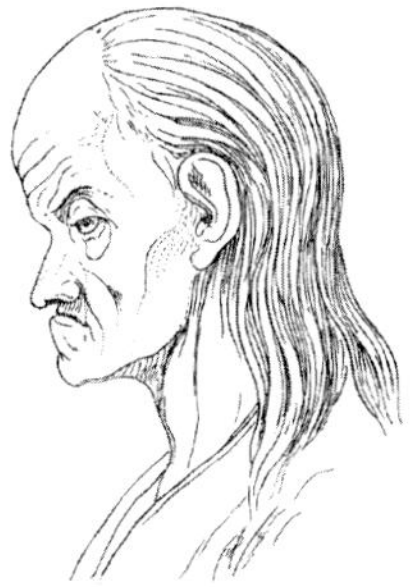

Der Melancholiker

Beschreibung des Temperamentes

Das melancholische Temperament ist durch eine Dominanz des Saftes Melanchole (Schwarzgalle) gekennzeichnet. Die Aspekte Kälte und Trockenheit charakterisieren dieses Temperament, wobei die Trockenheit im Vordergrund steht. Dadurch sind beide lebensnotwendigen Aspekte des Lebens, nämlich Wärme und Feuchtigkeit, eher schwach ausgeprägt.
Im **Lebenszyklus** folgt die melancholische Phase der zweiten Phase des Phlegmas, also im Anschluss an den 6. Lebensabschnitt, und hält an bis zur Beendigung des kompletten Lebenszyklus. Im **Jahreszyklus** bekommt der Melancholiker im kalten und trockenen Herbst die meisten Probleme, im **Tagesablauf** stellt der späte Abend bis nach Mitternacht die intensivste Belastung dar, Probleme werden zu diesen Zeiten verstärkt auftreten.

Körpermerkmale

Der gesamte **Habitus** ist schlank und fragil mit asketischen Zügen. Der schmale **Körperbau** ist durch die sehr schmale Brust und lange Gliedmaßen gekennzeichnet sowie von einer wenig ausgeprägten Muskulatur und einem feinen Knochenbau. Die **Hände** sind zumeist schmal mit schlanken, feinen Fingern. Auch der **Kopf** ist schmal, die profilierten Wangenknochen und das hohe Jochbein stechen hervor. Die eher mittelgroßen **Augen** sind trocken und wirken nicht selten traurig. Die Nase ist schmal und relativ lang, die **Lippen** sind schmal und zart, tendenziell eher zugekniffen und mit leicht dominanter Unterlippe. Das **Kinn** ist eher schmal aber sehr markant.
Die **Haare** sind meist glatt und dick, von der Menge her auch manchmal spärlich, genau wie die Körperbehaarung. Die **Haut** fühlt sich oft rau, trocken und kühl an und weist eine gelblich-graue Färbung auf.
Das **Blut fließt** in harten Adern, und auf Grund der engen Porengänge und der straffen Fasern sind Nährstrom und Klärstrom zäh unterwegs. Das Gewebe kann nur schwer versorgt werden, die Absonderungen gehen sehr mühsam vonstatten. Der Puls ist langsam, hart und träge. Ein Melancholiker ist sehr **kälteempfindlich** und liebt daher warme und nicht zu trockene Gebiete und Jahreszeiten. In Ruhestellung – wie zum Beispiel am Schreibtisch – tritt die Tendenz zu frieren natürlich viel früher und stärker ein, weshalb warme Räume mit einem angenehmen Raumklima vom Melancholiker bevorzugt werden.

Charakter

Melancholiker sind eher ruhige, **introvertierte** Typen, die durchaus als eigenbrötlerisch oder als **Einzelgänger** beschrieben werden können. Ihre Grundhaltung ist **pessimistisch** und **depressiv**, sie pflegen ihre Tiefgründigkeit und bewegen sich nicht selten in ihrer eigenen Welt. Man kann einen Melancholiker durchaus als **philosophisch** beschreiben, der sich mit der Welt und ihren Menschen intensiv beschäftigt. Menschen mit einer melancholischen Dominanz betrachten die Dinge sehr kritisch von allen Seiten und treffen ihre Entscheidungen erst nach langen und intensiven Überlegungen. Sie wirken meist sehr ernst und sind oft übertrieben **verantwortungsbewusst**. In dem, was sie tun, sind sie sehr gründlich, ausdauernd und nachhaltig. Allerdings wirken sie auch schwermütig, ängstlich und unsicher, sorgenvoll und selbstquälerisch. Man empfindet sie bisweilen als schuldbewusst. Melancholiker sind daher insgesamt als gespannte Innenmenschen einzustufen.

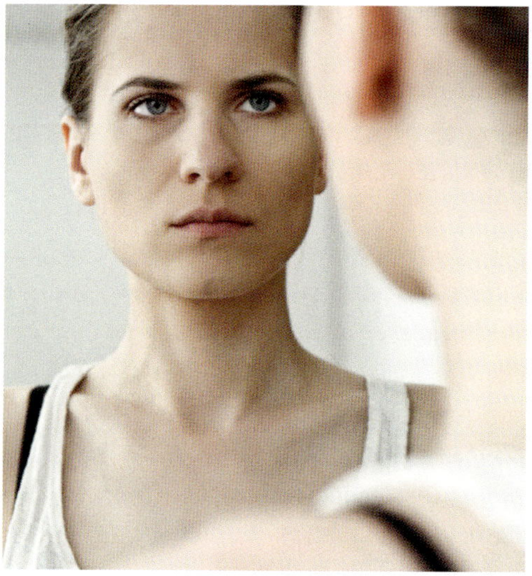

Stimmungslage

Melancholiker haben grundsätzlich eine **negative und kritische Grundhaltung**. Sie sind der Umwelt gegenüber misstrauisch und mitunter sogar ziemlich ablehnend. Das ständige Grübeln über die Probleme der Welt macht sie ernst und trübsinnig und vor allem sehr nachdenklich. Wer einem melancholisch dominierten Menschen begegnet, muss mit einer erhöhten Sensibilität rechnen, ja oft sogar mit einer Überempfindlichkeit. Melancholiker wirken meist **verbittert** und auf ihre Mitmenschen **launisch** und frustriert. Sie verbreiten damit eine gedrückte Stimmung, die bei vielen Menschen Unsicherheit und auch Ängste auslösen kann, die sie selbst ebenfalls empfinden. Außerdem wirken sie nicht selten **nervös** und geschäftig.

Soziale Kompetenz

Die soziale Kompetenz des Melancholikers ist schwer zu beschreiben. Als **introvertierter Einzelgänger** liegt es ihm nicht im Blut, sich sozialen Kontakten schnell zu öffnen. Er fasst schwer Vertrauen und zieht es vor, sich im Hintergrund zu halten. Das klingt alles abweisend, doch einmal in Kommunikation stehend, ist der Melancholiker durchaus **sensibel**, einfühlsam und teilnahmefähig. Trotzdem ist er häufig kaum kompromissbereit. Zudem muss man ihn als **nachtragend** beschreiben, als jemanden, der nie vergisst – weder die angenehmen noch die unangenehmen Erinnerungen. Er wirkt verbohrt, und in vielen Belangen des Lebens ist seine Einstellung eher konservativ. Melancholiker suchen oft die materielle Sicherheit und wirken daher sehr **geizig**. Sie neiden anderen Menschen ihren Besitz und sind missgünstig.

Mentale Kompetenz

Der Melancholiker ist **Denker, Planer, Stratege**. Er kann lange konzentriert an einer Sache, einem Projekt dranbleiben und jedes Detail mit der ihm gegebenen Sorgfalt akribisch durchdenken. Er verfügt über eine gute **Intuition** und legt mitunter viel **Kreativität** und **Fantasie** an den Tag. Ein Melancholiker geht an Problemstellungen gewissenhaft heran und analysiert zunächst alle Aspekte sehr genau. Lösungen erarbeitet er mit einer gewissen **Zaghaftigkeit**, er ist vorsichtig und zögernd, aber auch ausdauernd. Man spürt häufig die philosophische Tiefe seiner Ansichten, aber auch die Mutlosigkeit. Wo der Choleriker gradlinig und draufgängerisch auf etwas losgeht, schleicht der Melancholiker wie eine Katze um den heißen Brei und kommt vor lauter Durchdenken zu keinem Entschluss.

Verdauung

Wärme und Feuchtigkeit sind nur wenig vorhanden, und das macht sich auch bei der Verdauungsleistung bemerkbar. Durch die eher schwache Verdauungskraft können sich **Blähungen** entwickeln und auch Durchfall entstehen. Ferner neigt der Melancholiker zu **Verstopfung** und trockenen Stuhlgängen mit dunkler Farbe, unangenehmem Geruch und mitunter bröckeliger Struktur.

Durch die fehlende Verdauungskraft wird der Nahrungsbrei (Chylus) oft pathologisch (verändert sich ins Krankhafte, Körperschädigende), wodurch wiederrum der Stoffwechsel belastet ist. Entstehende Schärfen, also Säuren, beeinträchtigen die Resorptionskompetenz (Kompetenz, Nährstoffe in den Körper aufzunehmen), sodass sich durchaus auf längere Sicht im Hinblick auf die Nährstoffversorgung Defizite ergeben können. Zudem können durch den pathologisch entgleisten Chylus auch die bakterielle Fehlbesiedlung sowie eine ungesunde Pilzbesiedlung gefördert werden.

Der **Urin** ist meist dünn und wässrig – bei einem Abgleiten in die starke Kälte noch verstärkter, während bei übermäßiger Trockenheit der Urin auch dunkler und dicker sein kann.

Stoffwechsel

Der Stoffwechsel (Metabolismus) des Melancholikers ist infolge der unzureichenden Verdauungsleistung sowie der fehlenden Wärme meist nicht sehr effizient. Die Folge daraus ist, dass der **Abbaustoffwechsel** dominanter ist als der Aufbaustoffwechsel. Auch die **Energiebereitstellung** kommt nicht so richtig auf Touren. Wenn dann noch zu viel an krankmachender (pathologischer) Melanchole im Umlauf ist, wird die Milz als Unterstützer der Verdauung und des Stoffwechsels beeinträchtigt. Als Folgen werden die Nieren unzureichend gekühlt (fehlendes Stoffwechselwasser) und die Sauerstoffbereitstellung für die Zellen ist gehemmt. Dadurch entstehen wieder Säuren, da die Zellen vermehrt im Gärungsstoffwechsel arbeiten müssen. Ein Teufelskreislauf also. Auch kann die Milz durch zu viel Grübeln und Sinnieren in ihren Funktionen beeinträchtigt werden.

Schlaf

Der Melancholiker hat nicht selten ein aus seiner Erschöpfung resultierendes Schlafverlangen, leidet aber trotzdem häufig unter **Einschlafstörungen**. Ständiges **Nachdenken** und Probleme Wälzen wirkt sich da noch zusätzlich belastend aus. Oft ist der Schlaf sehr unruhig und ein Durchschlafen nicht möglich – was wiederum den Erholungswert beeinträchtigt. Starke Erschöpfung hat nicht selten Nachtschweiß zur Folge, ein Zeichen dafür, dass die Ressourcen zur Neige gehen und Regeneration dringend notwendig wäre.

Die **Träume** des Melancholikers kreisen meist um dunkle Themen. Ängste spielen eine Rolle und ebenso die Themen Gewalt, Verbrechen und Tod. Als Synonym für die Kälte und Trockenheit kommen auch oft Steine und Felsen, die Farbe Schwarz sowie Geister vor.

Entgleisungen

- Feuchtigkeit und Wärme sind die Säulen des Lebens. Wenn beides nur unzureichend vorhanden ist, wird die Wahrscheinlichkeit für Entgleisungen höher, unabhängig davon, ob das melancholische Prinzip oder die Melanchole selbst für das Leben elementar ist: »Alles, was das Leben schädigt, regt es zur vermehrten Tätigkeit an.« *(Arnold Mayer, 2013)*
- Mit Zunahme kalter und trockener Zustände sinkt die Organisationskraft im Organismus, was zu Irritationen im physiologischen und psychischen Bereich führt – die **Vitalkräfte** nehmen ab. Die Folgen können **irrationale Reaktionen** des Organismus sein, bzw. Reaktionen, die gegen die natürliche Ordnung gehen. Die Neigung zu Nahrungsmittelunverträglichkeiten steigt rapide an, Irritationen im Organismus treten zutage – dadurch kommen Rhythmus, Organisation und neurologische Steuerungen aus dem Lot. Hochgradige **Erschöpfungszustände** können sich bei fehlender Regulationsfähigkeit leicht einstellen.
- Die **Verlaufsformen** von Krankheiten können sehr rasch, aber auch schleichend sein. Der schwächelnde Organismus versucht seine Ressourcen durch Fokussierung auf einzelne Bereiche zu schützen. Mit steigender Trockenheit nimmt auch die Trockenheit der **Schleimhäute** und der **Haut** zu, dadurch kann die Durchlässigkeit beeinträchtigt werden, was wiederum Nährstrom und Klärstrom stört. Trockenheit beeinträchtigt auch die **Gewebe** und damit deren Funktionsfähigkeit – Feuchte ist für alle **nährenden Prozesse** lebensnotwendig. Wenn der Aufbaustoffwechsel gehemmt ist, kann der Organismus nicht ausreichend Phlegma aufbauen, **Schwächezustände** und Magersucht sind die Folge.
- Die Schwarzgalle kann die Tendenzen zu **Depressionen** oder zumindest depressiven Verstimmungen verstärken bzw. zutagetreten lassen. **Melancholia** (ein Überhang an Schwarzgalle besteht) kann zu nervösen Störungen und Psychosen führen. Ebenso leidet das vegetative **Nervensystem**, psychische Entgleisungen können die Folge sein. Mit der Störung des vegetativen Nervensystems ist auch die **Verdauung** erheblich gestört, was wiederum eine mangelhafte Bildung von Nährsubstanzen nach sich zieht. Eine weitere Folge kann das Ausbleiben einer Schwangerschaft sein. Mit der Beeinträchtigung des vegetativen Nervensystems leiden im Grunde alle Organe, das behindert Verdauung und Stoffwechsel.
- Schwarzgalle kann den **Herzrhythmus** beeinträchtigen, auch eine Herzschwäche kann entstehen, die periphere Gewebsversorgung ist gefährdet, auch die Durchblutung des Gehirns kann gefährdet sein. Trockenheit kann zu

Gewebsverstopfungen führen und weiter zu Gefäßverschlüssen, zur **Austrocknung** von Geweben führen, und Bindegewebe, Sehnen, Bänder, Gelenkskapseln können geschädigt werden. Trockene **Arthritis** und **Gicht** können entstehen, ebenso – vor allem mit fortschreitendem Alter – die **Osteoporose**. Das Austrocknen der **Atemorgane** kann folgen, Entzündungen können sich einstellen.

- Trockenes und kühles Wetter sorgen allgemein für eine Verschlechterung von **Krankheitszuständen**, auch sehr trockene Winde wirken sich negativ aus. Es besteht grundsätzlich eine Neigung zu **chronischen und degenerativen** Krankheitsprozessen, insbesondere wenn Therapieversuche nicht anschlagen. Die verminderte **Abwehrfähigkeit** erhöht die Gefahr von Infekten.
- Stoffwechselentgleisungen können zur **Übersäuerung** führen, die Eliminationsorgane Haut und Schleimhäute können geschädigt werden. Anzeichen von Exzessen in Richtung Trockenheit und Kälte sind eine übermäßig trockene Haut, die Färbung wirkt schmutzig, der Betroffene seufzt auffällig oft und intensiv, im Mund stellt sich ein saurer Geschmack ein, die Sucht nach Süßem tritt in den Vordergrund.
- Schlussendlich kann durch verbrannte Schwarzgalle auch die Entstehung von Tumoren begünstigt werden.

Empfehlungen für den Melancholiker

Um den Auswüchsen Richtung Kälte und vor allem Trockenheit entgegenwirken zu können, lassen sich im Alltag in den diversen Lebensbereichen einige Aspekte ganz gut berücksichtigen.

Allgemeine Tipps

Grundsätzlich kann die Wärmebildung und die Befeuchtung gefördert werden. Der Melancholiker sollte versuchen, sich mehr in das **gesellschaftliche Leben** einzugliedern und den Kontakt zu anderen Menschen zu pflegen.

Er braucht die Ablenkung von den Problemen, mit denen er sich ständig beschäftigt und die ihn immer weiter in eine **depressive Haltung** führen. Die **Lust auf das Leben** und das Bedürfnis auf menschliche Nähe müssen unbedingt gestärkt werden. Das dominant Erdhafte muss zu einem gewissen Grad mit einem luftig-leichten Prinzip ausgeglichen werden. Ein Melancholiker braucht ein wenig Zerstreuung und muss mit der Leichtigkeit des Seins berührt werden.

Das oberste Ziel in der Lebensgestaltung eines melancholisch dominierten Menschen muss sein, die **gemäßigte Lebensfreude** zu erlangen. Wer sich des Lebens freuen kann, wer die kleinen Freuden des Alltages wieder sehen und spüren kann, ist in der Lage, dem Erdhaften ausreichend Lebenskraft entgegenzusetzen und die **Lebensprozesse** lebendig zu halten.

Eine gute Möglichkeit besteht darin, zu **tanzen**. Jede Art von Tanz ist hier geeignet und hilfreich, bringt sie doch **gesellschaftlichen Kontakt, Rhythmus** und freudige **Bewegung** mit sich. Zudem kann der Melancholiker auf diese Art

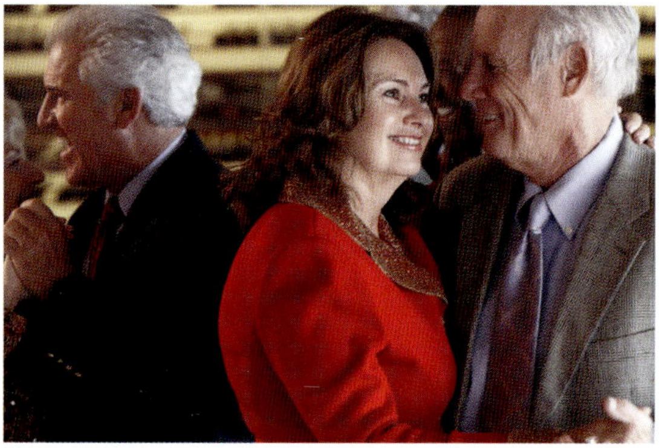

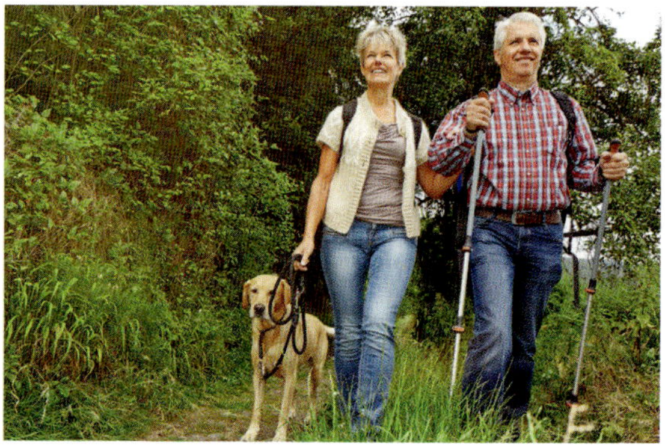

seine ästhetische Kompetenz entfalten und zum Erblühen bringen. Tanzen und Musik bewegt alle Sinne und vor allem das **Gemüt**. Zudem wird der Organismus auch komplett bewegt, die Gelenke werden betätigt, die Umlaufsysteme aktiviert. Und wer Tanz und Musik erlebt, kann auch wieder **lachen** und genau das regt die Lebensgeister kräftig an.
Auch dem Melancholiker hilft ein sinnvoller **Tagesrhythmus**, um die Lebensgeister in Schwung zu halten. Die Bettruhe sollte von 22.00 bis 5.00 Uhr andauern, dabei ist es hilfreich, alle störenden Einflüsse auszuschalten. Dazu gehören Stressoren wie Lärm, TV, Radio und auch das Lesen von »belastender« Literatur wie Krimis oder Berichte über Katastrophen. Elektromagnetische Störfelder sollten eliminiert werden, genauso wie störende Wasseradern berücksichtigt werden müssen. Hilfreich ist vor dem Schlafengehen der Genuss einer Tasse **Melissentee**. Das morgendliche Aufstehen darf von **anregenden Atemübungen** oder kräftigender Meditation begleitet werden, die helfen, den **Stoffwechsel** und vor allem den Magen zu aktivieren. Auch eine Tasse warme Hühnerbrühe kann helfen, die Lebensgeister zu wecken. Melancholiker neigen dazu, viel Kaffee zu trinken. Das übersäuert den Organismus noch mehr und sollte daher sehr in Grenzen gehalten werden. Und gerade nach dem Aufstehen sollte Kaffee nicht gerade das erste Lebensmittel sein, das ein Melancholiker zu sich nimmt.
Auch **Bewegung an der frischen Luft** unterstützt den Tagesbeginn sinnvoll, es spricht also nichts gegen einen flotten Morgenspaziergang – am besten durch einen Park, im Wald oder einem Bach entlang.
Man kann sich im Leben nicht alles aussuchen, aber grundsätzlich ist es für einen Menschen mit einer melancholischen Dominanz hilfreich, wenn ihm der **Beruf** Freude macht und er seine **Kreativität** ausleben kann. Wenn es die Pausenregulation erlaubt, wäre ein Spaziergang vor dem Mittagessen anzuraten, danach können 20 Minuten Powernapping (intensiver Kurzschlaf zur Erholung) die notwendige Regeneration sehr unterstützen.
Bewegung in der Natur bringt den Organismus in Schwung und darf zum täglichen Programm gehören. Das **Reiten** ist eine gute Möglichkeit, das Naturerlebnis und den stärkenden Umgang mit dem Pferd zum Wohle der eigenen Vitalität zu nutzen.

Aber auch Alltagsbeschäftigungen wie das Einkaufen können hilfreich sein, wenn der Melancholiker es lernt, solche Aktivitäten wirklich zu **genießen**, sich an den Dingen des Alltags zu erfreuen und sie nicht als Belastung zu empfinden. Gesellschaftliche Kontakte sind für ihn wirklich wichtig, er darf sich aber nicht überrumpelt oder bedrängt fühlen. Oft blühen etwas griesgrämige Eigenbrötler wieder so richtig auf, wenn **Kinder** das Leben bereichern – so mancher melancholische Opa wird wieder umgänglich und lebensfroh. Auch ein **Haustier** kann hier möglicherweise hilfreiche Impulse setzen. Gemeinsame Unternehmungen wie Wanderungen oder **kulturelle Aktivitäten** wie Theaterbesuche und Konzerte öffnen das Herz und geben Lebensfreude zurück.
Die **Lebensräume** sollten hell, freundlich, warm und gut belüftet sein. **Sonne** ist für den Melancholiker ganz wichtig und darf ruhig kräftig in die Wohnung oder ins Haus scheinen. Warmes Feuer im Kamin bringt die Seele mehr in Schwung als eine austrocknende Heizung über Heizkörper, eine Fußbodenheizung wärmt die zur Kälte neigenden Extremitäten. Auch der Arbeitsplatz darf hell und mit leuchtenden Farben gestaltet sein, so manches bunte Bild gibt einer öden Wand Leben, und Pflanzen beleben ein Büro ungemein. Auch gute Düfte helfen, die Lebensgeister in Schwung zu halten und das Gemüt aufzuhellen.
Das melancholische Prinzip bringt die lebensnotwendigen Grenzen und Begrenzungen mit sich. Zu viele Grenzen im Leben würden daher dieses Prinzip zu sehr betonen. **Offene Lebensräume** sind da hilfreicher als kleine, abgeschottete Zimmer, je freier der Blick sein kann, umso belebender wirkt sich das aus. Auch die Freizeitgestaltung darf offen sein, und ein Urlaub in warme Gegenden mit Wasserelementen sollte nicht in ein abgeschottetes All-inclusive-Ghetto führen, sondern einladen, Land und Leute und neue Kulturen kennen zu lernen.

Bewegung

In der Regel ist ein Melancholiker kein Freund von zu viel Bewegung, eine übergroße Motivation kann allerdings zu einer übermäßigen, einseitigen Entgleisung ins Extrem führen. So mancher Ausdauersportler mit einem Hang zur Magersucht ist ein Melancholiker. Hilfreich sind auch hier viele Bewegungselemente an der frischen Luft – möglichst mit Sonne. **Reiten und Tanzen** haben wir schon erwähnt – übrigens fördert das Tanzen nicht nur die gesellschaftlichen Kontakte, sondern auch die innere und äußere **Haltung**. In diese Richtung wäre auch das **Golfen** sehr zu empfehlen. Neben der körperlichen Ertüchtigung sollte Bewegung und Sport auch das Herz erfreuen und Freude bereiten. Bergwandern, Radfahren im Gelände, Badminton, Tennis, Volleyball, Beachvolleyball, Minigolf oder auch Aerobic sind Sportarten, die sicherlich am besten geeignet wären.
Nachdem die Trockenheit dieses Temperament ausmacht, ist es unbedingt vonnöten, sich vor jeder körperlichen Ertüchtigung langsam beginnend aufzuwärmen und damit die **Befeuchtung der Gelenke** zu ermöglichen, sonst würden sich schnell Verschleißerscheinungen bemerkbar machen. Auch das frühzeitige Trinken ist hier besonders wichtig, damit ausreichend Feuchtigkeit zur Verfügung steht.
Bei sportlichen Betätigungen an kühleren Tagen ist **warme Kleidung** sehr wichtig, zu viel trockener Wind tut dem Melancholiker auch nicht gut.

Natürlich gibt es auch für den melancholisch dominierten Menschen Übungen aus dem Wyda, die speziell für sein Temperament hilfreich sind.

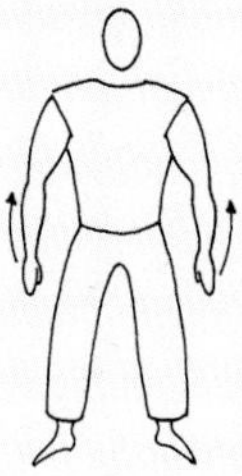
(1)

ÜBUNG 1: PRIMÄRE STÄRKUNG DES VITALFELDES

Die Übung ist gegen ausgetrocknete, kalte (Verlust von Funktion) und abgrenzende Erkrankungen und Zustände gerichtet. Sie wirkt **aufmunternd**, sollte in der Früh durchgeführt werden und kann durch blühende Pflanzen verstärkt werden!

Beschreibung

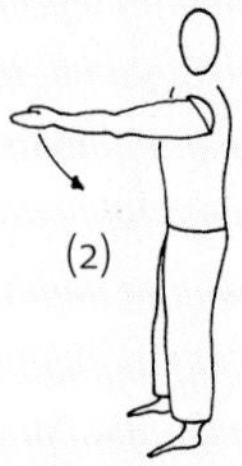
(2)

Die Ausgangsstellung (1) ist ein natürlicher, gerader Stand mit schulterbreit auseinanderstehenden Füßen. Die Füße sollten im Winkel von etwa 45 ° nach außen gedreht sein. Die Hände hängen seitlich am Körper herab. Die Arme heben sich parallel bis in die Höhe der Schultern (2), wobei die Handflächen zueinander gedreht sind. In einer fließenden Bewegung werden die Arme auseinandergeführt, bis sie in einer Linie mit dem Körper sind (3). Während dieser Bewegung wird durch den Mund eingeatmet. Mit Beginn der Ausatmung schließen wir die Hände zu lockeren Fäusten und führen diese auf direktem Wege bis zum Bauchnabel (4). Die Fäuste vereinigen sich zur Druidenfaust und liegen mit der Daumenseite im Gebiet des Nabels. In dieser Stellung verharren wir einige tiefe Atemzüge lang und halten unsere Konzentration auf das Vitalfeld gerichtet. Wir beenden die Übung, indem wir langsam die Arme sinken lassen und dabei die Fäuste öffnen.

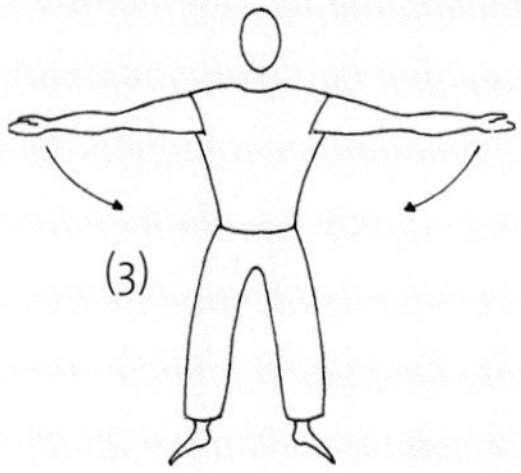
(3)

Wirkungsweise

Bei dieser Übung kommt es zu einer allgemeinen Stärkung und Harmonisierung des Vitalfeldes. Dies äußert sich in einer besseren Verdauung und Funktion der inneren Organe. Nach einigen Wiederholungen stellt sich auch eine zunehmende Wachheit ein. Die Übung eignet sich besonders für den Anfänger. Sie fördert die körperliche Leistungsfähigkeit, wirkt Müdigkeit und Abgeschlagenheit entgegen. Die Übung sollte immer am Beginn des Programms stehen und mindestens dreimal durchgeführt werden.

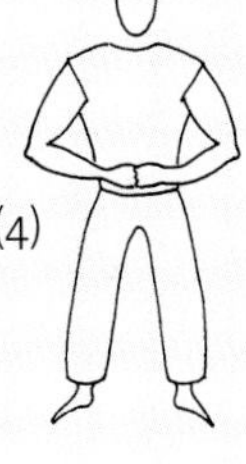
(4)

Mögliche Fehler

Diese Übung ist so einfach, dass kaum Fehler gemacht werden. Zwei Punkte sollte man beachten:

- Die Atmung: einatmen, bis die Fäuste geschlossen werden, erst dann wird ausgeatmet.
- Die Bewegung: Besonders zwischen Stellung (1) und (3) sollte die Bewegung im Fluss bleiben.

ÜBUNG 2: PRIMÄRE STÄRKUNG DES EMOTIONALFELDES

Die Übung hilft bei abgekapselten und trockenen **Haut-** (also Grenz-)**Erkrankungen** wie Abszesse und Ekzeme. Sonnenlicht und Blumen wirken als Verstärker. Macht widerstandsfähig gegenüber emotionalen Verletzungen.

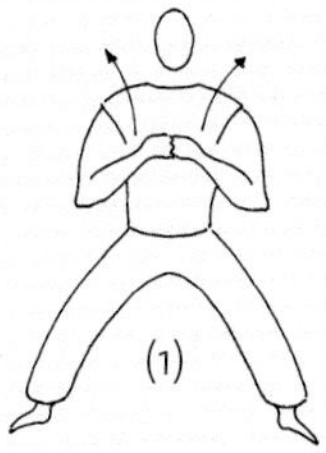
(1)

Beschreibung

Die Beine sind so weit wie möglich gespreizt, die Hände liegen in der Druidenfaust vor dem Emotionalfeld (1). Mit dem Einatmen, in das wir all unsere Lebensfreude legen, heben wir die Arme weit über den Kopf, öffnen die Fäuste und blicken zum Himmel (2). So bleiben wir eine Weile stehen und konzentrieren uns auf Glück, Lebensfreude und Liebe. Mit einem tiefen Ausatmen kehren wir unsere Gefühle um, konzentrieren uns auf alles Negative in uns und drücken es gleichsam in die Erde (3). Dabei müssen die Hände möglichst flach auf dem Boden liegen. In dieser Haltung bleiben wir jedoch nur ganz kurz. Wir richten uns wieder auf, schließen die Augen und bleiben so einige Atemzüge lang stehen (4). Dann wiederholen wir die Übung drei Mal.

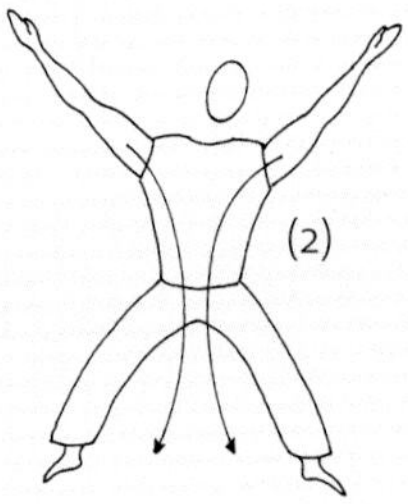
(2)

Wirkungsweise

Die Übung wirkt auf der Ebene der Gefühle. Die Harmonisierung bewirkt eine gesteigerte Empfindungsfähigkeit und Sensibilität. Diese Übung ist besonders für den Anfänger, aber auch für emotional besonders instabile Menschen geeignet. Sie sollte nur bei besonderen Schwierigkeiten im emotionalen Bereich am Anfang einer Übungsreihe stehen und wird normalerweise nach einer Stärkung des Vitalfeldes am besten morgens ausgeführt. Sonnenlicht und Blumen können als Verstärker eingesetzt werden.

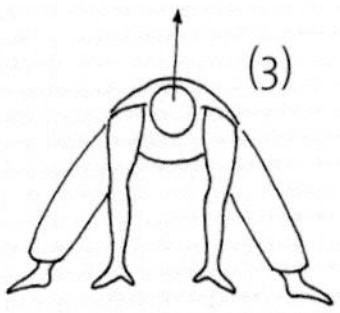
(3)

Mögliche Fehler

Die Übung ist als Anfängerübung recht einfach, doch haben ältere oder besonders unbewegliche Personen vielleicht Schwierigkeiten, den Boden zu erreichen. Dies ist aber unbedingt notwendig. Notfalls kann man sich damit behelfen, dass man sich in Stellung (3) auf die Knie niederlässt.
Folgendes sollten Sie beachten:

- In Stellung (2) ist es besonders wichtig, seine Gedanken auf positive Inhalte zu konzentrieren.
- In Stellung (2) liegt der Kopf im Nacken, dennoch muss gleichmäßig weitergeatmet werden.
- In Stellung (3) Hals- und Nackenmuskeln entspannen, sodass der Kopf locker hängt.
- Möglichst die ganzen Handflächen, mindestens aber die Finger müssen den Boden berühren. Sie können dazu die Knie beugen oder sich sogar auf den Boden setzen.

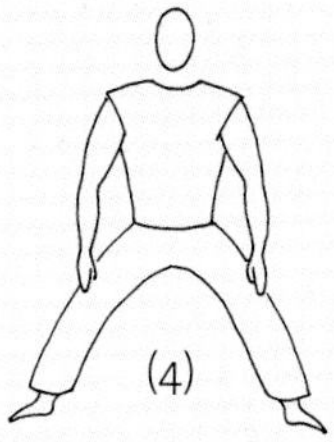
(4)

ÜBUNG 3: HASENÜBUNG

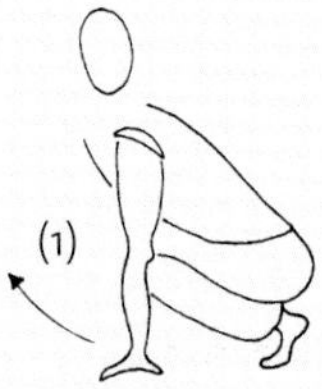
(1)

Diese Übung wirkt **gegen Melancholie und Depression**. Sie hat Magenbezug und hilft bei Übelkeit, Magengeschwüren und Gastritis. Sie sollte am Vormittag und nie ohne Verstärker (fließendes Wasser und Blüten in der Natur) durchgeführt werden.

Beschreibung

Wir stehen in der Hocke, die Hände flach gegen den Boden gepresst, wobei sich die Daumen berühren und die Finger nach vorn weisen. Den Kopf heben und so weit wie möglich nach oben blicken (1). Unsere Gedanken richten sich auf Frieden, Ruhe und Zufriedenheit; es muss jedoch die volle Aufmerksamkeit erhalten bleiben; man sollte keine Müdigkeit spüren.

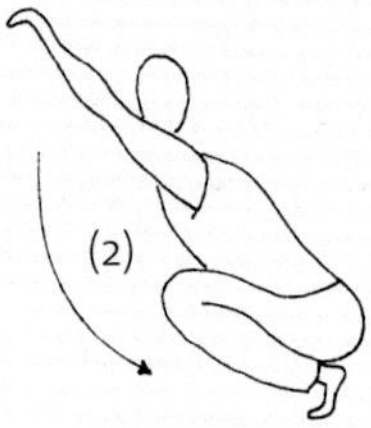
(2)

Nun heben wir die beiden Arme so hoch wie möglich, ohne jedoch den Körper sonst zu bewegen (2). Nach einigen tiefen Atemzügen setzen wir die Hände wieder flach auf den Boden; diesmal weisen die Finger aber nach hinten und die Hände berühren den Boden etwa in Höhe der Fersen (3). Sobald die Hände fest aufliegen, drücken wir die Beine durch, soweit es uns möglich ist, ohne die Hände vom Boden zu lösen (4). Wir halten diese Stellung, solange wir können. Dann kehren wir in umgekehrter Reihenfolge der Stellungen bis zur Grundstellung (1) zurück. Als Abschluss der Übung rollen wir von der Grundstellung aus auf den Rücken (5) und nehmen drei tiefe Atemzüge. Die Hasenübung sollte nur in Ausnahmefällen wiederholt werden.

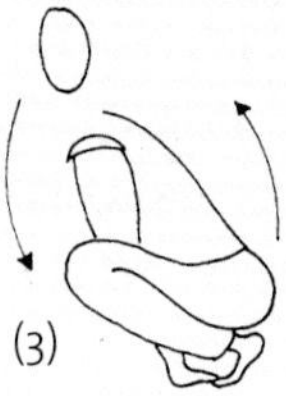
(3)

Wirkungsweise

Die Hasenübung wirkt kräftigend auf das Emotional- und das Vitalfeld. Ihre Hauptwirkung besteht in einer Verstärkung des positiven Denkens. Die Hasenübung ist für den Anfänger oder für Personen geeignet, die besondere Probleme in den Bereichen Lebensfreude, optimistisches Denken oder Antriebslosigkeit haben.

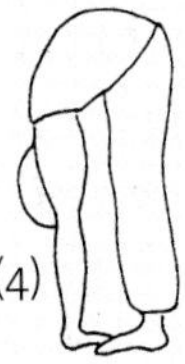
(4)

Mögliche Fehler

Der häufigste Fehler bei dieser Übung besteht darin, die Hände nicht richtig zu halten. Besonders zu beachten ist, dass die Hände auch beim Aufrichten zu Stellung (4) nicht den Boden verlassen. Dies würde die Wirkung der Übung neutralisieren, dabei sollte man besonderen Wert auf langsame Ausführung legen. Je länger die Übung dauert, desto größer ist ihre Wirkung. Allerdings ist auch die Gleichmäßigkeit von Bedeutung. Es hat wenig Sinn, nur eine Stellung lange zu halten. Auch die Übergänge sollten möglichst fließend sein.

(5)
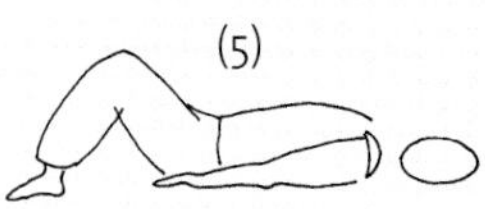

Für den emotionalen Aspekt der Übung ist wichtig, dass die positiven Gedankeninhalte die ganze Übung hindurch beibehalten werden.

Ernährung

Das primäre Ziel für den Melancholiker sollte darin liegen, Wärme und Feuchtigkeit zuzuführen. Er benötigt **nährende Kost**, die ihn stärkt und aufbaut. Dabei sollten folgende Aspekte besondere Berücksichtigung finden:

- Das Gewebe muss befeuchtet werden, je nach Trocknungsgrad der Gewebe braucht es dazu auch noch spezielle **Öffner** wie Honig, damit überhaupt die Feuchte beim Gewebe ankommen kann. Zu vermeiden sind Speisen und Zubereitungen, die trocknend und kühlend sind, auch **schwer Verdauliches** ist ungünstig, da ja die Verdauungsleistung eher schwach ausgelegt ist. Die Speisen sollten auch keine zu **zähe Struktur** haben, die das Gewebe auch nur weiter austrocknen würden. Dazu gehören: geräucherte Speisen, insbesondere **geräucherte** Fleischprodukte wie Schwarzwälder Schinken, scharf angebratene Speisen wie Gegrilltes. **Rohkost** kühlt viel zu sehr und kann vom Melancholiker nicht verdaut werden. **Eisgekühlte** Getränke, Tiefkühlkost oder Eis sind für den Melancholiker eher schlecht, da die in diesen Produkten enthaltene Kälte die Entwicklung von Wärme stark behindern.
- Fette und **schwere Mehlspeisen** wie Blätterteiggebäck beeinträchtigen ebenfalls die Verdauung. Auch Hülsenfrüchte verträgt der Melancholiker nur, wenn die Verdauung wirklich gut funktioniert, am ehesten rote Linsen. Diese unbedingt weich gekocht mit Bohnenkraut oder anderen blähungswidrigen Gewürzen. Wichtig ist es hier, getrocknete Hülsenfrüchte eher zu meiden und stattdessen, frische **Hülsenfrüchte** zu kochen, denn die getrockneten Hülsenfrüchte wirken austrocknend auf den Organismus. Allgemein ist zu sagen, dass Lebensmittel, die **getrocknet** wurden, wie Dörrobst, Stockfisch, Dörrfleisch zu meiden sind, denn sie enthalten viel zu wenig der notwendigen Feuchte. **Eingesalzene** Lebensmittel wie Salzfleisch oder Salzfische sind ebenfalls austrocknend und genauso zu meiden wie scharfe, saure und adstringierende Kost.
- Ein gewisses Maß an Fett und Öl ist für den Aufbau sehr wichtig. Besonders die **Lipidschicht** der Zellmembran benötigt hochwertige, mehrfach ungesättigte Fettsäuren wie Omega 3 und Omega 6. Bei den Pflanzenölen sind besonders geeignet Hanföl, Sesamöl, Leinöl, Mandelöl, Weizenkeimöl und Olivenöl. Auch fette Fische wie Sardinen, Sardellen, Hering oder Karpfen sind sehr gute Fettlieferanten. Meiden sollte das melancholische Temperament zu viel **tierisches Fett** aus Wurst und Schinkenwaren, da sie zu reizend auf das Gewebe wirken. Die übermäßige Zufuhr an Arachidonsäure, eine Omega-6-Fettsäure, die unnötig Entzündungsprozesse fördert, ist abzuraten. Sie kommt in zahlreichen Lebensmitteln vor, besonders hoch ist ihr Anteil in Schweineschmalz, Schweineleber oder Thunfisch.
- Die Speisen sollten auch so beschaffen sein, dass sie die Verdauung unterstützen. Daher sind **sanft gegarte** Speisen sehr hilfreich, besonders wenn sie auch Feuchtigkeit mitbringen. Beim Zubereiten sind **sanfte Methoden** wie das Dünsten, Dämpfen und Pochieren absolut sinnvoll, das kräftigende Schmoren passt gut und ebenso kann leicht gebraten werden. Fette oder fettbasierte Zubereitungsarten wie Frittieren oder Überbacken sollten eher gemieden werden. Was Fleisch betrifft, so passen zum melancholischen Temperament zarte Fleischstücke von

Kalb und **Ziegenkitz**, die sanft zubereitet wurden. Günstig sind Lebensmittel, die die **Proteinverdauung** zusätzlich unterstützen wie Ananas, Papaya oder Feigen (haben alle proteinspaltende Enzyme). Huhn passt bestens, allerdings besser ohne Haut wegen der Purine (Gichtbildung).

- Das **Getreide** betreffend sind fast alle Sorten zu empfehlen außer Gerste, Mais und Dinkel. Amaranth dagegen ist besonders bekömmlich. In welchem Ausmahlungsgrad – also wie viel Vollkornanteil das Getreide bei der Zubereitung hat – hängt von der Verdauungsleistung des Einzelnen ab, rohes Getreide ist aber tabu.
- Das **Gemüse** betreffend sind bittere Blattgemüse, Artischocken, Fenchel, Avocados, Kartoffeln und Wurzelgemüse sehr gut geeignet, allerdings auch alles weich gegart. **Süßes Obst** passt ebenfalls sehr gut, am besten als gegartes Kompott, als Mus oder mit Honig zubereitet.
- **Milchprodukte** bringen die notwendige Feuchtigkeit und nähren meist gut, allerdings sollten die Produkte nicht in ihrer ursprünglichen Struktur verändert worden sein, wie durch das Homogenisieren, das kann den empfindlichen Darm vor große Probleme stellen
- An Getränken ist in erster Linie warmes Wasser anzuraten, auch Kräutertees, selten Kaffee, am Nachmittag und Abend leichte Weißweine. Bier ist zu meiden.

Bei der Auswahl der Lebensmittel kann man einem Melancholiker ganz besonders empfehlen:

Bananen wurden bereits 600 vor Christus in buddhistischen und indischen Schriften erwähnt und schon im 15. Jahrhundert auf den Kanarischen Inseln auf Plantagen von den Spaniern kultiviert. Wir können daher von einer alten Kulturpflanze sprechen und sie in der reifen Biovariante sehr gut in den Speiseplan einbauen. Sie ist einerseits infolge ihrer diversen Kohlenhydrate nährend, zudem aber mit dem hochwertigen Protein, den nervenstärkenden B-Vitaminen sowie den basenstützenden Mineralien beste Begleiterin des melancholischen Temperamentes, insbesondere mit Honig und Zitrone im Ofen gebacken.

Datteln »Nimm reichlich Wasser und Datteln mit und du kannst die Wüste durchqueren.« Diese alte orientalische Weisheit zeigt den Stellenwert der Datteln auf, die mit ihrer nährenden Qualität den Organismus bestens mit Zucker und Mineralien versorgt.

Fenchel Sanft gegarter Fenchel beruhigt den Verdauungstrakt, fördert behutsam die Verdauung und liefert reichlich Vitamin C sowie das für den Knochenstoffwechsel, den Säure-Basen-Haushalt sowie die Blutgerinnung unentbehrliche Calcium.

Feigen Frische Feigen liefern einerseits proteinspaltende Enzyme, andererseits stützen sie die Verdauung. Zudem sind sie nährend und gute Minerallieferanten.

Honig Diese süße Naturköstlichkeit öffnet für die benötigte Feuchte im Gewebe die Pforten und dient damit als Einlasshilfe in das Gewebe für nährende Substanzen. Außerdem kann Honig die fehlende Wärme liefern. Nicht umsonst haben gerade die germanischen Völker des kühlen Nordens Honig in vielen Speisen eingesetzt.

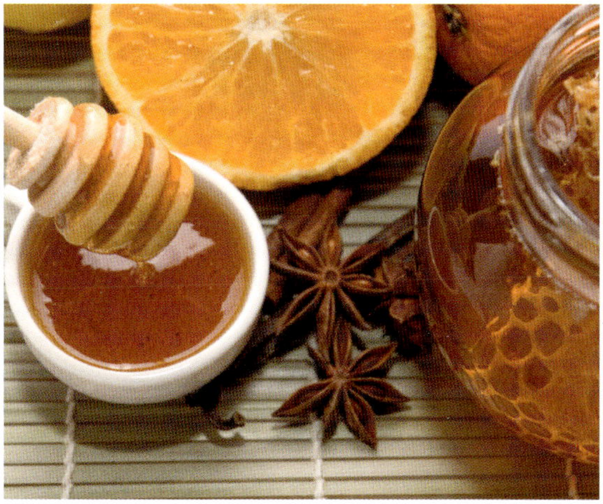

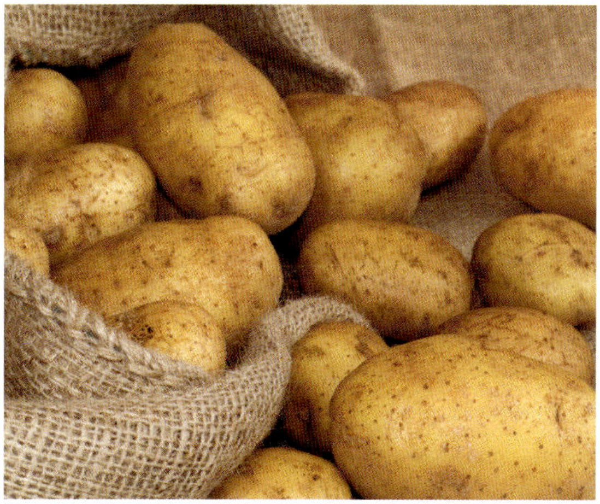

Karotte Karotten liefern reichlich darmreinigendes und giftbindendes Pektin (ein Ballaststoff). Allerdings kann der intensive Genuss auch zu Verstopfung führen, wenn nicht ausreichend Flüssigkeit in der Zubereitung verwendet wurde, dabei gut würzen mit Essig, Senf Curry oder Thymian. Die wärmende und leicht befeuchtende Karotte mit ihrem bitter-scharfen und leicht süßen Geschmack kann die Bildung des Körpersaftes Sanguis unterstützen.

Kartoffel Kartoffeln liefern reichlich Stärke und nähren daher sehr gut. Zudem sind sie reich an Kalium, das im Säure-Basen-Haushalt eine große Rolle spielt. Als Püree, als Suppe, Eintopf, als gedünstetes Bouillongemüse oder auch in Form von saftigen Aufläufen passen Kartoffeln immer, weniger in frittierter oder sehr heiß gebackener Variante.

Mandeln sind bestens geeignet, um bei trockenen Menschen die fehlende Feuchte zu liefern. Mandeln sind magenschonend und darmpflegend und auch sehr gut nährend. Blanchierte Mandeln mit warmem Wasser fein aufgemixt und durch ein Tuch gepresst liefern die so wertvolle Mandelmilch, die vom Brei über Suppe und Püree bis zum Pudding universell einsetzbar ist.

Pastinak Dieses feine, wärmende und befeuchtende Gemüse (früher auch Hammelmöhre genannt) nährt sehr fein, beruhigt die Schleimhäute und auch das Gemüt, daher ist es ideal für den Melancholiker, muss aber sehr weich gegart und gut gewürzt sein.

Weizen Gekochte Weizensorten liefern die benötigte Feuchtigkeit und nähren obendrein. Weizen restauriert den Darmtrakt und stützt die Schleimsubstanzen durch die eigenen Schleime. Zu empfehlen sind besonders Kamut und Einkorn, wenn das Saatgut noch sehr ursprünglich war. Als Brotgetreide sollte es sehr fein gemahlen worden sein und auch hier ist ein sauerteiggeführtes Brot besser verträglich.

SPEISEPLAN FÜR EINEN TAG IM HERBST

Frühstück

Nach dem Aufstehen ist zunächst die **frische Luftnahrung** wichtig zur Inspiration des Verdauungs- und Stoffwechselapparates. Anschließend Tee mit Melisse und **Ingwer** zubereiten und zum Frühstück trinken. Dazu einen Brei aus gekochtem Amaranth mit Rosinen, Zimt, Honig und frisch gemörsertem Kardamom zubereiten.

Der Tee mit dem Ingwer regt den Stoffwechsel an und wärmt. Der **Amaranthbrei** liefert wichtige Mineralien für den Säure-Basen-Haushalt, reichlich gut verdaubare Kohlenhydrate für die Energiebereitstellung und obendrein hochwertiges Protein. Der Honig und die Rosinen geben die notwendige Süße zum Nähren und der Kardamom unterstützt die Verdauung.

Mittagessen

Zur Vorspeise würde sich eine **Petersilienwurzelsuppe** gut eignen. Dazu die geschälte Wurzel würfeln, mit Olivenöl anschwitzen, weich dünsten, pürieren, einen Schuss Obers zugeben und mit Macis (Muskatblüte) und Salz abschmecken. Zum Hauptgang ein rosa gedünstetes **Kalbssteak** zubereiten und dazu ein **Kartoffel-Haferwurzelpüree** reichen. Für das Püree die Haferwurzel schälen, klein würfeln und mit Butter anschwitzen, dann mit etwas Gemüsebrühe weich dünsten und pürieren. Mit der gleichen Menge Kartoffelpüree vermengen und gehackte Petersilie unterheben, mit Salz und Macis abschmecken. Zum Dessert eine **Banane** vierteln und in eine Form legen. Honig mit Zitronensaft verrühren, Vanille einrühren und über die Bananen geben. Diese dann bei 180 °C im Ofen 10 Minuten backen.

Die Petersilienwurzel regt den Stoffwechsel an, wärmt und reinigt die Fluida. Das Kalbfleisch befeuchtet durch seinen Anteil am Körpersaft Phlegma (Schleim), das Püree nährt und befeuchtet. Auch die Bananen sorgen mit dem Honig für Befeuchtung des Gewebes und stärken das Nervenkostüm, die Zitrone regt das Nervensystem an und verstärkt die befeuchtende Wirkung von Wasser.

Abendessen

Am Abend einen feinen **Milchreis** zubereiten. Zu diesem Zweck Rundkornreis in Milch zusammen mit Vanille weich dünsten und mit Honig, Zimt und Zitronenabrieb abschmecken. Dazu ein Kompott aus süßen Äpfeln reichen, das mit Sternanis zubereitet wurde.

Der Reis bringt am Abend noch einmal Feuchtigkeit, die Vanille und der Zimt wärmen und stärken die Nerven, die Äpfel halten den Darm sauber. Der Reis unterstützt überdies noch die Nierentätigkeit und hält die Schleimhäute in Schwung. Wer dann noch mag, kann noch eine Tasse Melissentee mit Zitronenabrieb genießen und dann ruhig einschlafen.

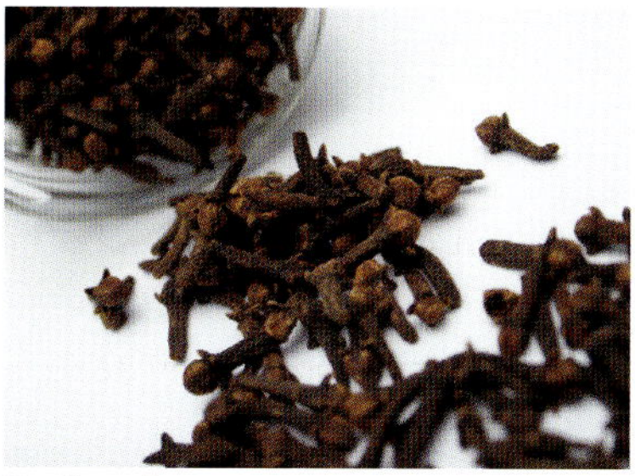

Gewürznelken

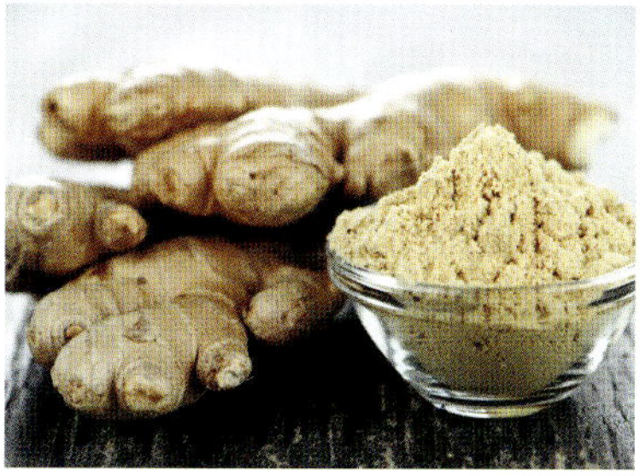

Ingwer

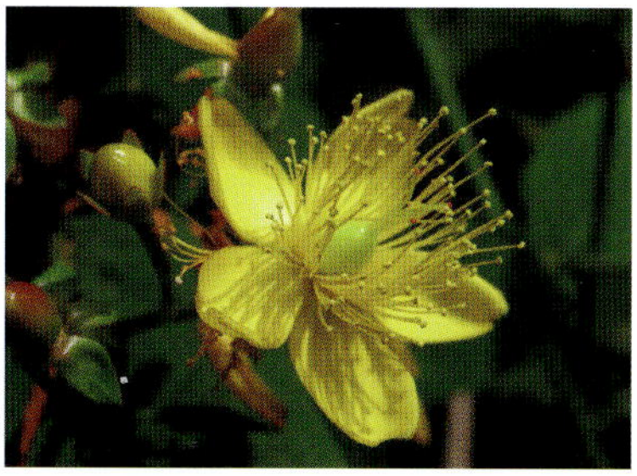

Johanniskraut

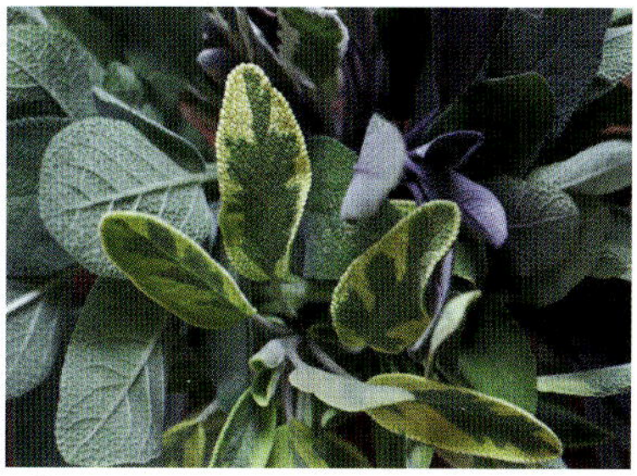

Salbei

Heilpflanzen

Auch dem Melancholiker können viele Heilpflanzen im Alltag gute Dienste zum Erhalt der Gesundheit leisten.

Fenchelsamen Der würzig-süßlich und leicht bitter-scharf schmeckende Fenchelsamen ist wärmend und vor allem verdauungsunterstützend. Geröstet verleiht der Fenchelsamen jedem Gemüsegericht eine eigene Note und hält den Verdauungstrakt in Schwung.

Gewürznelke Die sehr wärmende Wirkung der Gewürznelke hält den Organismus in Bewegung, zudem haben Nelken eine antibakterielle Wirkung und leiten kaltes Phlegma aus, das die Erwärmung des Organismus behindert.

Ingwer Die Ingwerwurzel wirkt frisch sehr warm und leicht befeuchtend, zudem schmeckt sie scharf und leicht süß. Der Ingwer wirkt auf den Organismus stärkend und unterstützt die Zellregeneration. Gut einsetzen lässt er sich nicht nur im Tee sondern auch im Apfelkompott, im Schmorgericht, in einer Karottensuppe oder auch in einem Schokoladenmousse.

Johanniskraut Dies ist das klassische Antidepressivum, das dem Melancholiker hilft, psychisch stabil zu bleiben. Es leitet schädliche Schwarzgalle aus, wärmt den Magen und stärkt den Stoffwechsel durch seine positive Wirkung auf die Leber.

Kardamom Kardamom stärkt den Kreislauf und regt vor allem die Hirntätigkeit an. Zudem unterstützt er die Verdauung. Kardamom gehört immer frisch aus der Kapsel gebrochen und gemörsert. Der schwarze Kardamom schmeckt süß, ist leicht kratzend, wärmt und trocknet leicht. Der grüne Kardamom ist würzig-süß, leicht brennend und wie der schwarze Kardamom warm und trocken.

Salbei Der wärmende Salbei schmeckt bitter, kratzend und scharf, regt die Verdauungssäfte an und stärkt die Zellerneuerung. Wichtig ist auch die antibakterielle Wirkung des Salbeis, die insbesondere durch die Anwendung als Gurgelmittel die Mundhygiene entscheidend stützt. Wer Abwechslung liebt, kann den Gartensalbei je nach Verwendungsart auch gegen Ananassalbei oder Orangensalbei tauschen. Besonders gut schmeckt Salbei übrigens, wenn er im Weinteig gebacken wurde.

Physikalische Hausmittel

Mit physikalischen Anwendungen kann das melancholische System gut gestützt und der Organismus somit in Funktion gehalten werden:

- Warme **Brustwickel** mit Bienenwachs oder Schmalz wärmen und durchfeuchten die Lungen. Dazu ein Leintuch in warmes Wasser mit ca. 45 °C tauchen, dem Bienenwachs oder Schmalz zugegeben wurde. Dann das Tuch auswringen und straff um den Brustkorb wickeln, mit Baumwolltuch umwickeln, wieder ein Leintuch umwickeln und dazwischen vielleicht sogar eine Wärmflasche geben. 30–40 Minuten zugedeckt ruhen, danach noch eine Stunde ruhen. Warmer **Leberwickel** zur Optimierung der Verdauung, nach dem gleichen Anwendungsprinzip wie beim Brustwickel.
- **Moorpackungen**, Moorbäder, Bäder mit Heilerde, warme Schlammbäder.
- Feucht-warme **Hautbürstungen** zur Förderung der Ausscheidung von ausscheidungspflichtigen Stoffen. Hier eignen sich weiche Bürsten oder Bürstenschwämme sehr gut.
- Morgendliches Trinken von warmem Wasser mit **Heilerde**, ca. 30 Minuten vor dem Frühstück, alternativ kann man auch Heilerdekapseln aus der Apotheke einnehmen (3 Wochen lang 3 Kapseln pro Tag).
- **Saunabesuche** in einer warmen und feuchten Sauna. **Kräuterbad** mit Nadelholzöl: 1 EL Pflanzenöl mit 10 Tropfen Nadelholzöl mischen und in das Badewasser geben. Nach dem Baden – ca. 20 Minuten – im Bett ruhen. **Fußbad** mit ansteigender Temperatur: Füße in Fußwanne mit 2–3 l bei 35 °C stellen. Nach und nach heißes Wasser zugeben, bis zu einer Temperatur von 40 °C. Anschließend die Füße gut mit Wollsocken wärmen und eine halbe Stunde ruhen.

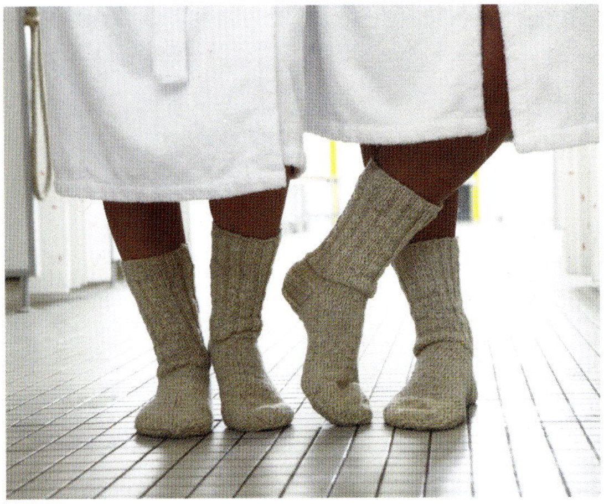

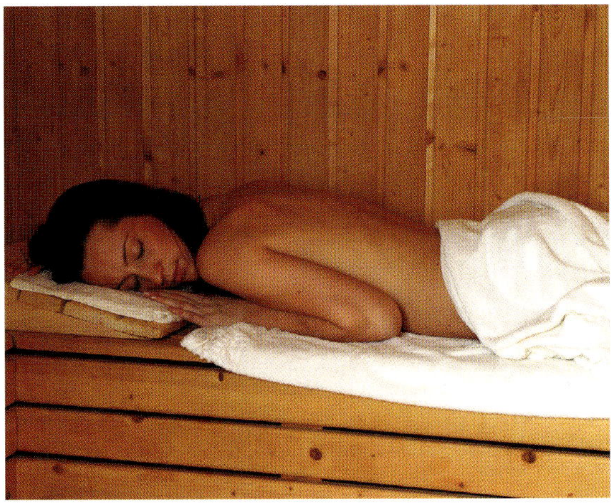

Conclusio

Bei der gesundheitsfördernden Begleitung von Menschen geht es vor allem darum, ihnen sinnvolle Unterstützung zukommen zu lassen. Daher ist es nicht zielführend, die diversen Ansätze in der Medizin wertend zu betrachten, sondern die bestmöglichen Anwendungen zielorientiert herauszufiltern.

Die TEM hat sich über einen sehr langen Zeitraum entwickeln können und dabei immer wieder Phasen intensiver Impulse erleben dürfen. Die schlagartige Durchsetzung der Schulmedizin darf man aus heutiger Sicht ohne Zweifel kritisch betrachten. Es wäre sicher sinnvoller, die TEM und die aktuelle Schulmedizin nicht als Konkurrenten zu sehen, sondern die Möglichkeiten der Vernetzung zu suchen, die den Menschen einen enormen Benefiz bringen könnte.

Eine ganzheitliche Betrachtung des Menschen mit dem übergeordneten Blickwinkel des Arztes, der zugleich Begleiter und Zuhörer ist, zeigt die Situation des Betroffenen sicherlich sehr viel genauer und differenzierter auf. Dadurch können sich natürlich auch viel effizientere Möglichkeiten der Begleitung und Behandlung ergeben, die dem Betroffenen zugutekommen. Der Arzt sollte nicht nur Begleiter in der Krankheit sein, sondern viel mehr auch zur Erhaltung der Gesundheit beitragen.

Um den Organismus typgerecht und situationsorientiert in der Balance zu halten, bedarf es praxisnaher Impulse aus allen Lebensbereichen. Auf der Basis einer fachgerechten Konstitutionsbestimmung durch einen TEM-Experten können für alle Menschen leicht umsetzbare Leitlinien gegeben werden, die es den Menschen auf einfache Art und Weise ermöglichen, gesund zu bleiben und das Leben mit Freude anzunehmen.

Vielleicht darf die Begleitung von Menschen auch wieder dazu beitragen, sich im Leben auf das Wesentliche zu konzentrieren, die Welt mit offenen Augen zu sehen und den Herausforderungen des Alltags mit Hausverstand und Menschenwürde zu begegnen.

In therapeutischen Fragen sollte ein TEM-Experte aufgesucht werden, der sich die notwendige Zeit nimmt, denn es bedarf eines gewissen Maßes an Einstimmung auf den Menschen, um die passenden Empfehlungen und Therapien verschreiben zu können.

In der Ernährung und bezüglich der Heilpflanzen können alle im Buch aufgezeigten Möglichkeiten gut umgesetzt werden, weitergehende Anwendungen sollten aber immer mit einem TEM-Experten besprochen werden, denn mit unsachgemäßen Eigentherapien kann auch eine Entgleisung des Organismus hervorgerufen werden.

Die TEM ist ein ganzheitliches Medizinkonzept, das in der Vorbeugung vielen Menschen eine gute Hilfe im Alltag sein kann. Und auch in der Therapie ist die TEM ein ganz besonderes Werkzeug, aber eben nur in der Hand eines TEM-Experten.

Wir wünschen Ihnen, liebe Leser, viel Freude an diesem Buch und hoffe, dass Sie mit diesem Grundlagenwerk viele Impulse für ein gesundes Leben gefunden haben.

Quellenverzeichnis

ASCHNER, B., 1926, Paracelsius Sämtliche Werke, Verlag von Gustav Fischer, Jena
ASCHNER, B., 1963, Technik der Konstitutionstherapie, Haug Verlag
ASCHNER, B., 1953, Lehrbuch der Konstitutionstherapie, Hippokrates Verlag, Stuttgart
ANEMUELLER, H., 1998, Naturheilverfahren Ernährungstherapie, Hippokrates Verlag, Stuttgart
BAKHTIAR, L., 1999, Avicenna, The canon of Medicine, Kazi Publications, USA
BIESALSKI, H., GRIMM, P., 2001, Taschenatlas der Ernährung, Thieme, Stuttgart
BROCKHAUS DER ERNÄHRUNG, 2008, Mannheim
BÄUMLER, S., 2007, Heilpflanzen Praxis Heute, Urban & Fischer Verlag, München
BROY, J., 2009, Die Konstitution, Foitzick Verlag, Augsburg
BURGERSTEIN, 2007, Nährstoffe, Haugverlag, Stuttgart
CASTRIAN, W., 2010, Lehrbuch Psycho- Physiognomik, Haug Verlag, Stuttgart
DIOSKURIDES, Kraeuterbuch 1610, reprint 1964, Kölblverlag
FUCHS, L., 1543, Kreutterbuch, Getruckt zu Basell
HEMM, W., MAIR, S., 2010, Praktische Biochemie nach Dr. Schüßler, Foitzick Verlag, Augsburg
HOCHMEIER, P., 2005, Der Weg des Sonnenfunkens, Bacopa Verlag, Schiedlberg
HOCHMEIER, P., 2012, Die Bedeutung von Spagyrik und Alchymie, Bacopa Verlag, Schiedlberg
HORN, F., U.A., 2005, Biochemie des Menschen, Thieme, Stuttgart
HUFELAND, C. W., 1857, Enchiridion medicum, Jonas Verlagsbuchhandlung, Berlin
KASPAR, H., 2004, Ernährungsmedizin und Diätetik, Elsevier Verlag, München
KNEIPP, S., 2002, Meine Wasserkur- So sollt ihr leben, Ehrenwith- Verlag
LEITZMANN, C., WATZL. B., 2000, Bioaktive Substanzen in Lebensmitteln, Hippokrates Verlag, Stuttgart
LEITZMANN, C., 2001, Ernährung in Prävention und Therapie, Hippokrates Verlag, Stuttgart
LEITZMANN, C., ET Al., 1999, Alternative Ernährungsformen, Hippokrates Verlag, Stuttgart
LICHTENTHAELER, C., 1975, Geschichte der Medizin, Deutscher Ärzte Verlag, Köln
MATTHIOLUS, P., 1590, Kreutterbuch, Frankfurt a. Main
MAYER, A., 2013, Traditionelle Europäische Medizin, Foitzick Verlag, Augsburg
MAYER, G., 2007, Handbuch der Klosterheilkunde, Zabert Sandmann Verlag, München
MAYER, G., 2009, Die Pflanzen, der Klostermedizin, Deutscher Wissenschafts- Verlag, Baden-Baden
PISCHINGER, A., 2004. Das System der Grundregulation, Haug Verlag, Heidelberg
PREGENZER, B., SCHMIDLE, B., 2010, Hildegard von Bingen, Einfach fasten, Tyrolia Verlag, Innsbruck
RIEGER, B., 2001, das Heilwissen der Mönche und Kräuterhexen, F.A. Herbig Verlagsbuchhandlung, München
SCHILLER, H., 2004, Gesundheit aus der Naturapotheke, Springer Verlag, New York
SCHOTT, H., 2000, Die Chronik der Medizin, Chronik Verlag, Gütersloh
SCHWARZ, A., PFAU, W., 1993, Wyda – Die Kraft der Druiden. Ein ganzheitlicher Weg zu Gesundheit und Spiritualität, Verlag Hermann Bauer, Freiburg/Breisgau
SOUCI, FACHMANN, KRAUT, 2004, Lebensmitteltabelle, WV, Stuttgart
SPEKTRUM, 2002, Lexikon der Ernährung, Akademischer Verlag, Berlin
STREHLOW, W., 2009, Die Ernährungstherapie der Hildegard von Bingen, Knaur Verlag, München
STRICKERSCHMIDT, H., 2011, Fasten mit der heiligen Hildegard, St.-Benno-Verlag, Leipzig
TABERNAEMONTANUS, J. T., 1982, Reprint des Originals von 1731, Kölbl Verlag
WIEGELE, M., 2010, Heilsames und aromatisches Grün, Band 1+2, Bacopa Verlag, Schiedlberg
WINTGEN, S., 2013, Die Landhaus Kräuterküche, Kneipp Verlag, Wien
WINTGEN, S., 2012, Die moderne Kneipp Küche, Kneipp Verlag, Wien
ZOTTER, H., 1988, Das Buch vom gesunden Leben, Akademische Druck- und Verlagsgesellschaft, Graz

KNEIPP TRADITION
Marienschwestern vom Karmel

TEM
Traditionelle Europäische Medizin

Ganzheitliche Vier-Temperamente -Behandlung

Reflexologie

Weltweit nur in Aspach - Bad Kreuzen - Bad Mühllacken und im TEM-Institut Linz

Schließen Sie Ihre Augen
und genießen Sie sehr individuelle Massagegriffe, Reflexpunkt-Behandlungen sowie Kräuter und Öle nach Ihrem Archetypen.

Authentische manuelle und physikalische Therapien
aus dem Mittelalter konnten in Zusammenarbeit mit den Forschern von „ArcAnime – Arche der Seele" in Wien wieder rekonstruiert werden. Diese hatten in Handschriften aus Klosterbibliotheken zahlreiche Zeichnungen mit Reflexpunkten und lateinischen Erklärungen entdeckt. Mit den Therapeuten und Ärzten von Bad Kreuzen wurde diese Entdeckung zu einer wirksamen modernen Therapie ausgebaut.

- Textilmassage mit Seide, Leinen, Baumwolle oder Jute
- Rücken- und Bauchmassage mit mittelalterlichen Griffen und kostbaren archetypischen Ölen
- Reflexpunkt-Behandlungen mit warmen Metallstäben (sogenannte Kauter), Steinen, Schröpfgläsern oder glimmenden Kräuterkegeln

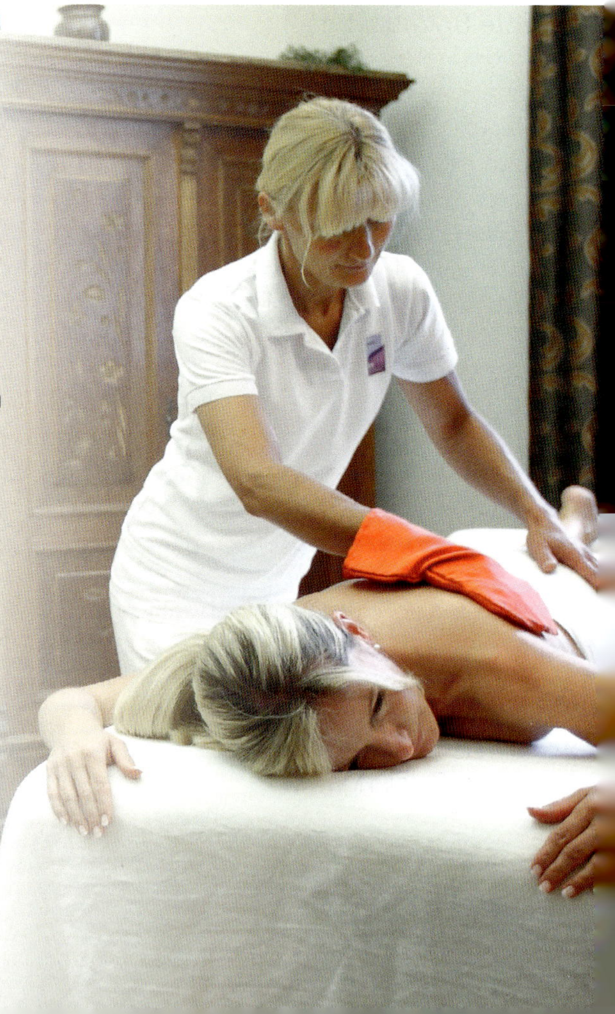

Die „Reflexologie" bringt Ihre Selbstheilungskräfte in Schwung!

Die Reflexpunkte werden wesensgerecht stimuliert, wobei jeder Reiz ein Bündel von Effekten zur Folge hat. Dadurch werden die Organfunktionen normalisiert und Stauungen wie Verkrampfungen gelöst.

www.tem-zentrum.at

Bildnachweis:
Coverbilder: Marienschwestern (Foto: Rudolf Laresser, re. unten), alle anderen: Fotolia.de
Atelier 21: Seite 20, 34, 59 • dreamstime.com: Seite 152 • Luzia Ellert: Seite 36 Mitte, 67, 130 unten, 171 unten • Fotolia.de: Seite 37, 87 Mitte u. unten, 88 2. und 4. v. oben, 101 links, 112, 113 unten, 114 Mitte, 127 links, 128 rechts, 130 3. v. oben, 155 2. und 4. v. oben, 162 rechts • Mario Gärtner Photography, www.mariogaertner.at: Seite 4, 18, 25, 28, 43, 46, 58, 64, 68, 73, 77 oben u. Mitte, 79 oben r. u. unten l., 82, 92, 94, 97, 106, 114 unten, 116, 125, 131, 135 rechts, 138, 154, 156, 172 links • iStockphoto.com: Alle restlichen Fotos • Rudolf Laresse: Seite 90 • Johann Kaspar Lavater (1741–1801): Seite 95, 115, 132, 157 • Grafiken Seite 53, 103, 104, 105, 123, 124, 142, 143, 144, 145, 146, 164, 165, 166 aus Aljoscha A. Schwarz/Ronald P. Schweppe/ Wolfgang M. Pfau »Wyda – Die Kraft der Druiden. Ein ganzheitlicher Weg zu Gesundheit und Spiritualität«

Text:
Seite: 44 Meditation: Sr. Emmanuela Reichl, Hausoberin des Kneipp Traditionshauses Bad Aspach
Seite: 63 u. 65, Rezepte für Salbe und Essig: Monika Kronsteiner,
Kräuterexpertin im Kneipp Traditionshaus Bad Kreuzen, 1. Zentrum für Traditionelle Europäische Medizin
Seite: 94 Räucherrezepte: Dipl.-BW Fritz Kaindlstorfer MBA,
Räucherexperte und Betriebsleiter im Kneipp Traditionshaus Bad Kreuzen, 1. Zentrum für Traditionelle Europäische Medizin

Impressum:
Herausgeber: Kneipp Kurbetriebe der Marienschwestern
Autoren: Siegfried Wintgen MBA MSc • Dr. Regina Webersberger
Mitarbeit: Arnold Mayer
Lektorat: Marion Mauthe
Covergestaltung: Kathrin Stiegerwald
Grafische Gestaltung: Beatrix Kutschera, www.atelier21.at
Technische Betreuung: Johann Kutschera, www.atelier21.at
Druck: Theiss GmbH, A-9431 St. Stefan

ISBN: 978-3-7088-061-1

1. Auflage, März 2015